即引き！

薬の必須検査値チェックブック

Essential Laboratory Test Check for Appropriate Use of Medicine

監修：伊藤　正明　編集：奥田　真弘／村木　優一

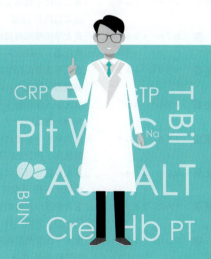

南江堂

執筆者一覧

監 修

伊藤　正明　いとう　まさあき　三重大学医学部附属病院
　　　　　　　　　　　　　　　病院長

編 集

奥田　真弘　おくだ　まさひろ　三重大学医学部附属病院
　　　　　　　　　　　　　　　薬剤部長

村木　優一　むらき　ゆういち　三重大学医学部附属病院
　　　　　　　　　　　　　　　副薬剤部長

執 筆（50音順）

石川　英二　いしかわ　えいじ　三重大学医学部附属病院
　　　　　　　　　　　　　　　血液浄化療法部 講師

伊藤　貴康　いとう　たかやす　三重大学医学部附属病院
　　　　　　　　　　　　　　　腎臓内科 助教

稲垣　悠二　いながき　ゆうじ　三重大学医学部附属病院
　　　　　　　　　　　　　　　消化器・肝臓内科

岡本　隆二　おかもと　りゅうじ　三重大学医学部附属病院
　　　　　　　　　　　　　　　循環器内科 講師

小倉　英　おぐら　すぐる　三重大学医学部附属病院
　　　　　　　　　　　　　　　消化器・肝臓内科 助教

杉浦英美喜　すぎうら　えみよ　三重大学大学院医学系研究科
　　　　　　　　　　　　　　　循環器・腎臓内科学

杉本　由香　すぎもと　ゆか　三重大学大学院医学系研究科
　　　　　　　　　　　　　　　血液・腫瘍内科学 助教

鈴木　俊成　すずき　としなり　三重大学医学部附属病院
　　　　　　　　　　　　　　　糖尿病・内分泌内科 助教

田辺　正樹　たなべ　まさき　三重大学医学部附属病院
　　　　　　　　　　　　　　　感染症内科 准教授

爲田　雅彦　ためだ　まさひこ　三重大学医学部附属病院
　　　　　　　　　　　　　　　消化器・肝臓内科

中谷　中　なかたに　かなめ　三重大学医学部附属病院
　　　　　　　　　　　　　　　中央検査部 部長

執筆者一覧

藤本　美香	ふじもと　みか	三重大学医学部附属病院 腎臓内科
古田　範子	ふるた　のりこ	三重大学医学部附属病院 糖尿病・内分泌内科
本多　　立	ほんだ　りつ	三重大学医学部附属病院 薬剤部
増田　　純	ますだ　じゅん	三重大学大学院医学系研究科 循環器・腎臓内科学
桝屋　正浩	ますや　まさひろ	三重大学大学院医学系研究科 血液・腫瘍内科学 准教授
松本　剛史	まつもと　たけし	三重大学医学部附属病院 輸血部 副部長
三輪　啓志	みわ　ひろし	三重大学医学部附属病院 血液内科 講師
村田　智博	むらた　ともひろ	三重大学医学部附属病院 腎臓内科 講師
矢野　　裕	やの　ゆたか	三重大学医学部附属病院 糖尿病・内分泌内科 准教授
和田　英夫	わだ　ひでお	三重大学大学院医学系研究科 検査医学 准教授

監修の序

　医薬品の適正な使用を進めるうえで，医師，薬剤師などの医療スタッフ間の情報共有はきわめて重要である．薬剤は期待される作用に加え，副作用を必ずもちあわせており，その適正な使用には，処方時に副作用をできる限り予測し，治療後のあらゆる段階でモニターを続けることが大切となってくる．薬剤師には，疑わしい処方は医師に確認して調剤する「疑義照会」という義務，権限があり，この監査システムは医薬品の適正使用に重要な役割を担い，医師による処方や薬剤用量の間違いも未然に防ぐことができる場合が多い．

　医薬品の適正な使用に患者情報が重要であることは言うまでもなく，その中でも血液生化学検査データの情報は欠かせない．多くの薬剤が肝臓や腎臓で代謝されることから，医薬品の副作用もこれら臓器に関わるものが多く，また種々の血液検査データを見ながら用量を調整していく薬剤も多い．処方を監査する際に，病院薬剤師は診療情報を直接参照することができるが，薬局の保険薬剤師にとっては情報が限られ，質の高い監査には限界がある．このような状況の中，院外処方せんに患者の血液検査データの一部を記載する病院が増加してきている．これにより，検査値に基づく患者の状態把握がある程度可能となり，より専門的な立場から処方を監査し，肝機能，腎機能に応じた投与量の適正化や副作用の早期発見など，薬物療法の安全性，有効性を向上させることが期待できる．これらをより有効に活用するには，薬剤師に医療現場における血液検査データをより詳しく読めるスキルが必要である．

　このような状況を踏まえ，薬剤師をはじめとする医療スタッフが，血液検査データから得られる患者の状態を理解し，より安全な医薬品の使用につなげられるような企画として刊行されたのが本書である．本書が日常の薬剤師業務の座右の書として医薬品の適正使用のお役に立つことを祈念するとともに，本書の刊行にあたり，企画，編集ならびに執筆に関わられた先生方に心より御礼申し上げる次第である．

　2017 年 3 月

三重大学医学部附属病院 病院長
三重大学大学院医学系研究科 循環器・腎臓内科学 教授

伊藤　正明

序　文

　医師が処方し，薬剤師が調剤をする．薬剤師法第二十四条に明記されているように，「薬剤師は，処方せん中に疑わしい点があるときは，その処方せんを交付した医師，歯科医師又は獣医師に問い合わせて，その疑わしい点を確かめた後でなければ，これによつて調剤してはならない」．薬剤師の任務は，「調剤，医薬品の供給その他薬事衛生をつかさどることによつて，公衆衛生の向上及び増進に寄与し，もつて国民の健康な生活を確保する」ことであるが，現実の処方において，薬剤師が処方せんの情報のみで処方の適切性を判断することは難しい．近年，処方せんに臨床検査値を印字し，処方のチェックや提案に活かす取り組みが各地で拡大している．薬物療法を適正に進めるには，患者に関わるすべての医療スタッフが患者状態を的確に把握し，おのおのの専門性を活かして治療に取り組むことが重要となる．

　検査値には，大まかに薬剤の効果や副作用の指標となるものと，薬物の体内動態の指標となるものがある．本書では，主に処方設計や薬剤の副作用モニタリングに必要な検査値を取り上げることとし，Ⅰ章では薬剤の効果・副作用や体内動態の指標として用いられる 45 種類の検査値について，個々の基準値や異常値の意味を薬剤との関連を分かりやすくまとめた．また，Ⅱ章では外来や在宅医療で汎用される薬剤約 1,000 品目を取り上げ，各薬剤が検査値に及ぼす影響を，主に医療用医薬品添付文書や重篤副作用疾患別対応マニュアルを参考に簡潔にまとめることで，医療スタッフが必要な情報を的確に確認できるよう工夫を加えた．

　地域包括ケアが推進される中，患者が継ぎ目のない薬物治療を受けるには，患者に関わる医療スタッフが密に連携をとる必要がある．本書を，薬物療法に関わるさまざまな医療スタッフが活用することで連携が促進され，安心・安全かつ効果的な薬物療法が確保されることを切に願うものである．

　2017 年 3 月

三重大学医学部附属病院 教授・薬剤部長

奥田　真弘

本書の使い方

■ Ⅰ章　検査値のやさしい解説

検査値の概要や検査値異常を引き起こす可能性のある薬剤を調べるには，Ⅰ章をご覧ください．

　Ⅰ章には，薬剤師をはじめとする医療スタッフに必要な検査値45種類を厳選し，掲載しています．

　各検査値の基準値は，日本臨床検査標準協議会（JCCLS）の定めた共用基準範囲を参考にしました（一部例外あり）．

　各検査値については，概要のほか，基準値範囲を超えた場合にどのような臨床症状が現れるのか，また，患者がどのように症状を訴えるのかを表にまとめました（例1参照）．

■ 例1

	臨床症状	患者の訴え
高値	筋脱力，心臓伝導障害（徐脈になることが多い）	力が入りにくい，階段の段差が上がれない，ふらつく
低値	筋脱力（下肢近位筋から起こることが多い），不整脈，肝性脳症の悪化	力が入りにくい，階段の段差が上がれない，ふらつく，胸がどきどきする，普段と違い，ぼーっとしている

基準値範囲を超えた場合にどのような臨床症状が現れるのか

患者はどのような症状を訴えるのか

本書の使い方

その他，本書の特徴の一つである，検査値異常が示す病態と疾患，また，それらを引き起こす可能性のある原因薬剤をまとめた表（例2参照）もⅠ章に掲載しています．

なお，今後は，処方せんに記載された検査値をもとに，薬剤師が処方医へ疑義照会をする機会が増えることが予想されますが，その際に注意すべきポイントをコラムにまとめました．

■ 例2

	病態	疾患	薬剤
高値	腎臓からのK排泄低下	腎不全，Ⅳ型尿細管性アシドーシス	ACE阻害薬，ARB，スピロノラクトン，エプレレノン，シクロスポリン，タクロリムス，NSAIDs，ST合剤
	細胞内から外へのK移動	代謝性アシドーシス，インスリン不足，溶血，横紋筋融解，高浸透圧血症（高血糖）	β遮断薬，ジゴキシン，アミノ酸製剤点滴
	K摂取量の増加	過剰摂取のみで高K血症はまれ．K排泄低下や細胞内からのK移動を伴う	生野菜や果物の過剰摂取，代用塩（Naの代わりにKを使用），ペニシリンG，保存赤血球輸血
	病態	疾患	薬剤
低値	腎臓からのK排泄促進	Ⅰ・Ⅱ型尿細管性アシドーシス，バーター症候群，ギッテルマン症候群，腎動脈狭窄症，クッシング症候群，原発性アルドステロン症	利尿薬，甘草，シスプラチン，アムホテリシンB，アミノグリコシド，大量ステロイド投与
	腎臓以外（消化管・皮膚など）からのK排泄促進	下痢，嘔吐，ドレーンチューブによるドレナージ，拒食症	下剤
	細胞内へのK移動	代謝性アルカローシス，β₂交感神経刺激，インスリン過剰	β₂作動薬（エピネフリン，抗ヒスタミン薬，気管支拡張薬，テオフィリン，カフェイン），インスリン

検査値異常から考えられる病態

病態が引き起こす疾患

検査値異常の原因になりうる薬剤

本書の使い方

■ Ⅱ章　薬剤による検査値への影響

薬剤ごとの検査値の変動を調べるには，Ⅱ章をご覧ください．

　Ⅱ章では，薬局で頻用される薬剤（内服・外用・注射）約1,000種類について，それらを服用する際に変動する可能性のある検査値を医薬品添付文書情報をもとにリスト化し，「服用中に確認が必要な検査値」として掲載しています．また，各検査値の変動が示す主な臨床症状についても併記しました（例3参照）．外用薬に関しては内服薬よりも副作用の発現が軽微であるため，その中でも比較的にリスクの高い薬剤を，注射薬に関しては主として在宅自己注射を行う場合がある薬剤を選定し，掲載しました．

　処方せんに記載された検査値をもとに，薬剤師が患者へ服薬指導をする際の情報源としてお役立てください．

■ 例3

ワルファリンカリウム（ワーファリン®錠） ⚠

抗血栓薬／クマリン系

🩸 Plt↓（出血傾向）

🩹 PT・APTT・PT-INR↑

🫀 AST・ALT・γ-GTP・T-Bil・ALP↑　（肝障害,〈T-Bil〉黄疸）

🫘 Cre・BUN↑・GFR↓（腎障害）

ワルファリンカリウムを服用中に変動する可能性のある検査値とその動き

検査値異常から考えられる臨床症状

謹告　著者ならびに出版社は，本書に記載されている内容について最新かつ正確であるよう最善の努力をしております．しかし，薬の情報および治療法などは医学の進歩や新しい知見により変わる可能性があります．薬の使用や治療に際しては，読者ご自身で十分に注意を払われることを要望いたします．

株式会社　南江堂

xi

目 次

Ⅰ章　検査値のやさしい解説　　1

臨床検査総論（基準値とは）・・・・・・　中谷　　中　　2

A. 血球検査

1. 赤血球数（RBC）・・・・・　桝屋　正浩　　4
2. ヘモグロビン（Hb）・・・・・　桝屋　正浩　　6
3. ヘマトクリット（Hct）・・・・・　桝屋　正浩　　8
4. 白血球数（WBC）・・・・・　三輪　啓志　　10
5. 好中球・・・・・・・・・・　三輪　啓志　　12
6. 好酸球・・・・・・・・・・　杉本　由香　　14
7. 血小板数（Plt）・・・・・・・・　松本　剛史　　17

B. 血栓・止血検査

8. プロトロンビン時間（PT），
　プロトロンビン時間-国際標準比（PT-INR），
　活性化部分トロンボプラスチン時間（APTT）
　・・・・・・・・・・・・・　和田　英夫　　19

C. 糖代謝検査

9. 血　糖（Glu, BS）・・・・・　古田　範子　　22
10. 糖化ヘモグロビン（HbA1c）・・・　古田　範子　　24
11. ケトン体・・・・・・・・・　古田　範子　　27
12. カルニチン・・・・・・・・・　矢野　　裕　　29

D. 脂質代謝検査

13. 総コレステロール（T-Cho, TC）・・　増田　　純　　31
14. LDL コレステロール（LDL-C）・・・　増田　　純　　33
15. HDL コレステロール（HDL-C）・・　杉浦英美喜　　35
16. 中性脂肪（TG）・・・・・・・・・　杉浦英美喜　　37

目次

E. 電解質代謝検査

17. 血清ナトリウム（Na）・・・・・・・　伊藤　貴康　39
18. 血清カリウム（K）・・・・・・・　石川　英二　41
19. 血清クロール（Cl）・・・・・・・　伊藤　貴康　43
20. 血清カルシウム（Ca）・・・・・・・　村田　智博　45
21. 血清リン（P）・・・・・・・・・　村田　智博　47
22. 血清マグネシウム（Mg）・・・・・・　藤本　美香　49
23. 血清鉄（Fe）・・・・・・・・・・　爲田　雅彦　51

F. 骨代謝関連検査

24. カルシトニン，プロカルシトニン・・　矢野　裕　53
25. 副甲状腺ホルモン（PTH）・・・・　矢野　裕　56

G. 肝機能検査

26. アスパラギン酸アミノトランスフェラーゼ（AST）
　　・・・・・・・・・・・・・・・　爲田　雅彦　59
27. アラニンアミノトランスフェラーゼ（ALT）
　　・・・・・・・・・・・・・・・　爲田　雅彦　60
28. 乳酸デヒドロゲナーゼ（LDH）・・・・　爲田　雅彦　62
29. アルカリホスファターゼ（ALP）・・・　小倉　英　64
30. ロイシンアミノペプチダーゼ（LAP）・　小倉　英　66
31. γ-グルタミルトランスペプチダーゼ（γ-GTP，γ-GT）
　　・・・・・・・・・・・・・・・・　小倉　英　68
32. コリンエステラーゼ（Ch-E）・・・・・　小倉　英　70
33. 総ビリルビン（T-Bil）・・・・・・・　稲垣　悠二　73

H. 腎機能検査

34. 血清クレアチニン（Cre, Cr）・・・・　石川　英二　75
35. 尿　酸・・・・・・・・・・・・・　石川　英二　79
36. N-アセチル-β-D-グルコサミニダーゼ（NAG）
　　・・・・・・・・・・・・・・・　藤本　美香　81

I. 血清蛋白検査

37. アルブミン（Alb）・・・・・・・・　稲垣　悠二　83

目　次

J. 膵機能検査

38. アミラーゼ・・・・・・・・・・　稲垣　悠二　85

K. 炎症マーカー検査

39. Ｃ反応性蛋白（CRP）・・・・・　田辺　正樹　87

L. 下垂体検査

40. 甲状腺刺激ホルモン（TSH）・・・・　鈴木　俊成　89
41. プロラクチン・・・・・・・・・　矢野　　裕　91

M. 甲状腺機能検査

42. 遊離トリヨードサイロニン（T_3），
遊離サイロキシン（T_4）・・・・・・　鈴木　俊成　93

N. 副腎皮質検査

43. アルドステロン・・・・・・・・　岡本　隆二　96

O. 生理活性物質検査

44. レニン・・・・・・・・・・・・　岡本　隆二　98

P. 酵素検査

45. クレアチンキナーゼ（CK, CPK）・・　田辺　正樹　100

Ⅱ章　薬剤による検査値への影響　　本多　　立　103

薬剤索引・・・・・・・・・・・・・・　281
事項索引・・・・・・・・・・・・・・　308

Ⅰ章
検査値のやさしい解説

臨床検査総論（基準値とは）

　臨床検査値は客観的な医学的情報として日常診療に活用されている．その結果解釈や判断基準となる重要な指標として，基準値（基準範囲）と臨床判断値という2種の数値が提供されているので留意したい．

　基準値は健常者集団における検査値変動（生理的変動）に設定根拠を置くもので，健常者が示す検査値の正規分布95%信頼限界（中心値±2SD）である．健常者の検査結果であるため，かつては「正常値（正常範囲）」と呼ばれていたが，健常者でも5%は基準値からはずれることになるため，現在では「基準値（基準範囲）」という呼び方が一般的となっている．基準値，特定の疾患や病態，さらには治療の目標などを考慮して算出されておらず，これ単独で診断や治療の判定の根拠となるものではない．

　臨床判断値には，病態識別値（診断値，カットオフ値），治療目標値，予防医学値などがある．病態識別値は，特定の疾患や病態にあると診断する検査値で，その疾患に特異性が高い検査や特定の臓器マーカー・病態マーカー検査に対して設定されている．これには，日本糖尿病学会による糖尿病の診断基準などがある．治療目標値は，緊急検査や特定の病態マーカー検査において，治療介入の必要性を示す検査値である．例として，腎不全に対し透析を施行すべきクレアチニン値がある．予防医学値とは，疫学研究から将来の発症リスクが高いと予測され，予防医学的な見地から一定の対応が要求される検査値のことである．病態識別値とは異なり，対象疾患は特定される．特定健診に対し設定される特定健診基準値は予防医学値であり，臨床検査で設定する基準値とは異なる概念であるが，両者はよく混同されて用いられるので注意を要する．検査側で設定する基準値は，健診が対象とする疾患にとって適した指標とはならないが，多くの疾患にとっては，病態診断の目安として十分有効なものと思われる．

臨床検査総論（基準値とは）

■ 表1　基準値と臨床判断値

基準値	健常者が示す検査値の正規分布95％信頼区間（中心値±2SD）．
臨床判断値	**病態診断値** 特定の疾患や病態にあると診断する検査値． **治療目標値** 疾患に対して治療介入の必要性を示す検査値． **予防医学値** 予防医学的見地から一定の対応が要求される検査閾値．

A 血球検査

1 赤血球数（RBC）

■基準値
男性：435〜555×10^4（/μL）
女性：386〜492×10^4（/μL）

■赤血球数とは

　赤血球は骨髄内で造血幹細胞から産生される血液細胞の一種で，1日に約2,000億個の新しい赤血球が産生されるとともに，古くなった同数の赤血球が脾臓などの網内系組織で処理されることにより一定の数を維持している．赤血球は酸素を肺から末梢の組織・細胞に運搬するとともに，末梢組織で産生された二酸化炭素を運び出す役割を担っている．赤血球数（RBC）が男性で400×10^4/μL，女性で350×10^4/μL より低値のときに貧血と診断し，男性で600×10^4/μL，女性で550×10^4/μL 以上を多血症と診断する．

■検査値異常に伴う臨床症状

　貧血では酸素運搬能の低下，多血症では血液粘稠度の増加による症状が認められる．

■ 表1 検査値異常に伴う臨床症状

	臨床症状	患者の訴え
高値	頭痛，めまい，顔面のほてり，のぼせ感，耳鳴り，全身瘙痒感，高血圧，顔面紅潮，粘膜充血	頭が痛い，くらくらする，顔がぽかぽかする，顔が赤い，入浴後に体がかゆい，目が充血している，手のひらが赤い
低値	疲労感，脱力感，顔色不良，動悸，めまい，呼吸促迫	体がだるい，疲れやすい，どきどきする，たちくらみ，息があがる，頭が重い

1 赤血球数（RBC）

■ 疑義照会のポイント　赤血球の急激な減少の要因と対処法

　赤血球の急激な減少は，（1）抗血小板薬や抗凝固薬内服中の出血，（2）抗菌薬内服中の溶血，（3）ST（sulfamethoxazole・trimethoprim）合剤やリネゾリド，ガンシクロビルなどの投与中の造血障害（赤血球のみの減少でない場合もある）を考慮し，投与されている薬剤の中止を検討すべきである．特に造血障害は多種類の薬剤の併用によって起こりやすい．

■ 検査値異常からみる病態と疾患，薬剤

■ 表2　検査値異常からみる病態と疾患，薬剤

	病態	疾患または状態	薬剤
高値	相対的	脱水（嘔吐・下痢・熱中症），ストレス状態	利尿薬，選択的SGLT-2阻害薬
	二次性	慢性閉塞性肺疾患（肺気腫など），睡眠時無呼吸症候群，右→左シャントのあるチアノーゼ性先天性心疾患，常習的大量喫煙，エリスロポエチン産生腫瘍（腎がん，肝がんなど）	該当なし
	原発性	真性多血症	該当なし
	病態	疾患または状態	薬剤
低値	出血	消化管出血，月経過多，出産，血管破裂，外傷	抗血小板薬，抗凝固薬
	産生障害（栄養素欠乏を含む）	再生不良性貧血，赤芽球癆，骨髄異形成症候群，腎性貧血，慢性炎症（がんを含む），鉄欠乏性貧血，ビタミンB$_{12}$欠乏性貧血，葉酸欠乏性貧血，白血病・多発性骨髄腫，悪性リンパ腫・がんの骨髄転移	フェニトイン，アザチオプリン，イソニアジド，メトトレキサート，ST合剤，リネゾリド，ガンシクロビル，バルプロ酸ナトリウム，H$_2$受容体拮抗薬やプロトンポンプ阻害薬の長期服用（鉄吸収障害），各種抗がん薬
	破壊亢進	自己免疫性溶血性貧血，寒冷凝集素症，発作性夜間ヘモグロビン尿症，遺伝性球状赤血球症，異常ヘモグロビン症，glucose-6-phosphate dehydrogenase（G6PD）欠損症，脾腫，人工心臓弁置換術後	サラゾスルファピリジン，スルファメトキサゾール（G6PD欠損症患者において溶血誘発），ペニシリン大量投与，テイコプラニン，βラクタム系抗菌薬，オメプラゾール，メチルドパ，リバビリン，フルダラビン，フェニトイン，エリスロポエチン皮下投与

5

A 血球検査

2 ヘモグロビン（Hb）

■基準値 男性：13.7〜16.8（g/dL）
女性：11.6〜14.8（g/dL）

■ヘモグロビンとは

ヘモグロビン（Hb）は血色素とも呼ばれ，赤血球の中にあって酸素分子と結合する能力を有した蛋白質である．成人の Hb は 2 つの α サブユニットと 2 つの β サブユニットからなり，各サブユニットは二価の鉄原子を中央に配位した「ヘム」と「グロビン」と呼ばれるポリペプチドが結合したものである．1 ヘモグロビン分子は 4 つのヘムを含有している．

Hb 値が成人男性で 13 g/dL，成人女性で 12 g/dL，妊婦は 11 g/dL，高齢者は 11 g/dL より低値のときに貧血と診断し，男性で 18 g/dL，女性で 16 g/dL より高値のときに多血症と診断する．

■検査値異常に伴う臨床症状

Hb が低値および高値の臨床症状ならびに患者の訴えを p.3〜4（表 1）に示す．

■疑義照会のポイント Hb の急激な増加と減少の要因と対処法

利尿薬や選択的 SGLT-2（sodium-glucose co-transporter-2）阻害薬内服中の患者では脱水のために Hb 値の増加がみられることがある．特に高齢者では血液濃縮から心血管イベントを発症する可能性があるので注意が必要である．急激な Hb 値の減少がみられた場合には，（1）抗血小板薬や抗凝固薬内服中の患者では出血を，（2）AST・LDH・T-Bil の増加が認められる場合には溶血を考慮し，投与されている薬剤の中止を検討すべきである．慢性腎不全患者に投与されるヒト遺伝子組換えエリスロポエチン製剤により，抗エリスロポエチン抗体が産生され赤芽球癆を発症する症例が報告されており注意を要する．造血障害は多種類の薬剤の併用によって起こりやすい．

2 ヘモグロビン (Hb)

■検査値異常からみる病態と疾患，薬剤

p.5（表2）参照.

A 血球検査

3 ヘマトクリット（Hct）

■基準値　男性：40.7〜50.1（%）
女性：35.1〜44.4（%）

■ヘマトクリットとは

　血液中に占める血液細胞の体積の割合を示したもので，血液細胞の大半を赤血球が占めるので，赤血球の体積比と考えることができる．赤血球数が増加していても 1 個ずつの赤血球の体積が小さい（小球性）場合にはヘマトクリット（Hct）値は正常範囲にとどまることがある．したがって，Hct 値が正常でも赤血球増多のことがあるので，貧血の診断では赤血球数，ヘモグロビン（Hb）値とあわせて検査する必要がある．

■検査値異常に伴う臨床症状

　Hct が低値および高値の臨床症状ならびに患者の訴えを p.4 表 1 に示す．

■ 疑義照会のポイント　Hct 値の急激な増加と減少の要因と対処法

　Hct 値の急激な増加は，下痢や多尿に伴う脱水の可能性がある．このような症状はないにもかかわらず，赤ら顔で頭痛やめまいなどの症状を訴えられる場合には，多血症の可能性がある．Hct 値の急激な低下では，（1）抗血小板薬や抗凝固薬投与中には消化管出血，（2）抗菌薬の長期内服や C 型肝炎ウイルス（hepatitis C virus：HCV）治療時のリバビリンなどの投与中には溶血，（3）ST（sulfamethoxazole・trimethoprim）合剤やアザチオプリン，ガンシクロビルなどの投与中には造血障害の可能性を考え，薬剤投与の中止を検討すべきである．特に，造血障害は多種類の薬剤の併用によって起こりやすい．

3 ヘマトクリット（Hct）

■検査値異常からみる病態と疾患，薬剤

p.5 表 2 参照.

A 血球検査

4 白血球数（WBC）

■基準値 3,300〜8,600（/μL）

■白血球数とは

　白血球には顆粒球（好中球，好酸球，好塩基球），リンパ球，単球などがあり，感染防御やアレルギー反応などに関与している．白血球数（WBC）の増加・減少をみた場合，増加あるいは減少している細胞を同定することが重要である．もっとも頻度が高いのは好中球である．また，通常末梢血ではみられない幼若な白血球や形態異常が認められた場合，白血病や骨髄異形成症候群などの腫瘍性疾患を念頭に置き検索をすすめる．

■検査値異常に伴う臨床症状

　WBC は感染症により高値となり，低値になると感染症を起こしやすくなる．

■ 表1　検査値異常に伴う臨床症状

	臨床症状	患者の訴え
高値	発熱，膿尿，頸部リンパ節腫脹	せき，たん，胸の痛み（肺炎），背中や腰が痛む（腎盂腎炎），咽頭痛，倦怠感（伝染性単核球症）
低値	発熱，咽頭潰瘍，低酸素血症	突然の高熱，さむけ，のどの痛み（無顆粒球症），せき（たんを伴わない），息苦しさ（ニューモシスチス肺炎）

4 白血球数（WBC）

■ 疑義照会のポイント 長期の免疫抑制療法には予防投薬を考慮

　白血球のなかでもリンパ球の減少は，先天性免疫不全症，HIV（human immunodeficiency virus）感染による後天性免疫不全症候群（acquired immune deficiency syndrome：AIDS）で認められるほか，放射線照射，抗がん薬，抗リンパ球免疫グロブリン，副腎皮質ステロイドなど，各種疾患の治療により惹起されることがある．リンパ球減少が長期にわたる場合，ニューモシスチス，真菌，サイトメガロなどのウイルス感染（再活性化）を起こしやすい．免疫抑制療法が長期になると予想されたときには予防投薬を考慮する．

■ 検査値異常からみる病態と疾患，薬剤（リンパ球について）

▎ 表2　検査値異常からみる病態と疾患，薬剤

	疾患	薬剤
高値	腫瘍性	
	慢性リンパ性白血病，急性リンパ性白血病，白血病化悪性リンパ腫	該当なし
	反応性	
	急性ウイルス感染症（伝染性単核球症，サイトメガロウイルス，風疹など），百日咳	伝染性単核球症：アンピシリンの使用は避ける（投与すると皮疹増悪）
	疾患または状態	薬剤
低値	先天性免疫不全症	
	重症複合型免疫不全症，毛細血管拡張性運動失調症など	該当なし
	二次性免疫不全	
	放射線照射，抗がん薬，免疫抑制薬（ステロイドを含む）など治療関連，HIV感染によるAIDS	副腎皮質ステロイド，抗リンパ球免疫グロブリン，シクロホスファミドなどの抗がん薬

11

A 血球検査

5 好中球

■基準値　37.0〜72.0（%）

■好中球とは

　好中球は白血球の約60%を占め細菌などを貪食・殺菌し，生体を外敵から守っている．好中球減少による細菌感染の危険性は，減少の程度と期間により異なる．また，好中球の増加は多くの場合，細菌感染などによる急性の炎症を反映しているが，炎症の所見がない場合は薬剤の影響，G-CSF（granulocyte-colony stimulating factor）などのサイトカイン産生悪性腫瘍，慢性骨髄性白血病などの骨髄増殖性腫瘍を鑑別する．

■検査値異常に伴う臨床症状

■ 表1　検査値異常に伴う臨床症状

	臨床症状	患者の訴え
高値	発熱，膿尿，脾腫	せき，たん，胸の痛み（肺炎），背中や腰が痛む（腎盂腎炎），腹部膨満感（慢性骨髄性白血病）
低値	発熱，咽頭痛，低酸素血症，血圧低下	突然の高熱，さむけ，のどの痛み，息苦しさ，ショック状態（無顆粒球症による咽頭扁桃の壊死性潰瘍，肺炎，敗血症）

■ 疑義照会のポイント　好中球減少をきたす薬剤を服用している患者には血液検査でフォロー

　好中球減少は再生不良性貧血，骨髄異形成症候群などの血液疾患，さまざまなウイルス感染症によっても認められるが，抗がん薬を含む種々の薬剤により惹起されることがしばしばある．好中球減少症，無顆粒球症の患者に感染が起こっても通常の炎症反応が乏しいまま感染症が急激に進行し重症化することがある．抗がん薬だけでなくチアマゾール，塩酸チクロピジンなどの好中球減少をきたしうる薬剤服用者には，適切に血液検査でフォローすることが必要である．

5 好中球

■ 検査値異常からみる病態と疾患，薬剤

■ 表2　検査値異常からみる病態と疾患，薬剤

	疾患	薬剤
高値	**炎症性** 細菌，真菌など感染症の急性期，関節リウマチ，炎症性腸疾患など	該当なし
	非炎症性 薬剤性，G-CSF 産生悪性腫瘍，慢性骨髄性白血病，真性多血症などの骨髄増殖性腫瘍	副腎皮質ステロイド，リチウム製剤，エピネフリン，その他（喫煙，肥満）
	機序	薬剤
低値	**薬剤性** 薬剤がハプテンとして作用する免疫学的機序，顆粒球前駆細胞に対する直接毒性	抗甲状腺薬（チアマゾール，プロピルチオウラシル），チクロピジン，サラゾスルファピリジン，H_2受容体拮抗薬（シメチジン，ファモチジンなど），抗菌薬（クロラムフェニコール，ペニシリンなど），抗不整脈薬（プロカインアミド，プロプラノロールなど），金製剤（金チオリンゴ酸ナトリウム，オーラノフィン など），抗けいれん薬（カルバマゼピン，バルプロ酸など），抗精神病薬（クロザピン，クロルプロマジンなど）
	非薬剤性 放射線照射，感染症（腸チフス，HIV，EBV，CMV など），骨髄異形成症候群，免疫性好中球減少症	該当なし

A 血球検査

6 好酸球

■基準値　0.6〜8.3%（自動機械法）
　　　　（100〜500/μL）

■好酸球とは

　好酸球はエオジンでピンク色に染色される好酸性顆粒を
もつ顆粒球の一種である．造血幹細胞から好酸球が分化，
増殖するためには interleukin（IL）-3，IL-5，granulocyte
macrophage colony-stimulating factor（GM-CSF）の3
種類のサイトカインが必要であり，好酸球の最終分化には
IL-5 が重要といわれている．

　好酸球数 500〜1,500/μL を軽度，1,500〜5,000/μL を
中等度，5,000/μL 以上を高度好酸球増多と定義すること
が多い．特に，高度好酸球増多が6ヵ月以上続くと臓器障
害を起こす可能性が大きいため，原因に関して精査を行う
必要がある．

■検査値異常に伴う臨床症状

　好酸球数低下が臨床症状や患者の訴えを引き起こすこと
はほぼないため，好酸球数増多時の臨床症状と患者の訴え
を以下に記載する．

6 好酸球

■ 疑義照会のポイント　薬剤性好酸球増多の可能性は？

　軽度の好酸球増多（好酸球数 500〜1,500/μL）をみたら，アレルギー性，アトピー性とともに薬剤性の好酸球増多を考え，好酸球数増加の発現時期に開始された薬剤がないか確認する．抗てんかん薬（バルプロ酸，カルバマゼピン，レベチラセタム，フェニトインなど）や半合成ペニシリン，アロプリノールなどは特に薬剤性好酸球増多症を起こしやすいといわれるが，サプリメントやハーブ，漢方薬も含め，いかなる薬剤でも好酸球増多は起こりうる．薬剤性好酸球増多があっても，無症状の場合は必ずしも薬剤の中止を必要とするわけではないが，皮疹や発熱など，薬物有害反応も伴う場合は薬剤の中止や変更を考慮する．

■ 表1　検査値異常に伴う臨床症状

	臨床症状	患者の訴え
増多	発熱，体重減少，全身倦怠感，全身瘙痒感，皮疹，咳嗽，喘息様症状，下痢，筋肉痛，リンパ節腫大，肝脾腫，心筋炎	熱が出る，体がだるい，体がかゆい，体が赤い，せきが出る，ふくらはぎが痛い，頸が腫れてきた，お腹が張る
減少	病的意義に乏しい	

■ 検査値異常からみる病態と疾患，薬剤

好酸球増多

　骨髄性（サイトカイン非依存）の好酸球増多の場合は，血中ビタミン B_{12} 値の上昇やトリプターゼ値上昇が認められることがある．続発性の場合には，IL-5 など Th2 サイトカインの上昇が認められ，immunoglobulin（Ig）E，thymus and activation-regulated chemokine（TARC）高値などの検査値異常を伴うことが多い．

好酸球減少

　好酸球数低下の原因としてはクッシング症候群やステロイド剤使用による影響などが考えられるが，臨床上問題となることはない．

A 血球検査

■ 表2 検査値異常からみる病態と疾患，薬剤

	病態	疾患	薬剤
増多	骨髄性（サイトカイン非依存）	**腫瘍性疾患** *PDGFRA*, *PDGFRB*, あるいは *FGFR1* 異常と好酸球増加を伴う骨髄系とリンパ系腫瘍，骨髄増殖性腫瘍（慢性骨髄性白血病，真性多血症，原発性骨髄線維症，慢性好酸球性白血病・非特定型，肥満細胞症），骨髄異形成症候群，*CBFB-MYH11* を伴う急性骨髄性白血病	抗てんかん薬（バルプロ酸，カルバマゼピン，レベチラセタム，フェニトインなど），半合成ペニシリン，アロプリノール
		非腫瘍性疾患 特発性好酸球増多症候群	
	続発性（サイトカイン依存）	**腫瘍性疾患** リンパ腫/リンパ性白血病，ランゲルハンス細胞組織球症，固形がん	
		非腫瘍性疾患 薬剤性アレルギー，アトピー性疾患，気管支喘息，慢性移植片対宿主病(cGVHD)，寄生虫感染，好酸球性肺炎，好酸球性胃腸炎，血管炎，膠原病，アジソン病，リンパ球性好酸球増多症候群	
		疾患	薬剤
減少		クッシング症候群	ステロイド

16

A 血球検査

7 血小板数 (Plt)

■ **基準値**　13.0〜37.0×10^4 (/μL)

■ 血小板数とは

　血小板は骨髄にて巨核球より産生される末梢血にみられる血球成分の一つである．外傷などによって血管が損傷し出血すると，はじめに血小板の凝集が起こり血管の損傷部位を塞ぎ止血に働く．この血小板の働きによる段階が一次止血と呼ばれる．凝固系の働きによりフィブリンが形成される二次止血で強固な止血栓が完成する．血小板数 (Plt) が低値の場合には一次止血が障害されて止血しにくくなり出血傾向が現れる．血小板数が減少するのは①産生が低下している場合，②消費量が多い場合，③脾臓などでの破壊が亢進している場合がある．Plt 高値の場合には無症状な場合が多いが，骨髄増殖性腫瘍 (MPN) にみられる本態性の血小板増多の場合には，血栓症や血管閉塞症状がみられることがある．逆に MPN では二次性のフォン・ヴィレブランド因子低下によって出血傾向がみられる場合がある．

　網状血小板は RNA を多く含んだ比較的若い血小板で，血小板減少時に網状血小板比率 (IPF) 高値の場合は骨髄で血小板産生はなされているという根拠になる．IPF は血小板減少の病態を考える判断材料になる．

■ 疑義照会のポイント　血小板減少の原因となる薬剤

　薬剤性血小板減少の原因となる薬剤は数多く報告されている．すべての薬剤が原因となる可能性があると考えてもよい．薬剤投与中に血小板減少がみられた際には，通常は血小板減少の副作用頻度が高い薬剤や最近投薬を開始したものから原因薬剤として中止や変更していくことになる．相当期間継続している薬剤でも血小板減少の原因となる場合もあるので，原因がはっきりしない場合にはすべての薬剤の中止や変更を検討する必要に迫られる場合がある．

A 血球検査

■ 検査値異常に伴う臨床症状

▌ 表1　検査値異常に伴う臨床症状

	臨床症状	患者の訴え
高値	多くは無症状，血管閉塞症状（手足の異常知覚や冷感，頭痛，めまい，視覚異常，耳鳴り，胸痛，脱力感），出血傾向	手足がチクチク痛む，頭が痛い，ふらつく，目が見えにくい，耳鳴り，胸が痛い，粘膜出血が止まらない
低値	点状出血，斑状出血，粘膜出血（鼻出血，口腔内出血，性器出血など）	鼻出血や口腔内出血，性器出血が止まらない，点状出血が広がる，身体中にアザがある

■ 検査値異常からみる病態と疾患，薬剤

▌ 表2　検査値異常からみる病態と疾患，薬剤

	病態	疾患または状態	薬剤
高値	本態性	骨髄増殖性腫瘍（真性赤血球増多症，本態性血小板増多症，慢性骨髄性白血病，骨髄線維症）	該当なし
	反応性	慢性炎症，鉄欠乏性貧血，溶血，出血，外傷，手術，川崎病，摘脾術後	トロンボポエチン受容体作動薬
	病態	疾患または状態	薬剤
低値	産生低下	造血不全（造血器腫瘍，再生不良性貧血，骨髄異形成症候群など）	各種抗がん薬，金製剤，バルプロ酸，ST合剤，キニーネ，キニジン，カルバマゼピンなど
	消費	出血，血栓症（播種性血管内凝固，血栓性血小板減少性紫斑病，ヘパリン惹起性血小板減少など），妊娠	活性化プロトロンビン複合体
	破壊	免疫性血小板減少，脾機能亢進	インターフェロン

B 血栓・止血検査

8 プロトロンビン時間（PT），プロトロンビン時間-国際標準比（PT-INR），活性化部分トロンボプラスチン時間（APTT）

■基準値

プロトロンビン時間（PT）
9.8〜12.1（秒），70.0〜130.0（%）
活性化部分トロンボプラスチン時間（APTT）
25〜37（秒）
プロトロンビン時間-国際標準比（PT-INR）
ワルファリン非服用時：0.88〜1.06（INR）
ワルファリン服用時：治療強度により適切な PT-INR 値でモニターする．高齢者；1.5〜2.0（INR），通常；1.6〜2.5（INR），強力な治療；2.5〜3.4（INR）
PT，APTT には試薬間差がある．試薬やヘパリンにより延長するものや抗循環凝結素（抗凝固因子抗体，抗リン脂質抗体）に反応しやすいものなどがある．用いる PT 試薬，APTT 試薬により基準値は異なるため，施設ごとの基準値を設定し，知っておく必要がある．

■プロトロンビン時間，
　プロトロンビン時間-国際標準比，
　活性化部分トロンボプラスチン時間とは

　プロトロンビン時間（PT），活性化部分トロンボプラスチン時間（APTT）はフィブリノゲン，凝固第II因子（FII），FV，FXなどの凝固因子活性を反映する検査値である．プロトロンビン時間-国際標準比（PT-INR）は，患者の PT を健常者 PT で割った PT 比に，試薬ならびに機械に付いている国際感受性指標（ISI）を乗じたものである．いずれの検査値も抗凝固阻害物質やリン脂質などの影響を受ける．PT，PT-INR はワルファリン療法のモニターのため，APTT はヘパリン療法のモニターのため開発された検査であるが，表1の用途でも用いられている．

19

B 血栓・止血検査

■ 表1 PT の用途

PT, PT-INR	ワルファリンなどの抗凝固療法のモニター	通常，PT-INR を用いる
	肝機能のモニター	FⅦの半減期が短いため，有用である．PT%かINRの方がわかりやすい
	出血傾向のスクリーニング検査	外因系ならびに共通因子系凝固因子活性を反映する
	播種性血管内凝固（DIC）の診断	DIC 診断基準のスコアリング項目に入っている
APTT	ヘパリンなどの抗凝固療法のモニター	基準値の 1.5 倍から 2 倍になるようにヘパリン投与量を調節する
	出血傾向のスクリーニング検査	内因系ならびに共通因子系凝固因子活性を反映する
PT, PT-INR, APTT	循環抗凝結素（抗凝固因子抗体，抗リン脂質抗体）を疑う	確定診断には希釈混合試験や凝固因子の測定などが行われる

■ 検査値異常に伴う臨床症状

■ 表2　検査値異常に伴う臨床症状

	臨床症状	患者の訴え
延長	関節/筋肉内血腫，紫斑，止血困難，皮下出血，点状出血斑，流産，血栓症	痛み，腫脹，青あざ，皮膚の変色，血が止まりにくい，異常な腹部症状（流産），麻痺（脳血栓症），下肢の腫脹（深部静脈血栓症），胸痛（肺塞栓症）
短縮	血栓症	下肢の腫脹，胸痛，麻痺
	無症状	なし

延長（12.1 秒以上），短縮（9.8 秒未満）

■ 疑義照会のポイント　出血傾向の原因となる薬剤

　抗リン脂質抗体症候群（APS）を除いて，10%以下に PT が低下，70 秒以上 APTT が延長，PT-INR が 5.0 以上の場合は，出血の恐れがある．ワルファリン，抗トロンビン阻害薬や抗 Xa 阻害薬の投与には，注意を要し，抗凝固薬の減量・中止を考慮すべきである．抗凝固療法中に前回測定値と大きく値が異なる場合は，抗凝固薬の変更，投与量や服薬状態をチェックする．PT 秒表示の場合は，施設ごとの基準値により，治療効果などを判断する．なお，採血手技の不良により APTT が短縮する場合には，臨床症状はない．

20

プロトロンビン時間 (PT), プロトロンビン時間-国際標準比 (PT-INR), 活性化部分トロンボプラスチン時間 (APTT)

■検査値異常からみる病態と疾患，薬剤

■ 表3　検査値異常からみる病態と疾患，薬剤

	病態	疾患	薬剤
延長→出血	先天的に凝固因子産生量が欠乏	先天性フィブリノゲン，FⅡ，FV，FX，FⅦ欠乏症	該当なし
	肝臓での凝固因子の産生が低下	劇症肝炎，肝硬変，急性肝炎など，L-アスパラギナーゼによる低フィブリノゲン血症	肝障害をきたす薬剤，L-アスパラギナーゼなど
	ビタミンK欠乏（FⅡ，FⅦ，　FⅨ，FXに正常なγカルボキシル基が付加されない）	ビタミンK欠乏によるビタミンK依存性凝固因子異常症	ワルファリン
	抗凝固薬の投与	（静脈血栓症，DICなどの急性の血栓症などに投与される）	ヘパリン，抗トロンビン阻害薬（ダビガトランなど），抗Xa阻害薬（エドキサバンなど）
	抗凝固因子抗体によりPTあるいはAPTTが延長	後天性血友病(PT, APTT共通：抗FⅠ，FⅡ，FV，FⅦ，FX自己抗体，APTTのみ：抗FⅧ，FⅨ，FⅪ，FⅫ自己抗体)	該当なし
	消費性に凝固因子が低下	DIC	該当なし
	濃厚赤血球の大量投与	血漿希釈症候群	濃厚赤血球の大量投与
	病態	疾患	薬剤
延長→血栓・流産	凝固因子量は減少していないが，抗リン脂質抗体によりPTあるいはAPTTが延長	APS	該当なし
	機序	薬剤	
短縮→血栓	活性化凝固因子製剤の投与により，凝固因子活性が高まる．	リコンビナントⅦa（エプタコグアルファ），プロトロンビン複合体製剤（PPSB-HT®），活性化プロトロンビン複合体製剤（ファイバ®）	

C 糖代謝検査

9 血 糖 (Glu, BS)

■基準値 73〜109 (mg/dL)

■血糖とは

血糖とは，血液中のグルコース（ブドウ糖）のことである．体内におけるグルコースはエネルギー源として重要である反面，高濃度のグルコースは糖化反応を引き起こし血管に障害を与えさまざまな合併症を引き起こす．そのため，インスリンやインスリン拮抗ホルモンであるグルカゴン，アドレナリン，コルチゾール，成長ホルモンなどのさまざまなホルモン，神経，臓器間での脂質や蛋白の流入を介しての調整など，きわめて複雑な血糖調整機構により，血糖値は非常に狭い範囲の濃度に保たれている．血糖値は，食事や運動，測定時間などにより影響を受ける．

「自己血糖測定器」を使って，自宅で測定することもできる．インスリンや GLP1 (Glucagon-like peptide-1) 受容体作動薬などを自己注射している糖尿病患者では保険適用があり，血糖コントロールをより厳密に行うことができる．

■検査値異常に伴う臨床症状

■ 表1 検査値異常に伴う臨床症状

	臨床症状	患者の訴え
高値	浸透圧利尿，脱水	尿量が多い，何回もトイレに行く，のどが渇く，水をよく飲む
	異化亢進，易感染性	疲れやすい，やせる，傷が治らない
低値	交感神経症状	お腹がすく，気分が悪い，ふるえ，冷や汗，動悸，顔面蒼白，だるい，ぼーっとする
	中枢神経症状	行動がおかしい，話せない，頭痛，けいれん，徐脈，昏睡

9 血 糖（Glu, BS）

■ 疑義照会のポイント　高齢者の低血糖症状

　低血糖に対して自覚症状が欠如，低下することを無自覚低血糖という．低血糖を繰り返すほどに自覚症状は出にくくなり，警告症状（交感神経症状）なしに突然意識消失するということもあるため，低血糖をできる限り防ぐことは重要である．また，高齢者では低血糖（＜54 mg/dL），高血糖（＞300 mg/dL）ともに注意力障害などの認知機能低下を起こすが，低血糖症状が典型的でなく，高血糖にも気づきにくい．高齢者は，さまざまな併存疾患や併用薬のため，より低血糖を起こしやすい状態にある．認知症だと思われていた高齢者が，実は繰り返し重症低血糖を起こしていたということもあるため，注意が必要である．

■ 検査値異常からみる病態と疾患，薬剤

■ 表2　検査値異常からみる病態と疾患，薬剤

	病態	疾患または状態	薬剤
高値	インスリンの欠乏（相対的，絶対的）	糖尿病（1型，2型，その他），膵疾患，膵切除後	ステロイド，サイアザイド系，インターフェロン製剤，高カロリー輸液，オランザピン，クエチアピン，フェニトイン，免疫抑制薬
	インスリン拮抗ホルモンの増加	ストレス（外傷，虚血性心疾患，骨折，手術，心筋梗塞，脳腫瘍くも膜下出血，熱傷，情緒的ストレス），中枢神経疾患，内分泌性疾患（先端巨大症，クッシング病，クッシング症候群，甲状腺機能亢進症，褐色細胞腫），代謝性疾患，悪性高血圧	
	その他	肥満，妊娠，妊娠糖尿，肝疾患，胃切除後	
	病態	疾患または状態	薬剤
低値	インスリンの増加	インスリノーマ	インスリン，SU薬，グリニド薬，ACE阻害薬，ARB，β遮断薬，ループ利尿薬，NSAIDs，シメチジン，ラニチジン，ワルファリン，抗菌薬（ニューキノロン，テトラサイクリン系など），ベンゾジアゼピン系薬，向精神薬，抗不整脈薬，オクトレオチド，フェニトイン，リトドリンなど
	インスリン拮抗ホルモンの低下	下垂体前葉機能低下症，ACTH単独欠損症，成長ホルモン単独欠損症，甲状腺機能低下症，副腎皮質機能低下症	
	その他	胃切除後，食事性・機能的反応性低血糖，2型糖尿病初期，肝不全，腎不全，心不全，敗血症，アルコール多飲，中枢神経疾患，インスリン自己免疫症候群，膵外性腫瘍（肝がん，間葉系腫瘍，消化器がんなどの巨大腫瘍），糖原病	

C 糖代謝検査

10 糖化ヘモグロビン（HbA1c）

■基準値　4.9〜6.0（%）（NGSP 表記）

■糖化ヘモグロビンとは

糖化ヘモグロビン（HbA1c）は赤血球の中で体内に酸素を運ぶ役目のヘモグロビンと，血液中のブドウ糖が結合したものであり，長期間，血糖値が高い状態が続くと，高値になる．赤血球の寿命はおよそ 120 日（4 ヵ月）だが，その寿命の半分に当たる過去 1〜2 ヵ月間の平均血糖値を示す指標である．血糖値とは違い測定時の食事や運動条件の影響を受けにくいが，急激な血糖値の変動がある場合には，血糖コントロール状態の指標としては実態を反映しない．また，HbA1c は赤血球の寿命に依存するため，さまざまな疾患で実際の血糖値レベルに対して見かけ上，低値，高値を示すこともあり，この際にも血糖コントロール状態の指標として使えない．他には，過去 2 週間の血糖値

■疑義照会のポイント　血糖コントロール指標としての HbA1c

糖尿病治療における血糖コントロール目標は，患者個々のさまざまな病態や背景にあわせて設定されるものである．HbA1c<6.0%は，あくまでも，適切な食事運動療法または，薬物治療中でも低血糖などの副作用を起こさずに達成できる場合の目標であり，これを達成することがすべての人にとって有益というわけではない．HbA1c は血糖コントロール状態の指標であるが，HbA1c と血糖値が乖離するような病態，状態もさまざまあり，注意が必要である．HbA1c ばかりに目を奪われることなく，実際の血糖値と見比べたうえで，個々の患者にとって最適な血糖コントロールを行うことが大切である．

なお，2012 年 4 月 1 日より，わが国で使用されてきた HbA1c 値である JDS 値「HbA1c（JDS）」から，国際基準値である NGSP 値「HbA1c（NGSP）」へ変更となった．NGSP 値はかつての JDS 値に比べ約 0.4%高値となっている．

の推移の指標となるグリコアルブミンや，主に食後の高血糖の程度を反映する1,5-AGという検査もあり，患者の病態にあわせて検査を使い分ける.

■糖尿病患者の血糖コントロール目標

2013年，日本糖尿病学会は，新たな治療目標の評価基準を発表し，より簡潔でわかりやすいものとした.

目標 HbA1c
① 6.0％未満（血糖正常化を目指す際の目標）
② 7.0％未満（合併症予防のための目標）
③ 8.0％未満（治療強化が困難な際の目標）

※治療目標は，年齢，罹病期間，臓器障害，低血糖の危険性，サポート体制などを考慮して個別に設定する.

■高齢者の血糖コントロール目標

2016年，日本糖尿病学会と日本老年医学会と合同委員会を設置，2016年に高齢者糖尿病の血糖コントロール目標を新たに作成した.

患者の特徴や健康状態（認知機能，身体機能，併発疾患など）を考慮し，3つのカテゴリに分け，さらに重症低血糖が危惧される薬剤（インスリン製剤，SU薬，グリニド薬など）の使用がある場合には，年齢も考慮に入れ，目標下限を設けた，より緩やかな目標とし，重症低血糖防止への配慮をしている.

C 糖代謝検査

■HbA1c と平均的な血糖値が乖離する可能性のある主な病態，疾患

■ 表1　HbA1c と平均的な血糖値が乖離する可能性のある主な病態，疾患

	病態	疾患または状態
高値	赤血球寿命の延長	高齢者，鉄欠乏性貧血，ビタミン B_{12} 欠乏性貧血，脾摘術後
	その他	急速に改善した糖尿病，異常ヘモグロビン症
	病態	疾患または状態
低値	赤血球寿命の短縮	貧血の回復期，溶血性貧血，肝硬変，透析，大量失血，大量輸血，エリスロポエチンで治療中の腎性貧血
	その他	急速に発症，増悪した糖尿病，異常ヘモグロビン症

高値：HbA1c が実際の血糖値レベルに対して見かけ上，高値
低値：HbA1c が実際の血糖値レベルに対して見かけ上，低値

C 糖代謝検査

11 ケトン体

■基準値
血中ケトン体分画：
アセト酢酸；　　　　　55以下（μmol/L）
3-ヒドロキシ酪酸；85以下（μmol/L）
総ケトン体；　　　　130以下（μmol/L）
尿中ケトン体：（－）

■ケトン体とは

　人体の活動における主なエネルギー源はグルコース（ブドウ糖）だが，このグルコースを生成，利用できない状態では，その代用エネルギー源としてケトン体が生成され利用される．脂肪組織の中性脂肪がグリセロールと遊離脂肪酸（FFA）に分解され，FFAが肝臓でβ酸化を受けたものがケトン体である．ケトン体は，「アセトン」，「アセト酢酸」，「3-ヒドロキシ酪酸」の総称だが，アセトンは揮発性で呼気に排出されやすいため，「アセト酢酸」と「3-ヒドロキシ酪酸」を足したものを「総ケトン体」としている．なお尿中ケトン体測定では，3-ヒドロキシ酪酸は感知できず，大部分はアセト酢酸を感知している．

　体内にケトン体が増加する状態をケトーシスといい，ケ

■疑義照会のポイント　糖尿病ケトアシドーシス

　糖尿病患者では，何らかの原因でインスリン作用が極度に低下し，糖利用の低下，脂肪分解の亢進が起こり高度の代謝失調状態に陥ることがある．これが糖尿病ケトアシドーシス（DKA）である．1型糖尿病の発症時のほか，何らかの理由によるインスリン自己注射の中断，糖を含む清涼飲料水の過剰な摂取，感染症の併発などで，絶対的，相対的にインスリン欠乏状態に陥ると，DKAをきたしうる．DKAの本態はアシドーシスと脱水であり，重症では昏睡となるため，緊急治療が必要である．症状として，多飲，多尿，消化器症状（吐き気，食欲低下，腹痛など）の訴えがあるほか，アシドーシスを補正するための代償性呼吸であるクスマウル呼吸（速く深い呼吸）がみられ，独特なアセトン臭（腐ったフルーツのような臭い）を発することがある．

C 糖代謝検査

トン体の蓄積により，体内の pH が酸性に傾くことを，ケトアシドーシスと呼ぶ.

■検査値異常に伴う臨床症状

■ 表1　ケトアシドーシスに伴う臨床症状

臨床症状	患者の訴え
浸透圧利尿	尿量が多い，何回もトイレに行く
脱水	のどが渇く，水をよく飲む，皮膚粘膜の乾燥，血圧低下，ショック，食欲がない，腹痛，気分が悪い，吐く
異化亢進	やせる
アシドーシス	呼吸が異常に深い（クスマウル呼吸），腐った果物のような臭い，意識障害，昏睡

■検査値異常からみる病態と疾患，薬剤

■ 表2　ケトン体異常が起こる病態と疾患，薬剤

	病態	疾患または状態	薬剤
高値	糖・エネルギー摂取障害	嘔吐，下痢，絶食，飢餓，妊娠悪阻，周期性嘔吐症，急激なダイエット，激しい運動，高脂肪食（糖質制限），アルコール常飲者	SGLT-2阻害薬，クエチアピン，オランザピン，インターフェロン製剤
	糖代謝異常	糖尿病におけるインスリン作用不足，糖尿病ケトアシドーシス，インスリン拮抗ホルモン過剰（甲状腺機能亢進症，クッシング症候群，先端巨大症，褐色細胞腫，グルカゴノーマ），糖原病	
	異化亢進時	発熱，感染症，外傷，手術	
低値	病的意義に乏しい		

C 糖代謝検査

12 カルニチン

■基準値
総カルニチン：45〜91（μmol/L）
遊離カルニチン：36〜74（μmol/L）
アシルカルニチン：5〜23（μmol/L）
性差が認められ，年齢により変化し，測定キットによって異なるが，遊離カルニチン 20 μmol/L 以下が欠乏症との意見もある．

■カルニチンとは

　カルニチンは，主に骨格筋と心筋に存在し，肝臓と腎臓においてアミノ酸から合成される誘導体である．長鎖脂肪酸に結合後，脂肪酸をミトコンドリア内に輸送する作用（カルニチンシャトル）を有している．輸送された脂肪酸は β 酸化されエネルギーを産生する．したがって，カルニチンはエネルギーを獲得するための脂肪酸の酸化反応に必要な因子と考えられる．カルニチンは全体の75％を食事から摂取し，25％が生体内で合成される．最近，薬剤によりカルニチンが欠乏し，筋肉の異常やエネルギー産生障害による低血糖が問題となっている．特に，抗てんかん薬のバルプロ酸と，ピボキシル基を有する抗菌薬には注意が必要とされる．バルプロ酸はカルニチンと結合し排泄されるが，バルプロ酸自体によるカルニチンの合成障害，腎でのカルニチンの再吸収障害などにより細胞内のカルニチンは低下する．ピボキシル基を有する抗菌薬については，代謝過程で生じるピバリン酸がカルニチンに抱合され，尿中へ過剰に排泄されるためカルニチンは欠乏する．

■検査値異常に伴う臨床症状

　カルニチンが低下，不足する疾患は，先天性と後天性に分類される．主な症状は筋力低下や筋緊張低下とされるが，低血糖による意識障害やけいれんなども認められる．バルプロ酸による場合は高アンモニア血症も合併する．

C 糖代謝検査

■ 表1　検査値異常に伴う臨床症状

	臨床症状	患者の訴え
高値	病的意義に乏しい	
低値	意識障害，全身けいれん，筋力低下，筋肉痛，不整脈，心不全，発達遅滞	ぼんやりする，易疲労感，下肢の痛み，動悸，労作時呼吸困難，言葉が遅いなど

■疑義照会のポイント　抗菌薬による低血糖

　幼児～小児において，抗菌薬の長期投与による低血糖の報告があり，注意が必要である．ピボキシル基を有する抗菌薬［セフカペン（フロモックス®など），セフジトレン（メイアクト®MSなど），セフテラム（トミロン®など），テビペネム（オラペネム®）］が，低カルニチン血症の原因薬剤といわれている．低カルニチン血症および低血糖は，抗菌薬の長期投与により発現した報告が多い．しかし，投与開始翌日に低血糖を認めた例や，抗菌薬の妊婦への長期投与により，母体および出生児に低カルニチン血症を認めた例がある．以上より，幼児，小児への抗菌薬の投与の際には，意識レベルの低下，けいれんなどの低血糖症状に注意し，妊婦への長期投与の際には，母体および出生児について低カルニチン血症の可能性について留意する必要がある．

■検査値異常からみる病態と疾患，薬剤

■ 表2　検査値異常からみる病態と疾患，薬剤

	病態	疾患	薬剤
高値	酵素異常	カルニチンパルミトイルトランスフェラーゼⅠ欠損症	該当なし
	病態	疾患または状態	薬剤
低値	カルニチンの先天的欠乏	カルニチントランスポーター欠損症，β酸化障害酵素欠損症，有機酸尿症	該当なし
	カルニチンの後天的欠乏	肝硬変，慢性腎不全，ファンコーニ症候群，摂取不足，透析，鉄欠乏性貧血，糖尿病，長期経静脈栄養	ピボキシル基を有する抗菌薬（セフカペン，セフジトレン，セフテラム，テビペネム），バルプロ酸，抗HIV薬，シスプラチン，ドキソルビシン，イホスファミド

D 脂質代謝検査

13 総コレステロール（T-Cho, TC）

■ **基準値**　142〜248（mg/dL）
　　　　　ただし，2015年4月に日本人間ドックから提唱された健康診断における正常値は下記のようになっている．
　男性：151〜254（mg/dL）
　女性：30〜44歳；145〜238（mg/dL）
　　　　45〜64歳；163〜273（mg/dL）
　　　　65〜68歳；175〜280（mg/dL）

■ 総コレステロールとは

　コレステロールは，リン脂質とともに細胞膜を生成するのに必須な要素であるとともに，ビタミンDやステロイドホルモンのなどの合成にも使われる重要な脂質の一種である．また胆汁酸の合成にも使用され，腸肝循環にも作用する．成人では，一般的に1日必要量の2/3を肝臓で合成し（1,000〜1,500 mg），残り1/3（400〜500 mg）を食事から摂取している．総コレステロールとは，血液中に含まれるコレステロール成分（HDLコレステロールやLDLコレステロールなどを含む）の総量のことである．コレステロールの測定は，肝臓での合成・分泌の状態，胆管閉塞，腸管での吸収や栄養状態の一つの指標となり，また各種脂質代謝異常の解明や動脈硬化の危険性予測などにも有用である．

■ 検査値異常に伴う臨床症状

　脂質異常症は，基本的に自覚症状はなく，血液検査をしたときに偶然見つかることがほとんどである．

D 脂質代謝検査

■ 表1　検査値異常に伴う臨床症状

	臨床症状	患者の訴え
高値	一般に無症状，時に眼瞼や皮膚の黄色腫，角膜輪など，胆石症の原因にも	一般に無症状，動脈硬化性疾患の合併による諸症状に注意が必要（胸痛，手足のしびれ，麻痺など）
低値	原疾患によりさまざま，原発性の一部に脂肪便，下痢，体重の減少，るいそう，発育異常など	一般に無症状，原疾患によりさまざまな症状の可能性（易疲労，下痢・軟便，食欲不振など）

■ 異常値からみる病態と疾患，薬剤

■ 表2　検査値異常からみる病態と疾患，薬剤

	病態	疾患または状態	薬剤
高値	コレステロール合成・吸収の亢進	ネフローゼ症候群，クッシング症候群，糖尿病，肝細胞がん，肥満，過食	ステロイド，経口避妊薬，インスリン
	コレステロール代謝の低下	甲状腺機能低下症，下垂体機能低下症，閉塞性黄疸，原発性胆汁性胆管炎，糖尿病，肝細胞がん	β遮断薬
	遺伝的素因，その他	家族性高コレステロール血症，家族性複合型高脂血症，家族性LPL欠損症，家族性CETP欠損症	該当なし
	病態	疾患	薬剤
低値	コレステロール合成・吸収の低下	肝硬変，アジソン病，急性肝炎，悪液質，消化不良症候群	HMG-CoA還元酵素阻害薬，エゼチミブ
	コレステロール代謝の亢進	甲状腺機能亢進症，血液疾患	該当なし
	遺伝的素因，その他	LCAT欠損症，低βリポ蛋白血症，無βリポ蛋白血症	該当なし

D 脂質代謝検査

14 LDL コレステロール (LDL-C)

■基準値 65〜163 (mg/dL)
ただし，2015 年 4 月に日本人間ドックから提唱された健康診断における基準値は下記のようになっている．
男性：72〜178 (mg/dL)
女性：30〜44 歳；61〜152 (mg/dL)
45〜64 歳；73〜183 (mg/dL)
65〜68 歳；84〜190 (mg/dL)

■LDL コレステロールとは

血清脂質はアポ蛋白という蛋白質と結合してリポ蛋白という粒子になって存在している．LDL コレステロール (LDL-C) は，このうち密度が 1.019〜1.063 g/dL の比較的比重の小さな，コレステロールに富んだリポ蛋白である．主な役割は，肝臓や腸管などから必要とする末梢組織にコレステロールを運搬することである．しかし，LDL-C が増えすぎると血管壁に付着してコレステロールを蓄積させる性質があり，それが動脈硬化の原因となる．

したがって，前述の総コレステロールに比べ LDL-C は，心筋梗塞や狭心症，脳梗塞，閉塞性動脈硬化症などといった動脈硬化性疾患のより直接的なリスク因子になる．

■検査値異常に伴う臨床症状

脂質異常症は，基本的に自覚症状はなく，血液検査をしたときに偶然見つかることがほとんどである．

D 脂質代謝検査

■ 表1　検査値異常に伴う臨床症状

	臨床症状	患者の訴え
高値	一般に無症状，時に眼瞼や皮膚の黄色腫，角膜輪など	一般に無症状，動脈硬化性疾患の合併による諸症状には注意が必要（胸痛，手足のしびれ，麻痺など）
低値	原疾患によりさまざま，原発性の一部に脂肪便，下痢，体重の減少，るいそう，発育異常など	原疾患によりさまざま

■検査値異常からみる病態と疾患，薬剤

■ 表2　検査値異常からみる病態と疾患，薬剤

	疾患または状態	薬剤
高値	**原発性** 家族性高コレステロール血症，家族性複合型高脂血症，特発性高コレステロール血症，クッシング症候群，糖尿病，肥満，過食	該当なし
	二次性 ネフローゼ症候群，甲状腺機能低下症，閉塞性黄疸，肝細胞がん，原発性胆汁性胆管炎，妊娠	β遮断薬，ステロイド，インスリン
	疾患または状態	薬剤
低値	**原発性** 無βリポ蛋白血症，家族性低βリポ蛋白血症，アジソン病，カイロミクロン停滞病	該当なし
	二次性 吸収不良症候群，肝硬変，慢性肝炎，甲状腺機能亢進症，低栄養（悪性疾患，血液疾患）	HMG-CoA還元酵素阻害薬，エゼチミブ

D 脂質代謝検査

15 HDL コレステロール（HDL-C）

■**基準値**　男性：38〜90（mg/dL）
　　　　　　女性：48〜103（mg/dL）

■HDL コレステロールとは

　脂質は蛋白質と結合したリポ蛋白として血液中に存在しており比重の違いにより分類されている．HDL コレステロール（HDL-C）は高比重のリポ蛋白であり，末梢組織から肝臓にコレステロールを輸送する役割を果たしており，動脈硬化の進展を抑制する因子として重要である．基準値の上限は施設により異なり，60 mg/dL 以上は動脈硬化に抑制的に働くと考えられている範囲であるが，100 mg/dL を超えるような著しい高値の場合には異常高値ととらえるべきである．

■検査値異常に伴う臨床症状

　脂質異常症は，基本的に自覚症状はなく，血液検査をしたときに偶然見つかることがほとんどである．

■**コラム**　HDL-C は高ければ高いほどよい？

　HDL-C には動脈硬化抑制作用があり，HDL-C が低値であるほど動脈硬化疾患の頻度が増加することが証明されている．それでは HDL-C が高値であるほど動脈硬化疾患の頻度は少ないのであろうか？ 高 HDL-C 血症を示す疾患の代表的なものとして CETP（cholesteryl ester transfer protein）欠損症があり，日本人では 50 人に 1 人の頻度と推定されている．CETP 欠損症では動脈硬化疾患合併はむしろ高率であることから，著しい高 HDL-C 血症を認める場合には CETP 欠損症の可能性を考え，動脈硬化疾患合併の検索が必要と思われる．

D 脂質代謝検査

■ 検査値異常からみる病態と疾患, 薬剤

■ 表1　検査値異常からみる病態と疾患, 薬剤

	疾患または状態	薬剤
高値	**原発性** CETP 欠損症, アポ C-Ⅲ 蛋白異常症, 肝性リパーゼ欠損症	該当なし
	続発性 原発性胆汁性胆管炎, 慢性閉塞性肺疾患 (COPD), 有酸素運動, 妊娠, 少量の飲酒習慣	フィブラート, ニコチン酸, HMG-CoA 還元酵素阻害薬, インスリン, エストロゲン, サイアザイド系, EPA/DHA, α-リノレン酸
	疾患または状態	薬剤
低値	LCAT 欠損症, アポ A-Ⅰ 欠損症・異常症, ABCA-1 欠損症 (タンジアー病)	該当なし
	糖尿病, 肥満, 喫煙, 炭水化物摂取過多, 肝硬変, 慢性腎不全, 炎症性腸疾患, 甲状腺機能亢進症	プロブコール, β遮断薬, 蛋白同化ステロイド, プロゲステロン

D 脂質代謝検査

16 中性脂肪（TG）

■基準値
男性：40～234（mg/dL）
女性：30～117（mg/dL）

■中性脂肪とは

中性脂肪（TG）とは3分子の脂肪酸が1分子のグリセロールにエステル結合したものである．糖質とならび生体内で使用される主要なエネルギー源であり，余剰分は脂肪組織に貯えられる．TGは，血中ではカイロミクロンやVLDLなどのリポ蛋白として運搬される．食事から吸収されるものと肝臓で合成されるものがあり，そのため小腸での吸収能，肝合成能，栄養状態の指標ともなる．高TG血症は動脈硬化疾患の独立した危険因子である．

■検査値異常に伴う臨床症状

脂質異常症は，基本的に自覚症状はなく，血液検査をしたときに偶然見つかることがほとんどである．急性膵炎を合併した場合には腹痛などの腹膜刺激症状を認める（重症急性膵炎の原因で脂質異常症によるものは全体の1.4%）．家族性などの著しい持続性高TG血症を認める例では黄色腫や角膜輪を認める場合がある（p.36 表1参照）．

■コラム フィブラートとスタチンの併用

フィブラートとスタチンの併用は横紋筋融解症の発症頻度が高いことから要注意となっている．しかし，高TG血症とともに高LDL-C血症や低HDL-C血症を認める症例で，腎機能低下などの禁忌のない例では，注意のもと併用される場合もある．横紋筋融解症が増加する理由として，両者の併用により血中濃度が増加するためと考えられている．

D 脂質代謝検査

■検査値異常からみる病態と疾患，薬剤

■ 表1 検査値異常からみる病態と疾患，薬剤

	疾患または状態	薬剤
高値	**原発性** 家族性 LPL 欠損症，家族性アポリポ蛋白 C II 欠損症，家族性複合型高脂血症，家族性III型高脂血症	該当なし
	続発性 高脂肪食，高エネルギー食摂取，インスリン抵抗性，肥満，甲状腺機能低下症，閉塞性黄疸，糖尿病，アルコール摂取，ネフローゼ症候群，妊娠，クッシング症候群，膵炎，多嚢胞性卵巣症候群	ステロイドホルモン，エストロゲン，経口避妊薬，β遮断薬，サイアザイド系，コレスチラミン
	疾患または状態	薬剤
低値	**原発性** 無βリポ蛋白血症，家族性低βリポ蛋白血症	該当なし
	続発性 栄養障害，肝硬変，甲状腺機能亢進症，悪性腫瘍末期，アジソン病，吸収不良症候群	難消化性デキストリン，ヘパリン

E 電解質代謝検査

17 血清ナトリウム（Na）

■基準値　138〜145（mmol/L）

■血清ナトリウムとは

　　ナトリウム（Na）は細胞外に多く含まれる陽イオンで，血圧の調節，酸の中和，神経の情報伝達，栄養素の吸収・輸送などに関わり，生命活動の維持調節に重要な電解質の一つである．Na は細胞外液の主要浸透圧物質であり，この異常は水バランス調節系の異常といえる．水分の相対的な増加では血清 Na は高値となり，相対的な減少では血清 Na は低値となる．

■検査値異常に伴う臨床症状

　　血清 Na 濃度異常は脳神経と消化器，筋肉に影響する．

■ 表1　検査値異常に伴う臨床症状

	臨床症状	患者の訴え
高値	意識障害，筋けいれん，呼吸抑制	返事がない，手が震える
低値	食欲不振，悪心・嘔吐，意識障害，けいれん，性格変化	御飯が食べられない，吐きそう，吐いた，返事がない，怒りっぽいなど

■ 疑義照会のポイント　　血清 Na 異常は医原性であることが多い

　　血清 Na 値の異常は，急性（発症から 48 時間以内）か慢性かによって対応が大きく異なる．急性の場合で，患者に症状があれば緊急事態であり，ただちに補正が必要となる．

　　また，多くの Na 異常は医原性であることを覚えておいてほしい．3号液などの維持液に代表される低張液の輸液を漫然と継続すると低 Na 血症となる．高齢者が感染で入院した際に，飲水が十分にできないまま，利尿薬や熱で水分をロスし，十分な輸液による自由水補充がなされていないと高 Na 血症となる．

39

E 電解質代謝検査

■検査値異常からみる病態と疾患，薬剤

■ 表2　検査値異常からみる病態と疾患，薬剤

	病態	疾患	薬剤
高値	飲水が不十分，不能	感染症，意識障害	不十分な自由水輸液
	尿細管でのNa再吸収阻害	糖尿病，腎不全	高カロリー輸液，D-マンニトール，ループ利尿薬，スピロノラクトン
	抗利尿ホルモン(ADH)作用低下	中枢性尿崩症，腎性尿崩症，高Ca血症，低K血症，腎不全	リチウム，デメチルクロルテトラサイクリン，アムホテリシンB，アミノグリコシド系
	病態	疾患または状態	薬剤
低値	口渇感の異常，多飲	心因性多飲，統合失調症	過剰な低張液輸液
	Na，K欠乏	長期の下痢，嘔吐，浸透圧利尿，高血糖，アルコール多飲	D-マンニトール，利尿薬
	尿希釈能の低下	慢性心不全，肝硬変，腎不全，抗利尿ホルモン不適切分泌症候群(SIADH)，アジソン病，甲状腺機能低下症	抗てんかん薬，抗うつ薬

E 電解質代謝検査

18 血清カリウム（K）

■基準値　3.7〜4.8（mmol/L）

■血清カリウムとは

　カリウム（K）は細胞内に多く含まれる陽イオンで，神経の興奮や心筋の働きに関わり，生命活動の維持調節に重要な電解質の一つである．体内Kの約90％は尿から排泄されるため，腎機能が低下すると血清Kは高値となる．また，激しい下痢や嘔吐では吐物や便とともにKが体外に排出され，血清Kは低値となる．

■検査値異常に伴う臨床症状

　血清K濃度異常は筋肉と心臓に影響する．

■ 表1　検査値異常に伴う臨床症状

	臨床症状	患者の訴え
高値	筋脱力，心臓伝導障害（徐脈になることが多い）	力が入りにくい，階段の段差が上がれない，ふらつく
低値	筋脱力（下肢近位筋から起こることが多い），不整脈，肝性脳症の悪化	力が入りにくい，階段の段差が上がれない，ふらつく，胸がどきどきする，普段と違い，ぼーっとしている

■ 疑義照会のポイント　高齢者の高K血症には特に注意！

　血清K値の異常は，患者に症状があれば緊急事態であり，ただちに救急対応が必要である．
　普段は腎機能障害のない高齢者であっても，発熱や胃腸炎で食べられなくなったり，熱中症などで体内の水分が急激に減少したりした場合にアンジオテンシンⅡ受容体拮抗薬（ARB）やその合剤，スピロノラクトン，非ステロイド抗炎症薬（NSAIDs）などを内服していると，急性腎障害と高K血症をきたしやすい．その際は一時的に内服中止も検討すべきである．

E 電解質代謝検査

■ 検査値異常からみる病態と疾患，薬剤

■ 表2　検査値異常からみる病態と疾患，薬剤

	病態	疾患	薬剤
高値	腎臓からのK排泄低下	腎不全，Ⅳ型尿細管性アシドーシス	ACE阻害薬，ARB，スピロノラクトン，エプレレノン，シクロスポリン，タクロリムス，NSAIDs，ST合剤
	細胞内から外へのK移動	代謝性アシドーシス，インスリン不足，溶血，横紋筋融解症，高浸透圧血症（高血糖）	β遮断薬，ジゴキシン，アミノ酸製剤点滴
	K摂取量の増加	過剰摂取のみで高K血症はまれ，K排泄低下や細胞内からのK移動を伴う	生野菜や果物の過剰摂取，代用塩（Naの代わりにKを使用），ペニシリンG，保存赤血球輸血

	病態	疾患または状態	薬剤
低値	腎臓からのK排泄促進	Ⅰ・Ⅱ型尿細管性アシドーシス，バーター症候群，ギッテルマン症候群，腎動脈狭窄症，クッシング症候群，原発性アルドステロン症	利尿薬，甘草，シスプラチン，アムホテリシンB，アミノグリコシド，大量ステロイド投与
	腎臓以外（消化管，皮膚など）からのK排泄促進	下痢，嘔吐，ドレーンチューブによるドレナージ，拒食症	下剤
	細胞内へのK移動	代謝性アルカローシス，β2交感神経刺激，インスリン過剰	β2作動薬（エピネフリン，抗ヒスタミン薬，気管支拡張薬，テオフィリン，カフェイン），インスリン

E 電解質代謝検査

19 血清クロール（Cl）

■基準値 101〜108（mmol/L）

■血清クロールとは

クロール（Cl）は体液中にもっとも多く含まれ，体液の浸透圧の維持，酸塩基平衡，筋肉活動，体液分布に寄与している重要な陰イオンである．前述のナトリウム（Na）とともに細胞外液の主要な浸透圧物質であり，"queen of electrolytes"（電解質の女王）といわれている（電解質の王様は Na）．

■検査値異常に伴う臨床症状

■ 表1　検査値異常に伴う臨床症状

	臨床症状	患者の訴え
高値	意識障害	返事がない
	筋けいれん	手が震える
	悪心・嘔吐	吐きそう，吐いた
低値	無関心	興味がなくなった
	不整脈	胸がどきどきする
	昏睡	返事がない
	神経筋過敏	手足が痛い

■ 疑義照会のポイント　**血清 Cl 値異常は酸塩基平衡異常の可能性が高い**

血清 Cl 値の異常は，あまり留意されることがない．
しかし，時として緊急性を有するものもあることは覚えておいてほしい．Na と Cl が平衡して異常をきたしている場合は，前述の血清 Na の項（p.39）を参照していただきたい．平衡せずに異常をきたしている場合は，酸塩基平衡の異常の可能性が高く，ただちに血液ガス分析などで代謝性アシドーシスや代謝性アルカローシスの存在を確認すべきである．

43

E 電解質代謝検査

■検査値異常からみる病態と疾患，薬剤

■ 表2　検査値異常からみる病態と疾患，薬剤

	病態	疾患	薬剤
高値	飲水が不十分，不能	感染症，意識障害	不十分な自由水輸液
	体外へのCl喪失	下痢，熱傷，中枢性・腎性尿崩症，浸透圧利尿	高カロリー輸液，D-マンニトール，ループ利尿薬，スピロノラクトン
	尿細管での再吸収亢進	尿細管性アシドーシス，腎不全初期，低HCO_3^-血症後，原発性副甲状腺機能亢進症	アセタゾラミド，トリアムテレン，ペンタミジン，トリメトプリム
	病態	疾患	薬剤
低値	口渇感の異常，多飲	心因性多飲，統合失調症，うっ血性心不全，抗利尿ホルモン不適切分泌症候群（SIADH）	過剰な低張液輸液，抗てんかん薬，抗うつ薬
	体外へのCl喪失	バーター症候群，ギッテルマン症候群，慢性呼吸性アシドーシス，副腎皮質機能亢進症，嘔吐，先天性Cl喪失下痢	サイアザイド系利尿薬，ループ利尿薬
	相対的なNa過剰摂取		炭酸水素ナトリウム

E 電解質代謝検査

20 血清カルシウム（Ca）

■ 基準値　8.8〜10.1（mg/dL）

■ 血清カルシウムとは

　カルシウム（Ca）は骨の形成，筋肉の収縮，全身の細胞内のシグナル伝達，ホルモンの分泌などのさまざまな細胞機能を調節する物質として体内に必須である．血中では蛋白結合型，遊離型，有機複合型として存在するが，低アルブミン血症が存在する場合には以下の式で算出される補正 Ca として評価することが必要である．

補正 Ca（mg/dL）
　＝実測血清 Ca（mg/dL）＋4−血清アルブミン（g/dL）

　その調節は副甲状腺ホルモン，ビタミン D，骨，腎臓が関与する．

■ 検査値異常に伴う臨床症状

■ 表1　検査値異常に伴う臨床症状

	臨床症状	患者の訴え
高値	食欲不振，便秘，腎不全の悪化，濃縮力障害高血圧	便秘，消化性潰瘍，意識障害，倦怠感，口渇・多飲・多尿
低値	神経筋症状，徐脈，心収縮力の低下	手足が震える，認知症の進行，血圧低下

E 電解質代謝検査

■ **疑義照会のポイント**　血清 Ca 濃度と腎不全

　血清 Ca 濃度は腎不全の関連が強い．腎機能が正常であれば尿中 Ca 排泄などが正常に働き是正されることが多いが，腎機能障害が存在することにより高 Ca 血症による障害を受けやすくなる．骨粗鬆症や高血圧の高齢者では脱水や腎機能障害を伴っていることも多い．骨粗鬆症治療薬であるビタミン D 製剤やビスホスホネート製剤，利尿薬，利尿薬の合剤などが処方されている患者には腎機能，電解質が最新のものであり，正常範囲にあることを確認する必要がある．

■ **検査値異常からみる病態と疾患，薬剤**

　　血清リン（P）（p.47），副甲状腺ホルモン（PTH）（p.56）もあわせて参照されたい．

■ **表 2　検査値異常からみる病態と疾患，薬剤**

	病態	疾患または状態	薬剤
高値	副甲状腺ホルモン（PTH）の作用過剰	原発性副甲状腺機能亢進症，悪性腫瘍	PTH 製剤，リチウム，テオフィリン
	ビタミン D 作用過剰	ビタミン D 過剰，慢性肉芽腫性疾患	ビタミン D 製剤，サプリメント
	骨からの Ca 融解	悪性腫瘍骨転移，不動，甲状腺機能亢進症，ビタミン A 中毒	該当なし
	腎臓での Ca 再吸収亢進	家族性低 Ca 尿性高 Ca 血症	サイアザイド系利尿薬
	病態	疾患または状態	薬剤
低値	PTH 分泌低下，PTH 抵抗性	副甲状腺機能低下症，偽性副甲状腺機能低下症	Ca 受容体作動薬（シナカルセト），アルミニウム製剤
	ビタミン D 作用低下	ビタミン D 欠乏，クル病	フェニトイン，フェノバルビタール，リファンピシン，クエン酸
	骨への蓄積亢進	骨転移など，Hungry bone syndrome	ビスホスホネート製剤，カルシトニン製剤
	尿中排泄促進		ループ利尿薬

E 電解質代謝検査

21 血清リン（P）

■基準値　2.7〜4.6（mg/dL）

■血清リンとは

　体内のリン（P）の約85％は骨に存在し，残りの約15％が細胞膜や細胞内に存在し，細胞外液中のPはごく少量である．Pは骨の有する多様な機能に必要であることに加え，エネルギー代謝や組織への酸素供給，細胞内情報伝達系など，すべての細胞で必須な役割を果たしている．血中P濃度は腎尿細管でのP再吸収，腸管からのP吸収，血中と骨や細胞内の平衡により調整されている．

■検査値異常に伴う臨床症状

▌表1　検査値異常に伴う臨床症状

	臨床症状	患者の訴え
高値	あまりない，腎不全患者における二次性副甲状腺機能亢進症，低 Ca 血症	関節症状，テタニー，手足のけいれん，心収縮低下
低値	組織低酸素症（脳，筋肉など），クル病，骨軟化症，尿路結石	意識障害，力が入りにくい，便秘，腹部膨満

■**疑義照会のポイント**　腎不全における血清 P 値の推移

　慢性腎不全においては血清 P 値が上昇するより前から二次性副甲状腺機能亢進症の病態を呈しているといわれており，腎不全患者における血清 P 値の推移は重要である．また，あまり知られていないものの，胃薬の漫然とした投与による低 P 血症には注意が必要である．

E 電解質代謝検査

■ 検査値異常からみる病態と疾患，薬剤

　　血清カルシウム（Ca）（p.45），副甲状腺ホルモン（PTH）
（p.56）もあわせて参照されたい．

■ 表2　検査値異常からみる病態と疾患，薬剤

	病態	疾患または状態	薬剤
高値	腎臓からの排泄低下，尿細管再吸収増加	腎不全，副甲状腺機能低下症，巨人症，末端肥大症，脱水	ビスホスホネート製剤
	P摂取増加，腸管での吸収増加	ビタミンD過剰，高P食	ビタミンD製剤，サプリメント
	細胞外への移行	溶血，腫瘍崩壊，横紋筋融解症，ケトアシドーシス	該当なし
	その他，偽性高P血症	高γ-グロブリン血症，高ビリルビン血症，脂質異常症	該当なし

	病態	疾患または状態	薬剤
低値	尿細管再吸収低下	原発性副甲状腺機能亢進症，ビタミンD欠乏，クル病，ファンコーニ症候群	ステロイド，シスプラチン，シクロスポリン，制酸剤（Al，Ca含有），鉄剤など
	腸管での再吸収低下（経口摂取低下）	ビタミンD欠乏，アルコール多飲，低栄養，慢性下痢	Al・Mg含有制酸剤
	細胞内・骨への移行	インスリン作用，敗血症，Hungry bone syndrome，カテコラミン過剰	ビスホスホネート製剤，カルシトニン製剤，インスリン

E 電解質代謝検査

22 血清マグネシウム（Mg）

■**基準値** 1.8〜2.4（mg/dL）

■血清マグネシウムとは

　マグネシウム（Mg）は細胞内の陽イオンでは2番目に多い．体内総量の半分は骨に存在し，細胞外に存在するのは1％であり，血清Mg濃度だけでは体内Mg量の判断の指標には必ずしもならない点に注意する必要がある．

■検査値異常に伴う臨床症状

■ 表1　検査値異常に伴う臨床症状

	臨床症状	患者の訴え
高値	アキレス腱反射低下，意識障害，低血圧，四肢麻痺，心停止	悪心
低値	筋力低下・テタニー，不整脈，錯乱	食欲低下，倦怠感

■**疑義照会のポイント**　CKD患者や高齢者にはMg含有製剤の投与に注意

　高Mg血症は意識障害や心停止の原因となり致死的である．慢性腎臓病（CKD）患者や高齢者では一見正常にみえても腎機能は低下しているため，Mg含有制酸剤や下剤の内服によって血清Mg濃度の上昇をしやすい．また，透析患者には原則使用しないほうが望ましい．しかし，実臨床の検査で血清Mg値を測定することは少ないため，CKD患者や高齢者への処方の際には血清Mg値のfollow upが必要である．

E 電解質代謝検査

■ 検査値異常からみる病態と疾患，薬剤

■ 表2　検査値異常からみる病態と疾患，薬剤

	病態	疾患	薬剤
高値	腎臓からの排泄低下	慢性腎不全	該当なし
	腸管からの吸収増加		酸化マグネシウム，ビタミンD
	尿細管再吸収増加	遠位尿細管性アシドーシス，甲状腺機能低下症，アジソン病	該当なし
	細胞内から細胞外への移動		リチウム中毒，テオフィリン中毒

	病態	疾患または状態
低値	腎臓からの排泄亢進	アルコール多飲，高Ca血症（原発性副甲状腺亢進症），バーター・ギッテルマン症候群
	腸管からの吸収障害と喪失	下痢，小腸切除後，低栄養，アルコール症，急性膵炎，糖尿病
	尿細管再吸収障害，細胞外から細胞内への移行	アルコール症，Refeeding症候群，Hungry bone syndrome

E 電解質代謝検査

23 血清鉄（Fe）

■基準値　40.0〜188.0（μg/dL）

■血清鉄とは

　体内の総鉄（Fe）量は4〜5gとされており，そのうち半分以上はヘモグロビンとして存在し，残りの大部分は貯蔵Feとして存在する．血清中に存在するFeはトランスフェリンと結合して存在しており，この値が血清Feとして測定される．体内のFe量を理解するためには血清Feだけでなく，貯蔵Feの指標となるフェリチン，Feの輸送蛋白であるトランスフェリンの総量であるTIBC（total iron binding capacity）も参考にする必要がある．

■検査値異常に伴う臨床症状

　一般的に成人において血清Fe濃度の異常が直接症状を示すことはないが，Fe異常により引き起こされる疾患により臨床症状を呈する．血清Feの低下は女性においては鉄欠乏性貧血が一般的であり，易労感，動悸，めまいなどを訴える．また血清Feが高値でも，血液疾患が原因の場合は貧血症状を示すものもあり，注意が必要である．小児では鉄剤の誤飲によりFe中毒を生じることがあり，嘔吐や腹痛を認めるほかに，重症例では意識障害や肝不全に至ることもある．

■疑義照会のポイント　Fe過剰はフェリチンで判断

　Fe過剰は血清Feではなく，フェリチンの値で判断する必要がある．繰り返す輸血や漫然と鉄剤の経静脈投与が行われている症例では，肝臓に過剰なFeが蓄積する二次性ヘモクロマトーシスを生じることもある．静注鉄剤を長期にわたり投与している症例では，定期的にフェリチンが測定されているかチェックする必要がある．

E 電解質代謝検査

■ 表1　検査値異常に伴う臨床症状

	臨床症状	患者の訴え
高値	ヘモクロマトーシス（遺伝性，二次性）	疲れやすい，性腺機能低下
	肝障害	特になし
	再生不良性貧血，赤芽球癆，鉄芽球性貧血	疲れやすい，動悸，めまい
	急性白血病	疲れやすい，動悸，めまい，発熱，出血症状
低値	鉄欠乏性貧血	疲れやすい，動悸，めまい
	症候性貧血	（原疾患による）

■検査値異常からみる病態と疾患，薬剤

■ 表2　検査値異常からみる病態と疾患，薬剤

	病態	疾患	薬剤
高値	貯蔵 Fe の増加	ヘモクロマトーシス（遺伝性，二次性），肝障害	鉄剤
	造血不良	再生不良性貧血，赤芽球癆，鉄芽球性貧血，急性白血病	メトトレキサート，イソニアジド，フェニトイン，アザチオプリン

	病態	疾患	原因
低値	Fe 欠乏による血球産生低下	鉄欠乏性貧血	出血，摂取不足，吸収障害，妊娠
			血清 Fe
			↓↓
			フェリチン
			↓↓
			TIBC
			↑
	Fe 利用障害による血球産生低下	症候性貧血	慢性感染，慢性炎症，悪性腫瘍
			血清 Fe
			↓～↓↓
			フェリチン
			→～↑
			TIBC
			↓

F 骨代謝関連検査

24 カルシトニン，プロカルシトニン

■基準値
カルシトニン：
男性(30〜50歳)；30.9〜120.1(pg/mL)
女性；　　　　　17.1〜58.7（pg/mL)
性差があり，年齢によって変動し，施設間でも異なる．
プロカルシトニン：0.1未満（ng/mL)
細菌性敗血症の診断のカットオフ値は0.50（ng/mL)，敗血症の重症度判定のカットオフ値は2.00（ng/mL)とされる．

■カルシトニン，プロカルシトニンとは

　カルシトニンは，アミノ酸32個のペプチドホルモンで，甲状腺C細胞で合成，分泌される．血中カルシウム（Ca）濃度の上昇により分泌が刺激され，破骨細胞に作用し，骨吸収を抑制し，また腎臓に作用し，尿へのCa排泄を促し，血中Caを低下する作用を有している．臨床的には甲状腺髄様がんの腫瘍マーカーとして使用される．エストロゲン欠乏により分泌が抑制されると考えられているが，詳細は不明であり，薬剤との関係も明らかでない．

　プロカルシトニンとは，カルシトニンの前駆物質であるが，細菌感染により甲状腺C細胞以外の全身で産生され，細菌感染症の特異的な指標とされ，重症度も反映する．しかし，細菌感染以外でも上昇する場合があり，値の解釈には注意が必要である．

F 骨代謝関連検査

■ 検査値異常に伴う臨床症状

■ 表1　カルシトニン検査値異常に伴う臨床症状

	臨床症状	患者の訴え
高値	甲状腺結節（髄様がん），脱水（高 Ca 血症），抑うつ（高 Ca 血症），意識障害（高 Ca 血症）	首に結節を触知，首が腫れる，多尿，口渇，多飲，元気がない，倦怠感，ぼんやりする
低値	テタニー（低 Ca 血症），クボステック徴候，トルソー徴候，筋肉痛（低 Ca 血症），感覚障害（低 Ca 血症），抑うつ（低 Ca 血症）	筋肉のけいれん，全身けいれん，下肢の痛み，しびれ感，元気がない，倦怠感

■ 表2　プロカルシトニン検査値異常に伴う臨床症状

	臨床症状	患者の訴え
高値	発熱，頻脈，頻呼吸，意識障害	熱感，動悸，呼吸が荒い，ぼんやりする
低値	病的意義に乏しい	

■ 疑義照会のポイント　カルシトニンと Ca 濃度

　カルシトニンは，甲状腺髄様がんにおいて感度，特異度が高いため，診断や再発の有無の検索目的で使用される．血中 Ca 濃度によって値が変動するため，Ca 代謝に影響する薬剤に注意する．プロカルシトニンは，高値の場合に抗菌薬を使用する可能性が高いので，薬剤アレルギー歴や，腎機能，肝機能，使用される抗菌薬と他の薬剤との相互作用を検討する必要がある．

24 カルシトニン，プロカルシトニン

■検査値異常からみる病態と疾患，薬剤

■ 表3　カルシトニン検査値異常からみる病態と疾患，薬剤

	病態	疾患または状態	薬剤
高値	腫瘍からの産生	甲状腺髄様がん，肺がん（oat cell），カルチノイド	該当なし
高値	腎機能低下（C細胞の過形成？）	慢性腎不全	該当なし
高値	高Ca血症をきたす疾患	副甲状腺機能亢進症，Ca，ビタミンD過剰，悪性腫瘍（骨転移，PTHrP産生腫瘍），サルコイドーシス，結核性肉芽腫，甲状腺機能亢進症，アジソン病，褐色細胞腫，長期臥床	活性型ビタミンD製剤，Ca製剤

	病態	疾患または状態	薬剤
低値	低Ca血症をきたす疾患	副甲状腺機能低下症，甲状腺全摘後，放射線療法後，偽性副甲状腺機能低下症，摂取不足，吸収不良症候群，胃の全摘術後，膵炎，低Mg血症	リファンピシン，抗けいれん薬（フェニトイン，フェノバルビタール），ビスホスホネート，カルシトニン，クロロキン，コルチコステロイド，ループ系，サイアザイド系利尿薬，アミノグリコシド系抗菌薬，シクロスポリン，アムホテリシンB，シスプラチン，プロトンポンプ阻害薬，アルコール依存
低値	エストロゲン欠乏	卵巣機能低下（閉経），両側卵巣摘出後	該当なし

■ 表4　プロカルシトニン検査値異常からみる病態と疾患，薬剤

	病態	疾患または状態	薬剤
高値	甲状腺外での産生増加	細菌感染，重症外傷，手術後，急性呼吸窮迫症候群（ARDS），全身性真菌感染，重度熱傷，熱中症，成人型スティル病，ホルモン産生腫瘍，サイトカインストーム状態，化学性肺炎，急性熱帯熱マラリア	該当なし
低値	病的意義に乏しい		

F 骨代謝関連検査

25 副甲状腺ホルモン（PTH）

■**基準値**　intact PTH：10〜65（pg/mL）
　　　　　whole PTH：9.0〜39.0（pg/mL）

■副甲状腺ホルモンとは

　　副甲状腺ホルモン（PTH）は，84個のアミノ酸から形成されるペプチドホルモンで副甲状腺から分泌され，血中のカルシウム（Ca）濃度を調節している．作用としては，骨芽細胞に作用し，シグナルを破骨細胞に伝達し骨からのCaの流出を調節する．腎臓では近位尿細管でビタミンDを活性化する酵素を誘導し，遠位尿細管に対しては受容体を介して直接Caの再吸収を調節する．PTHの分泌は，血中Ca濃度の上昇により抑制され，低下により促進される．

　　PTHの測定としては，intact PTHとwhole PTHが可能である．当初開発されたintact PTHが，PTHの生物活性を有する全長（1-84PTH）とN末端の欠けたフラグメント（7-84PTH）を測定していることと，腎機能低下により7-84PTHが増加し，1-84PTH濃度を正確に反映していないことが明らかになった．そのため，1-84PTHをほぼ100％反映する測定法が開発され，これをwhole PTH測定法と称し，腎不全でも正確に1-84PTHの測定が可能となった．

■検査値異常に伴う臨床症状

　　PTHは血中のCa，リン（P）と同時に測定し，PTHが高値の場合，過剰産生か，二次的な上昇かを判断し，PTHが低値の場合，産生低下か，二次的な低下かを鑑別する必要がある．高Ca血症の場合，多くは無症状であるが，血中Caが13mg/dLを超えている場合に，食欲不振，悪心，嘔吐などの消化器症状，抑うつ，せん妄などの精神症状，尿の濃縮力低下に伴う多尿，口渇，脱水の症状が認められ

る．さらに 14 mg/dL 以上では，急性腎不全，意識障害，不整脈などで生命に危険が及ぶ可能性がある．

一方，低 Ca 血症では，抑うつ，しびれ，テタニー，筋肉痛が認められ，全身性けいれん発作を伴う場合もある．

■ 表1　検査値異常に伴う臨床症状

	臨床症状	患者の訴え
高値	食欲不振，脱水，抑うつ，意識障害	むかむかする，多尿，口渇，多飲，元気がない，倦怠感，ぼんやりする
低値	テタニー，感覚障害（しびれ），筋肉痛，抑うつ，全身性けいれん発作	筋肉のけいれん，全身けいれん，下肢の痛み，しびれ感，元気がない，倦怠感

■ 疑義照会のポイント　PTH は Ca とともに判断

PTH の値は血中 Ca の値とともに判断する必要がある．薬剤との関係においては，血中 Ca 値を念頭に置き，Ca 代謝に影響を及ぼす薬剤に注意する．

F 骨代謝関連検査

■ 検査値異常からみる病態と疾患，薬剤

■ 表2 検査値異常からみる病態と疾患，薬剤

	病態	疾患または状態	薬剤
高値	PTHの過剰産生（高Ca血症）	副甲状腺機能亢進症（腺腫，がん），異所性PTH産生腫瘍（まれ）	該当なし
	ビタミンDの活性化障害（低Ca血症）	慢性腎不全	活性型ビタミンD製剤もしくはCa製剤の投与不足
	Ca，ビタミンDの摂取不足，薬剤による低Ca血症（低Ca血症）	摂取不足，吸収不良症候群，膵炎，胃全摘術後	リファンピシン，抗けいれん薬（フェニトイン，フェノバルビタール），ビスホスホネート，カルシトニン，クロロキン，コルチコステロイド，ループ系利尿薬
	PTHに対する不応状態，Ca感知受容体障害	偽性副甲状腺機能低下症，家族性低Ca尿症高Ca血症	活性型ビタミンD製剤もしくはCa製剤の投与不足
	病態	疾患または状態	薬剤
低値	副甲状腺の機能低下（低Ca血症）	特発性副甲状腺機能低下症，頸部手術，放射線照射，がんの浸潤，肉芽腫性疾患，ヘモクロマトーシス	該当なし
	Caを上昇させる他の疾患の存在（高Ca血症）	悪性腫瘍（骨転移，PTHrP産生腫瘍），サルコイドーシス，結核性肉芽腫，甲状腺機能亢進症，アジソン病，褐色細胞腫，長期臥床	該当なし
	Ca，ビタミンDの過剰摂取，吸収の亢進（高Ca血症）	ビタミンD中毒，Caの過剰摂取，ミルクアルカリ症候群	サイアザイド系利尿薬，ビタミンD，ビタミンA，Ca製剤，テオフィリン，リチウム
	PTHの抑制（低Ca血症）	低Mg血症	アルコール依存，ループ・サイアザイド系利尿薬，アミノグリコシド系薬，シクロスポリン，アムホテリシンB，シスプラチン，プロトンポンプ阻害薬，タクロリムス，ペンタミジン，セツキシマブ，ホスカルネット，インターロイキン-2

血清カルシウム（Ca）（p.45），血清リン（P）（p.47），血清マグネシウム（Mg）（p.49）もあわせて参照されたい．

G 肝機能検査

26 アスパラギン酸アミノトランスフェラーゼ（AST）

■基準値 13〜30（U/L）

■アスパラギン酸アミノトランスフェラーゼとは

　　アスパラギン酸アミノトランスフェラーゼ（AST）はアミノ酸代謝に必要な酵素であり，肝細胞をはじめとして，赤血球，心筋，骨格筋，腎臓に含まれる．そのため，これらの臓器障害により上昇する．特に肝疾患での上昇が知られており，日常的に用いられる．ただし，心筋梗塞や赤血球の溶血でも上昇するため，疾患特異性は低い．ALTと同時に測定されることが一般的であるが，ASTはALTに比べ肝疾患に対する特異性が低いという違いがある．

■検査値異常に伴う臨床症状

　　ASTの上昇に伴って直接生じる症状はないが，原因となる疾患によって種々の症状を生じる．また肝疾患においてASTの値と病態や症状が相関しないこともあり，数値だけで状態を判断することはできないため，注意が必要である．

■検査値異常からみる病態と疾患，薬剤

　　ASTの上昇する疾患の多くは肝疾患である．肝疾患についてはALTの項（p.60）で記す．肝疾患以外でASTの上昇をきたす疾患を以下の表にまとめる．

■ 表1　肝疾患以外でASTの上昇をきたす疾患

疾患	他に上昇する検査項目
心筋梗塞	CK，LDH
筋ジストロフィー	CK
溶血	LDH，カリウム

G 肝機能検査

27 アラニンアミノトランスフェラーゼ（ALT）

■基準値　男性：10〜42（U/L）
　　　　　女性：7〜23（U/L）

■アラニンアミノトランスフェラーゼとは

　アラニンアミノトランスフェラーゼ（ALT）は AST と同様にアミノ酸代謝に必要な酵素である．ただし AST と異なり，体内分布は肝臓に多くを占め，一部が腎臓に含まれる．このため ALT は肝疾患における特異性が高い．実際に AST が上昇する心筋梗塞や溶血では一般的に ALT は上昇しない．また，肝臓においても肝疾患やその病態によって AST，ALT それぞれの上昇のパターンが異なる．このため AST/ALT 比が病態の判断に役立つことがある．

■検査値異常に伴う臨床症状

　AST と同様に ALT の上昇に伴って直接生じる症状はない．また ALT の値が病態を反映するわけではないため，注意が必要である．

■検査値異常からみる病態と疾患，薬剤

　ALT が上昇するのは主に肝疾患であり，AST の上昇パターンとあわせて表1に示す．また，薬物療法の副作用として発現する薬剤性肝障害の多い薬剤について表2に示す．

27 アラニンアミノトランスフェラーゼ（ALT）

■ 表1　ASTの上昇パターン

	疾患	AST/ALT
AST, ALTが正常の5倍以上に上昇しうる疾患	劇症肝炎	>0.7
	アルコール性肝炎	>0.7
	急性ウイルス性肝炎	<0.7
	慢性活動性肝炎	<0.7
AST, ALTが正常の5倍以内にとどまる疾患	肝硬変	>0.7
	肝細胞がん	>0.7
	慢性非活動性肝炎	<0.7
	胆汁うっ滞	<0.7

■ 表2　薬剤性肝障害の頻度が高い薬剤

消化器用薬	ファモチジン
甲状腺薬	チアマゾール
	プロピルチオウラシル
抗菌薬	ピペラシリン
	セフォチアム
抗結核薬	イソニアジド
	リファンピシン
抗がん薬	エトポシド
	メトトレキサート

■ 疑義照会のポイント　薬剤性肝障害の原因は健康食品？サプリメント？

　多くの薬物が肝臓で代謝されることからもわかるように，薬剤性肝障害は頻度の高い疾患である．多くの症例は薬物の中止により速やかに改善するが，なかには遷延し，重症化することで劇症肝炎や肝不全に至ることもある．服用期間や投与量が薬剤性肝障害の発症と関連しないこともあり，発見が遅れる症例もあり注意が必要である．原因としては処方される薬剤のみではなく，健康食品やサプリメントによる肝障害も報告されている．また，海外から個人輸入された薬剤や違法薬物による肝障害もまれではあるが経験することもある．このため薬剤性肝障害を疑った際には処方薬だけではなく，健康食品なども含めて詳細な服薬歴の聴取が必要となる．

G 肝機能検査

28 乳酸デヒドロゲナーゼ（LDH）

■**基準値** 124〜222（U/L）

■乳酸デヒドロゲナーゼとは

乳酸デヒドロゲナーゼ（LDH）はほとんどの組織や臓器に分布しており，種々の疾患で上昇する血清酵素である．健常者のLDHは主に赤血球に由来しているが，心筋，骨格筋，腎臓，肝臓などに分布していることから，これらの臓器の傷害により上昇し，血液腫瘍をはじめとした悪性腫瘍でも上昇する．アイソザイムを測定することで由来となる臓器を特定することが可能となるが，LDH単独では臓器特異性が低い．また，溶血にて容易に高値を示す．

■検査値異常に伴う臨床症状

LDHの異常に伴って直接生じる症状はないが，原因となる疾患によって種々の症状を生じる．

■検査値異常からみる病態と疾患，薬剤

ステロイドは筋肉の異化を亢進するため，LDHの上昇をきたす．また，薬剤の筋肉注射を行った場合にもLDHの上昇を生じることがある．免疫抑制薬や一部の抗がん薬はLDHの低下をきたす．疾患との関連は表1にまとめる．

■ **表1 検査値異常からみる病態と疾患，薬剤**

疾患	他に上昇する検査項目	有意となるアイソザイム
心筋梗塞	CK，AST	LDH1，LDH2
肝障害	AST，ALT	LDH5，LDH4
溶血（溶血性貧血，機械的溶血）/悪性貧血	AST，カリウム	LDH1，LDH2
白血病，悪性リンパ腫	可溶性IL-2レセプター	LDH2，LDH3
筋ジストロフィー	CK	LDH2，LDH3

28 乳酸デヒドロゲナーゼ（LDH）

■ 疑義照会のポイント	他の検査値とあわせて疾患の特定につながる検査値 ① LDH

LDHはさまざまな疾患で上昇するため，他の検査値とあわせて検討する必要がある．たとえば心筋梗塞や筋障害ではCK，溶血ではAST，ビリルビン，カリウム，肝疾患ではAST，ALTがともに上昇する．悪性リンパ腫の場合は一般的な血液検査項目ではLDHのみが上昇することもあるが，LDHだけでは疾患の特定はできないことが通常である．

G 肝機能検査

29 アルカリホスファターゼ（ALP）

■基準値　　106〜322（U/L）

■アルカリホスファターゼとは

アルカリホスファターゼ（ALP）はほとんどすべての臓器組織に広く分布しているが，その中でも肝臓，骨，胎盤，小腸粘膜上皮などに多く含まれている．そのため，ALP上昇のみでは臓器の特定が困難なことも多いことから，ALPアイソザイムを測定することで，障害されている臓器を評価することがある．電気泳動性の違いから，ALPはALP 1〜5の5種類のアイソザイムに分けられ，ALP 1，ALP 2は肝臓由来，ALP 3は骨由来，ALP 4は胎盤由来，ALP 5は小腸粘膜由来である．

上記臓器に関連した疾患によりALP値は高値となるが，必ずしも病的でないこともある．病的でない上昇の原因としては，発育期の小児（骨形成によるALP 3の上昇）や妊婦（胎盤由来のALP 4上昇），脂肪食後（O型・B型血液型での分泌型ALP 5による）がある．また，ALP値欠損ないし極端な低値は家族性低ホスファターゼ血症（有病率は10万人に1人程度）でみられるが，原因はALP 2とALP 3の産生低下によるものである．

■検査値異常に伴う臨床症状

■表1　検査値異常に伴う臨床症状

	臨床症状	患者の訴え
高値	閉塞性黄疸，胆汁うっ滞	眼球結膜や皮膚が黄色い，全身がかゆい，体がだるい
	骨折，がんの骨転移	背骨など，骨が痛む，ちょっとした刺激で骨折した
	婦人科系疾患	下腹部に圧迫感がある
低値	病的骨折	骨が痛む，ちょっとした刺激で骨折した

64

29 アルカリホスファターゼ（ALP）

■ 疑義照会のポイント	他の検査値とあわせて疾患の特定につながる検査値 ② ALP

ALP は幅広い臓器疾患が原因で上昇するため，ALP 値のみでは判断が難しいかもしれないが，他の検査項目も参照するとよい．

肝臓由来の場合は，γ-GTP（p.68 参照）が同時に上昇していることがほとんどであり，AST（p.59 参照）や ALT（p.60 参照）の上昇を伴うことが多い．肝予備能が低下した状態が疑われるときは，肝代謝性薬剤の減量を考慮すべきである．また，骨由来の場合は，腫瘍の骨転移による溶骨作用から高カルシウム（Ca）血症を伴っている場合もあり，その場合はビタミン D 製剤や Ca 製剤などの減量や中止を検討すべきである．

■検査値異常からみる病態と疾患，薬剤

■ 表2　検査値異常からみる病態と疾患，薬剤

	病態	疾患または状態	薬剤
高値	肝内占拠性病変，肝外胆道閉塞，肝内胆汁うっ滞	急性肝炎，慢性肝炎，肝硬変，肝膿瘍，薬剤性肝障害，閉塞性黄疸（胆管結石，胆管がん，膵頭部がんなど），肝細胞がん，胆管細胞がん，転移性肝がん	肝代謝性薬剤，胆汁うっ滞型肝障害を起こしやすい薬剤（チクロピジン，エリスロマイシン，プロピルチオウラシル，メチルテストステロン，シクロスポリンなど）
	骨芽細胞増殖性疾患	骨肉腫，転移性骨腫瘍，副甲状腺機能亢進症，骨軟化症，骨折	Ca 製剤，ビタミン D 製剤
	婦人科系疾患	妊娠，卵巣がん	該当なし
	病態	疾患	薬剤
低値	ALP 欠損または活性低下による骨密度低下や高 Ca 血症	家族性低ホスファターゼ血症	該当なし

G 肝機能検査

30 ロイシンアミノペプチダーゼ (LAP)

■基準値 30〜70（U/L）

■ロイシンアミノペプチダーゼとは

　ロイシンアミノペプチダーゼ（LAP）は，蛋白分解酵素の一種である．肝臓，腎臓，膵臓，腸管，子宮，精巣，脳など，さまざまな臓器に存在しているが，その中でも特に肝臓から分泌される胆汁に多く含まれる．そのため，胆道が閉塞して胆汁うっ滞が起こると血液中に LAP が増加し高値となる．

■検査値異常に伴う臨床症状

■ 表1　検査値異常に伴う臨床症状

	臨床症状	患者の訴え
高値	閉塞性黄疸	眼球結膜や皮膚が黄色い，全身がかゆい，体がだるい
	右季肋部痛	右脇腹が痛い
	心窩部痛	みぞおちが痛い
低値	病的意義に乏しい	

■疑義照会のポイント　肝胆道系の障害では LAP が上昇

　日常診療では LAP 上昇の原因はほとんどが肝胆道系の障害によるものである．

　他の肝胆道系酵素（AST，ALT，ALP など）や総ビリルビン値の上昇，肝予備能を反映するプロトロンビン時間（p.19 参照）の低下を伴っている場合は，閉塞性黄疸や肝予備能の低下により肝代謝性薬剤の薬物血中濃度が上昇する可能性が高いため，減量や中止を検討すべきである．

30 ロイシンアミノペプチダーゼ（LAP）

■検査値異常からみる病態と疾患，薬剤

■ 表2　検査値異常からみる病態と疾患，薬剤

	疾患または状態	薬剤
高値	肝胆道系の障害	肝代謝性薬剤
	急性肝炎，慢性肝炎，薬剤性肝障害，胆嚢結石，急性胆嚢炎，閉塞性黄疸，肝がん，胆道がん，膵がん（胆道閉塞）	
	胎盤由来 LAP の増加	該当なし
	子宮がん，卵巣がん，妊娠	
低値	病的意義に乏しい	

G 肝機能検査

31 γ-グルタミルトランスペプチダーゼ（γ-GTP, γ-GT）

■基準値　男性：13〜64（U/L）
　　　　　女性：9〜32（U/L）

■ γ-グルタミルトランスペプチダーゼとは

　　生体内のγ-グルタミルペプチドのγ-グルタミル基を他のペプチド，あるいはアミノ酸に転移する酵素である．γ-グルタミルトランスペプチダーゼ（γ-GTP）は腎臓の近位尿細管，膵，肝臓に豊富に存在するが，血中γ-GTP濃度の増減に影響するのはほとんどが肝胆道系由来である．これは，肝胆道系疾患では血中にγ-GTPが遊離するのに対し，腎臓近位尿細管障害では尿中にγ-GTPが排出されるためである．

　　胆汁うっ滞がある場合には血液に逆流して血中γ-GTP濃度が上昇するほか，アルコールや他の薬剤によってγ-GTPが誘導されることにより血中γ-GTP濃度が上昇する．

■ 検査値異常に伴う臨床症状

▎表1　検査値異常に伴う臨床症状

	臨床症状	患者の訴え
高値	閉塞性黄疸，胆汁うっ滞，全身倦怠感	眼球結膜や皮膚が黄色い，全身がかゆい，体がだるい
低値	病的意義に乏しい	

■ 疑義照会のポイント

γ-GTPは他の肝胆道系酵素の動きにも注意

　他の肝胆道系酵素（AST，ALT，ALP，LAPなど）や総ビリルビン値の上昇，肝予備能を反映するプロトロンビン時間（p.19参照）の低下を伴っている場合は，閉塞性黄疸や肝予備能の低下により肝代謝性薬剤の薬物血中濃度が上昇する可能性が高いため，減量や中止を検討すべきである．

γ-グルタミルトランスペプチダーゼ（γ-GTP, γ-GT）

■検査値異常からみる病態と疾患，薬剤

■ 表2　検査値異常からみる病態と疾患，薬剤

	病態	疾患	薬剤
高値	肝内占拠性病変，肝外胆道閉塞，肝内胆汁うっ滞	肝内胆汁うっ滞（薬剤，ウイルス性肝炎），肝外胆汁うっ滞（閉塞性黄疸），肝細胞がん，胆管細胞がん，転移性肝がん，原発性胆汁性胆管炎，慢性肝炎，肝硬変	肝代謝性薬剤，胆汁うっ滞型肝障害を起こしやすい薬剤（チクロピジン，エリスロマイシン，プロピルチオウラシル，メチルテストステロン，シクロスポリンなど）
	γ-GTP の誘導	アルコール性肝障害，脂肪肝，非アルコール性脂肪性肝炎（NASH）	抗てんかん薬，向精神薬，副腎皮質ステロイド
低値	病的意義に乏しい		

G 肝機能検査

32 コリンエステラーゼ（Ch-E）

■基準値　男性：240～486（U/L）
　　　　　女性：201～421（U/L）

■コリンエステラーゼとは

　コリンエステラーゼ（Ch-E）はコリンエステルをコリンと有機酸に加水分解する酵素であり，肝臓や血液中に存在する．

　Ch-E は，肝臓で産生され，アセチルコリンのほかに種々のコリンエステルおよび非コリンエステルを加水分解する「偽性 Ch-E」と，神経・筋肉・赤血球に存在してアセチルコリンを特異的に加水分解する「真性 Ch-E」が存在する．

　肝機能検査として測定されるのは偽性 Ch-E であるため，血清 Ch-E の活性低下は肝臓の機能障害を反映する．肝疾患以外には感染症，全身状態の悪化，外科的手術の侵襲でも低下し，特に農薬・殺虫剤による中毒（有機リン系，カーバメート系）では著しい Ch-E の低下を認める．Ch-E は分子量が大きく尿中へ漏出しにくいため，肝臓での蛋白合成が増加するネフローゼ症候群や脂肪肝では上昇が認められる．

■検査値異常に伴う臨床症状

■ 表1　検査値異常に伴う臨床症状

	臨床症状	患者の訴え
高値	ネフローゼ症候群，下肢浮腫，腹水，胸水，腎機能障害	顔がむくむ（腎性浮腫），足がむくむ（下肢浮腫），お腹が張る（腹水），息苦しい（胸水）
	甲状腺機能亢進状態	汗をよくかく，体重が減った，手が震える，動悸がする
低値	肝障害（急性・慢性），肝性浮腫，肝性胸水，肝性腹水，肝性脳症	体がだるい，足がむくむ（肝性浮腫），お腹が張る（肝性腹水），息苦しい（肝性胸水），ぼーっとしている（肝性脳症）
	悪液質，消耗性疾患，悪性腫瘍，膠原病などの慢性炎症性疾患	体がだるい，体重が極端に減った，食欲がない
	蛋白異化亢進状態，感染症，手術侵襲，農薬・殺虫剤中毒（有機リン系，カーバメート系，オキソジアゾール系）	手術後，発熱が続く，各種感染症の症状，副交感神経亢進症状：目がかすむ（縮瞳），手足に力が入らない（脱力），手足の筋肉がつっぱって痛い（筋線維性攣縮），下痢，涙が出る，よだれが出る（外分泌腺分泌亢進），ふらつく（血圧低下），失禁，けいれん

■ 疑義照会のポイント　肝予備能を評価する Ch-E

　日常診療において Ch-E は肝臓の予備力を評価するために用いられることが多く，急性肝炎・慢性肝炎いずれにおいても，疾患の重症度と Ch-E の低下度はほぼ一致する．肝臓病が基礎疾患にあり，Ch-E が極端な低下を認める場合は，肝予備能の低下が疑われるので，Child-Pugh 分類（アルブミン値，総ビリルビン値，プロトロンビン活性，腹水の状態，肝性脳症の状態）を評価し，肝予備能の低下がある場合は，肝代謝性薬剤などの減量・中止を検討すべきである．

　日常診療で遭遇することはほとんどないと思われるが，農薬・殺虫剤中毒は緊急で対処すべき状態であるため，著明な Ch-E 低下と副交感神経亢進症状があり，直近の農薬や殺虫剤の使用歴がある場合は，医療機関への連絡が必要である．

G 肝機能検査

■検査値異常からみる病態と疾患, 薬剤

■ 表2 検査値異常からみる病態と疾患, 薬剤

	病態	疾患	薬剤
高値	Ch-Eの産生増加	ネフローゼ症候群, 脂肪肝, 脂肪肝炎の初期 (アルコール性, 非アルコール性, 薬剤性), 甲状腺機能亢進症 (バセドウ病)	脂肪肝炎を誘導しうる薬剤 〔副腎皮質ステロイド, テトラサイクリン系薬, 抗エストロゲン薬 (タモキシフェンなど), 抗不整脈薬 (アミオダロンなど), メトトレキサートなど〕
低値	Ch-Eの産生低下	急性肝炎, 慢性肝炎, 肝硬変, 肝不全	肝代謝性薬剤
	Ch-Eの活性阻害	農薬・殺虫剤中毒 (有機リン系, カーバメート系, オキシジアゾール系)	該当なし

G 肝機能検査

33 総ビリルビン（T-Bil）

■**基準値** 0.4~1.5（mg/dL）

■総ビリルビンとは

　ビリルビンとは赤血球が破壊され生成される黄色の色素である．血液中からアルブミンと結合して肝臓に輸送される．肝臓で処理される前を間接ビリルビンと呼び，肝細胞の小胞体でグルクロン酸抱合を受けた後を直接ビリルビンと呼ぶ．間接ビリルビンと直接ビリルビンをあわせて総ビリルビン（T-Bil）と呼ぶ．直接ビリルビンは胆汁中に分泌され，消化管に入り腸内細菌に還元されることでウロビリノーゲンに変換される．これらの過程のいずれかで異常をきたすとビリルビンの上昇が認められる．

■検査値異常に伴う臨床症状

　T-Bil濃度が上昇すると眼球結膜や皮膚に黄疸が出現する．

■ 表1　検査値異常に伴う臨床症状

	臨床症状	患者の訴え
高値	黄疸	顔が黄色い，白目が黄色い，尿が濃い
低値	病的意義に乏しい	

G 肝機能検査

■**疑義照会のポイント** 黄疸出現時には薬剤に注意を

　急な黄疸の出現時には，薬物が原因となることがある．黄疸の出現時と薬物の内服開始のタイミングで因果関係が疑われる場合は，内服の中止を検討すべきことがある．
　また肝硬変では薬物代謝が低下していることがあり，特に黄疸が出現している場合は肝機能が低下している．肝代謝の薬物の内服をする場合には注意が必要である．

■**検査値異常からみる病態と疾患，薬剤**

▋表2　検査値異常からみる病態と疾患，薬剤

間接ビリルビンの増加	病態	疾患	薬剤
	ヘモグロビンからのビリルビン生成の増加	溶血	ペニシリン，セファロスポリン系，メチルドパ，抗ウイルス薬（リバビリンなど）
	グルクロン酸抱合の低下	体質性黄疸（ジルベール症候群），劇症肝炎	該当なし
直接ビリルビンの増加	病態	疾患または状態	薬剤
	肝細胞から胆汁中への排出の低下	急性肝炎，慢性肝炎，肝硬変，原発性胆汁性胆管炎，妊娠，敗血症，性ホルモン，長期の非経口栄養摂取	抗菌薬，抗真菌薬，経口避妊薬，抗甲状腺薬
	胆管の閉塞による腸管への排出の低下	総胆管結石，原発性硬化性胆管炎，胆管がん，膵がん，乳頭部がん	セフトリアキソンによる胆泥
低下	病的意義に乏しい		

74

H 腎機能検査

34 血清クレアチニン（Cre, Cr）

■基準値　男性：0.65〜1.07（mg/dL）
　　　　　女性：0.46〜0.79（mg/dL）

■血清クレアチニンとは

　　クレアチニン（Cre）は筋肉内でクレアチンを材料にクレアチンキナーゼ（CK）によって産生される．筋肉の多い男性では Cre 産生量も多くなり比較的高値となり，筋肉の少ない女性では比較的低値となる．Cre は腎臓から排泄され，腎機能障害で高値となる．血清 Cre 値は腎機能の指標となるが，実際の糸球体濾過量（GFR）とは直線的な比例関係になく，性別・年齢の影響も大きい．このため，腎機能評価には推算 GFR（年齢，性別，Cre 値より算出）を用いるべきである．

■クレアチニンクリアランス（Ccr）とは

　　GFR の正確な測定方法はイヌリンクリアランスである．しかし，検査方法が煩雑であり実際の診療で測定される機会は少ない．クレアチニンクリアランス（Ccr）は正確な GFR を必要としない場合に代用される．

Ccr（mL/分）
　＝尿中 Cre（mg/dL）×尿量（mL/日）/
　　〔血清 Cre（mg/dL）×1440（分）〕

　　Ccr 測定では，糸球体から自由に濾過された Cre に加え，尿細管から分泌された Cre も含まれるため，実際の GFR よりも約 30％高い値となる．Ccr から GFR を推算できる．

推算 GFR（mL/分）
　＝Ccr（mL/分）×0.715

H 腎機能検査

■日本人 GFR 推算式（eGFR 式）とは

血清 Cre，年齢，性別から 18 歳以上の推算 GFR（eGFR）を計算できる．

eGFR（mL/分/1.73 m^2）
=194×血清 Cre（mg/dL）$^{-1.094}$×年齢$^{-0.287}$
（女性は×0.739）

eGFR の正確度は，真の GFR±30％の範囲に 70％の症例が入る程度である．

eGFR は標準的な体型の体表面積で補正された値（mL/分/1.73 m^2）である．薬物投与量の設定では，体表面積で補正しない個々の患者の GFR（mL/分）を用いる必要がある．体格の小さな患者で eGFR をそのまま用いると，実際の腎機能を過大評価し，過剰投与の危険性があるため，以下の式で体表面積補正しない eGFR を計算し使用する．

体表面積補正しない eGFR（mL/分）
=eGFR（mL/分/1.73 m^2）×BSA/1.73
BSA（体表面積 m^2）
=（体重 kg）$^{0.425}$×（身長 cm）$^{0.725}$×0.007184

急性腎障害など血清 Cre 値が安定しない場合や，18 歳未満の小児，長期臥床などで筋肉量が著しく減少した患者では eGFR は不正確となるため使用すべきではない．

■ 表1　体表面積補正した eGFR と体表面積補正しない eGFR

	計算方法	どんなときに使用するか
体表面積補正した eGFR	日本人 GFR 推算式（計算結果はすでに補正された値である）	体格の異なる個人や集団を比較する際に使用．慢性腎臓症（CKD）重症度分類の評価も補正された eGFR を使用する．
体表面積補正しない eGFR	日本人 GFR 推算式×BSA/1.73	個人の薬物投与設計時に使用する

■Cockcroft-Gault 式とは

血清 Cre 値から Ccr を推定する方法である.

推定 Ccr（mL/分）
＝〔(140－年齢)〕×体重（kg）/〔72×血清 Cre（mg/dL）〕
（女性は×0.85）

Cockcroft-Gault 式では体表面積補正されない推定 Ccr が得られる．蓄尿して得られる Ccr と同様，推算 Ccr は GFR より高値となる．肥満度は反映されないため，肥満患者では実際より高い値となる．逆に極端なやせや高齢者では低めの値となる.

■検査値異常に伴う臨床症状

▍ 表2　検査値異常に伴う臨床症状

	臨床症状	患者の訴え
高値	腎不全に伴う尿毒症，横紋筋障害に伴う筋肉痛，筋力低下	食欲不振，悪心，倦怠感，筋肉痛，歩行障害
低値	極端な筋肉量の低下による筋力低下，極端なやせ，糖尿病性腎症初期	不動や長期臥床（動けない場合が多い），口渇，多尿

■ 疑義照会のポイント　血清 Cre 値の急な上昇の原因は薬剤？

多くの薬剤では腎機能低下に応じた用量や投与間隔の調整が必要である．血清 Cre 値の上昇は腎機能障害を示唆しており，投薬が適正かどうかを見直すきっかけとなる.

急激な上昇は腎機能障害が進行している可能性が高く，その原因が薬剤に関連していないか確認したい．特に高齢者では，夏の暑さや胃腸炎などで容易に脱水傾向となり，普段どおり服用していたアンジオテンシン変換酵素（ACE）阻害薬やアンジオテンシンⅡ受容体拮抗薬（ARB），非ステロイド抗炎症薬（NSAIDs）が腎障害をさらに悪化させることがある．その際は一時的に内服中止などの対応が必要である.

H 腎機能検査

■検査値異常からみる病態と疾患，薬剤

■ 表3　検査値異常からみる病態と疾患，薬剤

	病態	疾患または状態	薬剤
高値	糸球体濾過量の低下	腎不全，脱水，血圧低下，尿路結石，神経因性膀胱	ACE阻害薬，ARB，スピロノラクトン，エプレレノン，シクロスポリン，タクロリムス，NSAIDs，ST合剤
	尿細管上皮細胞からのCre分泌低下	尿細管間質性腎炎	ST合剤，シメチジン（H$_2$受容体拮抗薬），コビシスタット（抗HIV薬）
	筋肉からの逸脱，産生量亢進	過度な運動，筋トレ，横紋筋融解症，甲状腺機能亢進症，多量の肉食	該当なし，副作用で横紋筋融解をきたす薬剤（HMG-CoA還元酵素阻害薬，フィブラート，ニューキノロン系，抗精神病薬，抗パーキンソン病薬）
	病態	疾患または状態	薬剤
低値	糸球体濾過量の亢進	糖尿病性腎症初期，肥満，妊娠，尿崩症	該当なし
	肝臓での産生量低下	肝障害	
	筋肉での産生量低下	筋肉量の低下，長期臥床，甲状腺機能低下症	

H 腎機能検査

35 尿 酸

■**基準値**　男性：3.7〜7.8（mg/dL）
　　　　　　女性：2.6〜5.5（mg/dL）

■ 尿酸とは

　尿酸はプリン体の終末代謝産物として主に肝臓で合成され，尿中に排泄される．高尿酸血症は体液中で溶解度を超える尿酸濃度で定義されているのに対し，低尿酸血症についての厳密な定義はない．尿酸値は性差があり，高尿酸血症の頻度は成人男性 20% 程度に対し，成人女性では 2% 程度である．女性は閉経後に尿酸値が上昇する．高尿酸血症は痛風関節炎や腎障害，尿路結石など尿酸塩沈着症のリスクであり，最近はメタボリックシンドロームなどの生活習慣病のリスク指標としても注目されている．低尿酸血症は運動後急性腎不全との関連が指摘されている．

■ 検査値異常に伴う臨床症状

■ 表1　検査値異常に伴う臨床症状

	臨床症状	患者の訴え
高値	痛風	足関節や膝関節の腫れと痛み
低値	基本的に無症状，まれな病態として運動後急性腎不全	運動後数時間してからの急激な腰背部痛，悪心，嘔吐

■ **疑義照会のポイント**　尿酸異常は症状があれば緊急対応を

　無症候性高尿酸血症では経過をみてよいが，痛風発作や急激な腎機能悪化を伴った場合は緊急対応が必要である．
　低尿酸血症患者の一部には運動後の腎障害や尿路結石が起こることがあり，症状があれば緊急対応が必要である．

H 腎機能検査

■検査値異常からみる病態と疾患，薬剤

■ 表2　検査値異常からみる病態と疾患，薬剤

	病態	疾患または状態	薬剤
高値	尿酸産生過剰	遺伝性代謝疾患（レッシュ・ナイハン症候群），悪性腫瘍，横紋筋融解症（細胞破壊の亢進），甲状腺機能低下症，プリン体摂取過剰	抗がん薬，ミゾリビン，テオフィリン，フルクトース，キシリトール
	尿酸排泄低下	腎不全，高乳酸血症，脱水	利尿薬（フロセミド，サイアザイド），サリチル酸（1～2gの少量投与），抗結核薬（ピラジナミド，エタンブトール），免疫抑制薬（シクロスポリン，タクロリムス）
	尿酸産生過剰と排泄低下の混合型	肥満，飲酒，運動負荷，糖原病I型，妊娠高血圧症候群，広範な外傷・熱傷	ニコチン酸，ニコチン酸アミド
低値	尿酸産生低下	遺伝性キサンチン脱水素酵素欠損（キサンチン尿症），肝不全	尿酸生成抑制薬（アロプリノール，フェブキソスタット，トピロキソスタット）
	尿酸排泄増加	尿細管での尿酸トランスポーター異常（腎性低尿酸血症），ファンコーニ症候群，体液量増加，抗利尿ホルモン不適切分泌症候群（SIADH），妊娠	尿酸排泄促進薬（プロベネシド，ブコローム，ベンズブロマロン），ACE阻害薬（エナラプリル，カプトプリル，ロサルタン），フェノフィブラート，アトルバスタチン，サリチル酸（3g以上の大量投与），ST合剤

H 腎機能検査

36 N-アセチル-β-D-グルコサミニダーゼ（NAG）

■基準値　随時尿，早朝尿：11.5 以下（IU/L），
5.6 以下（IU/g・Cre）

■N-アセチル-β-D-グルコサミニダーゼとは

　　N-アセチル-β-D-グルコサミニダーゼ（NAG）は細胞内ライソゾーム内に存在する糖質分解酵素であり体内組織中に広く分布するが，特に腎近位尿細管に多く分布している．血中の NAG は分子量が大きいために濾過されることがなく，血液中の酵素が尿中に漏出することはほとんどない．尿中 NAG の上昇は腎近位尿細管障害に由来する尿中逸脱酵素と考えられている．

■検査値異常に伴う臨床症状

　　NAG 値の異常のみでは自覚症状は伴わない．その原因を検討する必要がある．

■ 疑義照会のポイント　尿細管障害の早期発見に有用な NAG

　急性腎障害ではより早期に原因を特定し治療を開始することが重要であるが，腎機能評価に使用される血清クレアチニン値が上昇している場合には，すでに腎不全に陥っている結果を評価していることになるため，尿中 NAG は尿細管障害の早期発見に有用である．尿細管障害をきたしやすい薬剤（アミノグリコシド系抗菌薬，抗てんかん薬（フェニトイン，バルプロ酸，カルバマゼピン），腎毒性抗がん薬，非ステロイド抗炎症薬（NSAIDs））を処方されている際には follow up することも有用である．しかしながら，糸球体疾患でも尿中 NAG が上昇することや，腎不全が進行すると尿細管上皮細胞数が減少するために尿中 NAG が上昇しにくいことに，注意が必要である．

H 腎機能検査

■ 検査値異常からみる病態と疾患，薬剤

上昇の程度により糸球体病変か尿細管病変かを推測することができる．

■ 表1　臨床意義と指標

臨床意義	尿細管障害の指標
糸球体疾患	↑または→
慢性腎不全（血清 Cre 3.0 mg/dL 以上）	→または↓
急性尿細管壊死・間質性腎炎	↑↑↑

■ 表2　検査値異常からみる病態と疾患

高値	尿細管障害（↑↑），糸球体障害（↑），ネフローゼ症候群，高血圧，高血糖，急性肝炎，白血病，前立腺炎，腎移植後（拒絶反応）
低値	臨床的意義は少ない，肝実質細胞の減少，慢性腎不全，強アルカリ尿

I 血清蛋白検査

37 アルブミン（Alb）

■基準値 4.1～5.1（g/dL）

■アルブミンとは

　アルブミン（Alb）は肝細胞で合成され，血漿蛋白の約60％を占める．総 Alb の 30～40％は血漿中に存在し，残りは細胞外間隙に含まれている．血中半減期は 14～20 日であるが，疾患により変化する．さまざまな生理学的な機能を有している．血漿浸透圧の 70％を担っていると考えられる．またビリルビン，遊離脂肪酸，イオン，金属，ホルモン，薬物などのさまざまな物質と結合し輸送蛋白としても働く．

■検査値異常に伴う臨床症状

　Alb 濃度は，循環血液量や細胞外の体液量に影響する．

■ 表1　検査値異常に伴う臨床症状

	臨床症状	患者の訴え
高値	病的意義に乏しい	
低値	腹水，胸水，浮腫	お腹が張る，息が切れる，あしが張れる，顔がむくむ

■疑義照会のポイント　薬物の輸送蛋白としての Alb

　低 Alb 血症では薬物の消化管からの吸収が低下することや，薬物の輸送蛋白としての Alb が少ないことにより薬物の血中濃度，効果に変化をきたすことがある．特に，ワルファリンでは PT-INR の細やかな確認が必要である．また，抗てんかん薬においては薬物血中濃度が有効治療域に入っていても，遊離型の血中濃度が高くなることがあり，注意が必要である．

| 血清蛋白検査

■検査値異常からみる病態と疾患，薬剤

■表2　検査値異常からみる病態と疾患，薬剤

高値	病的意義に乏しい		
	病態	疾患または状態	薬剤
低値	低栄養状態	飢餓	該当なし
	Alb 合成障害	肝硬変，劇症肝炎	
	蛋白喪失	ネフローゼ症候群，蛋白漏出性胃腸症	
	蛋白異化亢進	慢性炎症，がん	
	水分過剰	溢水	

J 膵機能検査

38 アミラーゼ

■**基準値** 44〜132（U/L）

■アミラーゼとは

　アミラーゼはデンプンを加水分解することで単糖類，二糖類に変換する消化酵素の総称である．体内での主要なアミラーゼの所在は膵臓（P型アミラーゼ）と唾液腺（S型アミラーゼ）が主であるが，そのほか，肺，肝，腎，小腸，卵巣にも少量ではあるが存在している．血中に逸脱したアミラーゼの半減期は2〜4時間と短い．逸脱したアミラーゼのうち，腎から尿中に1/3が排出される．

■検査値異常に伴う臨床症状

　アミラーゼ濃度異常は増加の原因により症状の有無が異なる．

■ 表1　検査値異常に伴う臨床症状

	臨床症状	患者の訴え
高値	腹痛	お腹が痛い
	悪心	気持ちが悪い
	嘔吐	吐いてしまう
	唾液腺の腫脹	耳の近くが腫れた
低値	不消化便	下痢をする

J 膵機能検査

■ 疑義照会のポイント　膵炎の原因は薬剤？

　血清アミラーゼの異常は，患者に腹痛や発熱などの症状があれば緊急事態であり，ただちに救急対応が必要である．

　アミラーゼ増加をきたす疾患としては膵炎があり，その原因の一つには，薬剤があげられる．

　薬剤性の膵炎の原因となりうるものには，骨粗鬆症薬のビタミンD_3製剤，副甲状腺ホルモン製剤，カルシウム（Ca）製剤などがある．

　これらは，Ca が高値となり膵炎を起こす症例もあるので，漫然とした投与は避けるべきである．特に高齢者では症状が初期には出ないこともあり，定期的な採血による確認が望ましい．

■ 検査値異常からみる病態と疾患，薬剤

■ 表2　検査値異常からみる病態と疾患，薬剤

	病態	疾患	薬剤
高値	膵臓から血液中への逸脱の増加	急性膵炎，慢性膵炎の急性増悪，閉塞性黄疸	アザチオプリン，メルカプトプリン，メサラジン，メトロニダゾール，バルプロ酸
	唾液腺からの分泌障害	ムンプス，耳下腺腫瘍，唾石	該当なし
	腸からの再吸収増加	腸閉塞，消化管穿孔	NSAIDs
	病態	疾患	薬剤
低値	膵臓から血液中への逸脱の低下	慢性膵炎，膵がん	該当なし

K 炎症マーカー検査

39 C反応性蛋白（CRP）

■基準値　成人：0.14以下（mg/dL）

■C反応性蛋白とは

　C反応性蛋白（CRP）は，炎症や組織破壊が起こると血中に増加する蛋白質で，急性相反応物質の一つである．病原微生物や損傷・壊死した細胞に反応して活性化されたマクロファージが放出するサイトカイン（インターロイキン（IL）-1，IL-6，TNF-αなど）が肝臓に作用することで生合成される．感染症，膠原病，手術後，外傷時の炎症の程度評価などのために測定されることが多い．疾患特異性は乏しいが，疾患の活動性や重症度の評価の参考となる．

■検査値異常に伴う臨床症状

　CRPは全身の炎症性マーカーであるため，CRP上昇に特異的な臨床症状はないが，CRP上昇を認める患者においては，発熱に加え，炎症を生じている部位に関連した種々の症状を呈する場合がある．

■ 表1　検査値異常に伴う臨床症状

	臨床症状	患者の訴え
上昇	発熱，炎症を生じている部位に関連した種々の症状	発熱，体がだるい，せき，たん，下痢，発赤，腫脹，疼痛など

87

K 炎症マーカー検査

■ **疑義照会のポイント**　抗菌薬・解熱鎮痛薬処方時は定期薬との相互作用に注意

CRP は，日常診療の中で，発熱時のスクリーニング目的に測定されることの多い検査である．感染症に特異的なマーカーではないが，CRP が上昇している場合，感染症疑いにて，抗菌薬，解熱鎮痛薬などが処方されることが多い．これらの薬剤は，定期薬に追加されて処方される場合が多いため，他施設からの処方も含め，薬剤の相互作用を生じる組み合わせがないか，また，肝機能・腎機能検査から投与量が妥当であるのか，追加処方された薬剤に過敏性がないかなどを把握し，疑義があれば処方医に確認することが重要である．

■ 検査値異常からみる病態と疾患，薬剤

　発熱，CRP 上昇にて感染症が疑われ，抗菌薬などが開始される場合が多いが，発熱，CRP とも全身の炎症性指標であって，必ずしも感染症を生じているとは限らない．熱が下がらず，最終的に腫瘍熱，膠原病，アレルギーなどと診断される場合もあるため，「CRP 上昇」＝「感染症」ではない点に留意する．また，ステロイドなどの炎症を抑える作用のある薬剤を使用している場合，CRP は低値となる．膠原病などの場合，ステロイドの効果判定として CRP が用いられる場合がある一方で，ステロイド投与中に感染症を併発した場合は，CRP がマスクされる（過小評価される）ため，注意が必要である．

■ 表 2　検査値異常からみる病態と疾患，薬剤

	病態	疾患または状態	薬剤
上昇	炎症や組織破壊が生じている	感染症（細菌感染，ウイルス感染，真菌感染），膠原病，悪性腫瘍，心筋梗塞，手術後，外傷など	ステロイドや免疫抑制薬の投与にて CRP は低値となる

L 下垂体検査

40 甲状腺刺激ホルモン（TSH）

■基準値　0.35〜4.94（μIU/mL）
　　　　　ただし，測定キットによって異なる

■甲状腺刺激ホルモンとは

　　甲状腺刺激ホルモン（TSH）は，視床下部からの甲状腺
刺激ホルモン放出ホルモン（TRH）の刺激によって下垂
体前葉で産生・分泌される糖蛋白である．TSHは，甲状
腺濾胞上皮細胞のTSH受容体に結合し，甲状腺ホルモン
の産生・分泌を促進する．TSHの分泌は，血清トリヨー
ドサイロニン（T_3）・サイロキシン（T_4）濃度のわずかな
上昇によって抑制され（ネガティブフィードバック），
T_3・T_4濃度低下によって促進される．

■検査値異常に伴う臨床症状

　　ここでは，血中甲状腺ホルモン値が基準範囲内だが
TSHのみ異常高値である潜在性甲状腺機能低下症と，
TSHのみ異常低値である潜在性甲状腺機能亢進症につい
て示す（甲状腺ホルモンの異常に伴う臨床症状はp.93参
照）．ほとんどの患者は無症状だが，他疾患との関連が報
告されている．

■ 表1　検査値異常に伴う臨床症状

	臨床症状	患者の訴え
高値	総コレステロール，LDLコレステロールの上昇	健診でコレステロールが高い
	流産・早産	（妊娠中に）下腹部が痛い，出血がある
	冠動脈疾患，左室拡張不全	動いたときに胸に不快感，息が切れる
低値	心房細動，期外収縮，心不全，冠動脈疾患	胸がどきどきする，脈が飛ぶ，息が切れる，動いたときに胸に不快感
	骨粗鬆症	背中が痛い

L 下垂体検査

■ 疑義照会のポイント　妊娠中は甲状腺ホルモンの必要量が増大

　妊娠中は非妊娠時に比べ，甲状腺ホルモンの必要量が増大する．甲状腺自己抗体（抗 TPO 抗体・抗サイログロブリン抗体）陽性や妊娠初期の TSH 値 2.5μIU/mL 以上の妊婦では，流早産のリスクが高まると報告されている．海外のガイドラインでは，妊娠第 1 三半期は TSH 2.5μIU/mL 以下，第 2 三半期以降では 3.0μIU/mL 以下を目標に，レボチロキシンによる治療介入が推奨されている．

■ 検査値異常からみる病態と疾患，薬剤

■ 表 2　検査値異常からみる病態と疾患，薬剤

	病態	疾患	薬剤
高値	T_3，T_4 の低下	原発性甲状腺機能低下症	T_3，T_4 を低下させる薬剤（p.93 参照）
	TSH 過剰分泌	TSH 産生腫瘍	該当なし
	甲状腺ホルモン受容体の異常	甲状腺ホルモン不応症	該当なし
	病態	疾患	薬剤
低値	T_3，T_4 の上昇	原発性甲状腺機能亢進症	T_3，T_4 を上昇させる薬剤（p.93 参照）
	下垂体・視床下部の異常による TSH 分泌障害	下垂体性甲状腺機能低下症（下垂体卒中，下垂体腫瘍，手術・放射線治療後，浸潤性病変など），視床下部性甲状腺機能低下症（脳腫瘍，手術・放射線治療後，外傷など）	ドパミン，ドブタミン，糖質コルチコイド，酢酸オクトレオチド，ベキサロテン

L 下垂体検査

41 プロラクチン

■ 基準値

男性：1.5～9.7（ng/mL）（IRMA 法）
女性：1.4～14.6（ng/mL）（IRMA 法）
男性：3.5～12.7（ng/mL）（CLIA 法）
女性：6.1～30.5（ng/mL）（CLIA 法）

■ プロラクチンとは

　プロラクチンは，下垂体で合成，分泌される分子量22,000 の蛋白で，細胞膜に存在するプロラクチンの 2 種類（long-form と short-form）の受容体を介し，生殖，内分泌に関する作用を発揮する．またプロラクチンの産生，分泌は，環境因子（ストレス，光など），内部因子（エストラジオール，プロゲステロンなど），生殖（授乳など）により調節されている．

■ 検査値異常に伴う臨床症状

　臨床的には，高プロラクチン血症が問題となる．症状として，女性の場合は，生理の異常，不妊，乳汁分泌，男性の場合は，性欲低下，精子形成障害，女性化乳房が認められる．また，原因となる下垂体腫瘍の進展による視野障害，頭痛を認める場合もある．

■ 表1　検査値異常に伴う臨床症状

	臨床症状	患者の訴え
高値	不妊，月経異常	生理不順，無月経
	乳汁分泌	乳房の張り，圧迫での乳汁分泌
	女性化乳房	乳房の張り，違和感
	視野障害	目のみにくさ
	頭痛	目の奥の違和感
低値	病的意義に乏しい	

L 下垂体検査

■ 疑義照会のポイント 高プロラクチン血症の原因は薬剤？

　高プロラクチン血症の原因として，薬剤による影響を除外する必要がある．表2のように抗ドパミン作用を有する抗精神病薬，降圧薬，制吐薬の内服の有無の確認は必要である．

■検査値異常からみる病態と疾患，薬剤

■ 表2　検査値異常からみる病態と疾患，薬剤

	病態	疾患または状態	薬剤
高値	プロラクチンの過剰産生	下垂体腫瘍（プロラクチノーマ，その他のホルモン産生腫瘍），異所性のプロラクチン産生腫瘍	該当なし
	視床下部・下垂体の異常	視床下部の腫瘍，炎症，出血，外傷	抗ドパミン作用を有する薬剤，抗潰瘍薬（メトクロプラミド，ドンペリドン，スルピリド），降圧薬（レセルピン，メチルドパ），抗精神病薬（ハロペリドール，イミプラミン，フェノチアジン），SSRI，エストロゲン製剤
	甲状腺機能低下	甲状腺刺激ホルモン放出ホルモン（TRH）上昇を介する作用	T_3，T_4を低下させる薬剤，抗甲状腺薬（チアマゾール，プロピルチオウラシル），リチウム，ヨード，ヨード含有製剤（アミオダロン，造影剤），チロシンキナーゼ阻害薬（特にスニチニブ），インターフェロン，インターロイキン-2
	免疫グロブリン結合型プロラクチン	マクロプロラクチン血症	該当なし
	病態	疾患または状態	薬剤
低値	下垂体機能低下	下垂体の腫瘍およびその術後，下垂体の炎症（リンパ球性下垂体炎など），頭部外傷，シーハン症候群	ドパミン作動薬

M 甲状腺機能検査

42 遊離トリヨードサイロニン(T₃)，遊離サイロキシン(T₄)

■基準値　遊離 T_3：1.71〜3.71 （pg/mL）
　　　　　遊離 T_4：0.70〜1.48 （ng/dL）

■遊離トリヨードサイロニン，遊離サイロキシンとは

　　甲状腺刺激ホルモン（TSH）の作用のもと，甲状腺では
ヨードとサイログロブリンを原料として2種類の甲状腺ホル
モン，トリヨードサイロニン（T_3，トリヨードチロニン
ともいう），サイロキシン（T_4，チロキシンともいう）が
合成される．甲状腺で合成されるのは主に T_4 である．T_3
の80%は末梢組織で T_4 の脱ヨードにより生成される．
T_3，T_4 の99.9%は血中で蛋白と結合しており，生理活性を
有するのは蛋白と結合していない遊離型の甲状腺ホルモン
（Free T_3，Free T_4）である．甲状腺ホルモンは全身の細胞
内に輸送され，遺伝子転写調節などの作用を発揮する．

■検査値異常に伴う臨床症状

　　甲状腺中毒症（広義の甲状腺機能亢進症），甲状腺機能
低下症でみられる所見を示す．

■ 表1　検査値異常に伴う臨床症状

	臨床症状	患者の訴え
高値	手指振戦，筋力低下	疲れる．イライラする．落ち着かない．階段の段差を上がりにくい
	発汗増加	暑い．汗がよく出る
	頻脈，心房細動，収縮期血圧の上昇，心不全	胸がドキドキする．息が切れる
	体重減少，月経不順	食欲が旺盛．でも体重が減っていく
低値	皮膚乾燥，嗄声，非圧痕性浮腫，便秘，体重増加	皮膚がカサカサ．気力がない．疲れやすい．寒い．足がつる．食欲はない．でも体重が増える

M 甲状腺機能検査

■ 疑義照会のポイント　T₄製剤は空腹時の吸収効率が高い

　T₄製剤は空腹時に服用すると吸収効率がよい．服薬アドヒアランスが良好にもかかわらず甲状腺機能低下症の改善が乏しい場合には，起床時や就寝前の服用を検討する．また，鉄剤，コレスチラミンなどのT₄の吸収を阻害する薬剤とは内服のタイミングをずらす必要がある．

■ 検査値異常からみる病態と疾患・薬剤

■ 表2　検査値異常からみる病態と疾患，薬剤

	病態	疾患	薬剤
高値	甲状腺ホルモンの過剰産生（狭義の甲状腺機能亢進症）	甲状腺機能亢進症，プランマー病，TSH産生腫瘍，(hCGによる）妊娠初期一過性甲状腺機能亢進症，甲状腺ホルモン不応症（下垂体型）	インターフェロン，インターロイキン-2，アミオダロン，ゴナドトロピン放出ホルモン（GnRH）誘導体，抗HIV薬，ヨード製剤，ヨード造影剤
	甲状腺濾胞の破壊による甲状腺ホルモンの漏出（破壊性甲状腺炎）	無痛性甲状腺炎，亜急性甲状腺炎	インターフェロン，インターロイキン-2，アミオダロン，GnRH誘導体，チロシンキナーゼ阻害薬（スニチニブ，ソラフェニブなど）
	外因性甲状腺ホルモンの過剰摂取	医原性甲状腺中毒症，factitious thyrotoxicosis	甲状腺ホルモン製剤，一部の健康食品・やせ薬

次頁につづく．

遊離トリヨードサイロニン（T_3），遊離サイロキシン（T_4）

■ 表2　検査値異常からみる病態と疾患，薬剤（つづき）

病態		疾患または状態	薬剤
低値	甲状腺の異常による甲状腺ホルモン低下	橋本病（慢性甲状腺炎），医原性甲状腺機能低下症（手術，アイソトープ治療，放射線照射後），浸潤性病変（アミロイドーシス，ヘモクロマトーシス，サルコイドーシス），破壊性甲状腺炎の回復期，先天性甲状腺機能低下症	抗甲状腺薬（チアマゾール，プロピルチオウラシル），リチウム，ヨード，ヨード含有製剤（アミオダロン，造影剤），チロシンキナーゼ阻害薬（特にスニチニブ），インターフェロン，インターロイキン-2
	下垂体・視床下部の異常	下垂体性甲状腺機能低下症（下垂体卒中，下垂体腫瘍，手術・放射線治療後，浸潤性病変など），視床下部性甲状腺機能低下症（脳腫瘍，手術・放射線治療後，外傷など）	ドパミン
	甲状腺ホルモンの代謝亢進	薬剤性甲状腺機能低下症	フェノバルビタール，リファンピシン，フェニトイン[注]，カルバマゼピン[注]
	T_4 から T_3 への変換の減少	薬剤性甲状腺機能低下症，non-thyroidal illness	アミオダロン，プロプラノロール，糖質コルチコイド，プロピルチオウラシル
	甲状腺ホルモンの吸収阻害	薬剤性甲状腺機能低下症	陰イオン交換樹脂，炭酸カルシウム，ラロキシフェン，シプロフロキサシン，セベラマー，炭酸ランタン，鉄剤，制酸剤（オメプラゾール，ランソプラゾールなど）

注）多くの Free T_4 のアッセイにおいて，artifact として低値を示す.

N 副腎皮質検査

43 アルドステロン

■基準値　30～160（pg/mL），臥位

■アルドステロンとは

　アルドステロンは，体液量を増やすもっとも強力な昇圧機構であるレニン−アンジオテンシン−アルドステロン（RAA）系の最終ホルモンである．副腎皮質の球状層で産生され，腎臓の遠位尿細管から集合管に作用して，Na^+再吸収の増加とK^+およびH^+の排泄を促す．早朝時，立位時，塩分摂取量低下によりそれぞれ高値を示す．また，加齢とともに産生量は減少する．血漿アルドステロン濃度（PAC）/血漿レニン活性（PRA）>200が，原発性アルドステロン症のスクリーニングに広く用いられている．原発性アルドステロン症は，内分泌性高血圧症でもっとも頻度が高く，国内患者数は100～200万人と推定されている．また，PACは心不全患者の独立した予後予測因子でもある．

■検査値異常に伴う臨床症状

　アルドステロンは高血圧症，低K血症を通して症状を引き起こす．

■ 表1　検査値異常に伴う臨床症状

	臨床症状	患者の訴え
高値	血圧上昇	頭が痛い，吐き気がする，胸がどきどきする
	筋脱力	力が入りにくい
	尿濃縮障害	尿の量・回数が多い，のどが渇く
低値	低血圧	ふらつく，めまいがする

43 アルドステロン

■ 疑義照会のポイント　降圧薬の処方が大きく変更された場合は原発性アルドステロン症のスクリーニングの可能性あり①

　2次性高血圧症の原発性アルドステロン症をスクリーニングする際，アルドステロン濃度への影響を最小限にするため，血圧をカルシウム（Ca）拮抗薬およびα遮断薬のみでコントロールする必要がある．降圧薬の種類が大きく変わった際は，この可能性を念頭に置く．また，甘草を含むすべての漢方薬も中止する必要があり，医師に見落としがないか注意を要する．エプレレノンは中等度の腎機能低下患者や，微量アルブミン尿や蛋白尿を伴う糖尿病患者，K製剤使用患者には禁忌である．

■ 検査値異常からみる病態と疾患，薬剤

■ 表2　検査値異常からみる病態と疾患，薬剤

	病態	疾患または状態	薬剤
血漿アルドステロン（PAC）高値	血漿レニン活性（PRA）高値 糸球体輸入動脈血流低下，RAA系亢進	腎動脈狭窄症（腎血管性高血圧症），悪性高血圧，高レニン性の本態性高血圧症，大動脈縮窄症，バーター症候群，ギッテルマン症候群，循環血漿量低下（脱水，下痢，出血），塩分制限時	ループ利尿薬，サイアザイド系利尿薬，アルドステロン受容体拮抗薬
	PRA 低値 副腎からの分泌亢進，分解の抑制	原発性アルドステロン症，アルドステロン産生副腎腺腫，両側副腎過形成，糖質コルチコイド反応性アルドステロン症	該当なし
	病態	疾患または状態	薬剤
PAC 低値	血漿レニン活性（PRA）高値 副腎皮質機能低下	アジソン病，21-hydroxylase欠損症	ACE阻害薬，ARB
	PRA 低値 RAA系抑制	高齢者，糖尿病，クッシング症候群，DOC（11-Deoxycorticosterone）産生腫瘍，リドル症候群，両側腎摘出術後，17α-または17β-hydroxylase欠損症，低レニン性の本態性高血圧症，偽性アルドステロン症，塩分負荷時	甘草を含むすべての漢方薬，グリチルリチン製剤，β遮断薬，メチルドパ，NSAIDs，鉱質コルチコイド

97

○ 生理活性物質検査

44 レニン

■基準値 0.3～2.9 (ng/mL/h)，臥位

■レニンとは

レニンは腎臓の主に糸球体輸入動脈に位置する傍糸球体細胞より血中に分泌され，腎潅流圧や交感神経系により制御されている．レニンは，レニン－アンジオテンシン－アルドステロン（RAA）系の最初のホルモンであり，肝由来のアンジオテンシノーゲンからアンジオテンシンⅠを産生する．レニンは濃度がほぼ活性に一致するため，一般的には血漿レニン活性（PRA）として測定される．測定には30分以上の安静臥床を要する．早朝，塩分摂取量低下，妊娠時にそれぞれ高値を示す．血漿アルドステロン濃度（PAC）/血漿レニン活性（PRA）>200が，原発性アルドステロン症のスクリーニングに広く用いられている（p.96参照）．

■検査値異常に伴う臨床症状

レニン高値は高血圧の原因（1次性）となりうるが，循環血漿量の低下により，2次性に高値をきたす場合があり，鑑別が重要である．また高血圧の結果として2次性に低値をきたす場合も多い．

■表1 検査値異常に伴う臨床症状

	臨床症状	患者の訴え
高値	（1次性） 血圧上昇	頭が痛い，吐き気がする，胸がどきどきする
	（2次性） 循環血漿量が減少	ふらつく，めまいがする，下痢をしている，食事がとれない，出血した
低値	血圧上昇	頭が痛い，吐き気がする

44 レニン

■ 疑義照会のポイント　降圧薬の処方が大きく変更された場合は原発性アルドステロン症のスクリーニングの可能性あり②

　2次性高血圧症の原発性アルドステロン症をスクリーニングする際，レニン濃度への影響を最小限にするため，血圧をカルシウム（Ca）拮抗薬およびα遮断薬のみでコントロールする必要がある．降圧薬の種類が大きく変わった際は，この可能性を念頭に置く．直接レニン阻害薬であるアリスキレンは，アンジオテンシン変換酵素（ACE）阻害薬あるいはアンジオテンシンⅡ受容体拮抗薬（ARB）を投与中の糖尿病患者では，腎機能低下のリスクが増大するため，著しく血圧コントロールが不良な症例を除き，併用は禁忌である．また，イトラコナゾールやシクロスポリンとも併用は禁忌とされる．

■ 検査値異常からみる病態と疾患，薬剤

■ 表2　検査値異常からみる病態と疾患，薬剤

	病態	疾患または状態	薬剤
血漿レニン活性（PRA）高値	血漿アルドステロン（PAC）高値 糸球体輸入動脈血流低下，RAA系亢進	腎動脈狭窄症（腎血管性高血圧症），レニン産生腫瘍，悪性高血圧，高レニン性の本態性高血圧症，バーター症候群，ギッテルマン症候群，循環血漿量低下（脱水，下痢，出血），塩分制限時	ループ利尿薬，サイアザイド系利尿薬，アルドステロン受容体拮抗薬
	PAC低値 副腎皮質機能低下	アジソン病，21-hydroxylase欠損症	ACE阻害薬，ARB
	病態	疾患または状態	薬剤
PRA低値	血漿アルドステロン（PAC）高値 副腎からの分泌亢進，分解の抑制	原発性アルドステロン症，アルドステロン産生副腎腺腫，両側副腎過形成，糖質コルチコイド反応性アルドステロン症	該当なし
	PAC低値 RAA系抑制	高齢者，糖尿病，クッシング症候群，DOC（11-Deoxycorticosterone）産生腫瘍，リドル症候群，両側腎摘出術後，17α-または17β-hydroxylase欠損症，低レニン性の本態性高血圧症，偽性アルドステロン症，塩分負荷時	甘草を含むすべての漢方薬，グリチルリチン製剤，β遮断薬，メチルドパ，NSAIDs，鉱質コルチコイド

P 酵素検査

45 クレアチンキナーゼ(CK, CPK)

■基準値
男性 59〜248 (U/L)
女性 41〜153 (U/L)

■クレアチンキナーゼとは

クレアチンキナーゼ（CK）は，クレアチンホスホキナーゼ（CPK）と呼ばれることもある．CK はクレアチンリン酸とアデノシン二リン酸（ADP）からクレアチンとアデノシン三リン酸（ATP）へ変換する酵素であり，クレアチンリン酸はエネルギーを筋肉に蓄える役割を担っている．主に骨格筋，心筋，平滑筋，脳などに多く存在し，これらの組織が障害を受けると，CK が細胞から血液中に流れ出し，高値を示す．CK には，アイソザイムと呼ばれるCK-MM・CK-MB・CK-BB の３種類が存在する．M は筋肉（muscle），B は脳（brain）の意味であり，通常の血液中には CK-MM が大半を占め，CK-BB はほとんど存在せず，CK-MB がわずかに存在している．通常の血液検査で行われているのは，総 CK 活性値である．

■検査値異常に伴う臨床症状

CK 濃度異常は筋肉や脳の異常が疑われる．CK 異常は原疾患に依存するため，異常値に直接関連する症状はないことが多いが，新たな投薬開始後の激しい運動に依存しない筋肉痛の発現には注意する．

45 クレアチンキナーゼ（CK, CPK）

■ 疑義照会のポイント　CK 高値では服用薬，特にスタチンの有無を確認！

　CK が低値な場合は問題となることは少なく，高値である場合に注意が必要である．また，CK の異常の評価は，経時的に行うことが望ましいが，表1 を見ても非常に影響を及ぼす薬剤が多いため，処方せんを受け取った時点において高値である場合には服用薬を確認しなければならない．なかでも，スタチンなどの脂質異常症治療薬投与中に CK の新たな上昇や筋肉痛などの症状がある際には，疑義照会を検討する．
　一方，急激な運動によっても上昇することがあるため，激しい運動や肉体労働の有無も高値を示す際は，情報収集することが必要である．

■ 検査値異常からみる病態と疾患，薬剤

■ 表1　検査値異常からみる病態と疾患，薬剤

	病態	疾患	薬剤
	ドパミンと他の脳内神経伝達物質のバランスの不均衡により発現すると想定されるが，詳しい機序は不明	悪性症候群	パーキンソン病治療薬（ドパミン受容体刺激薬，抗コリン薬など），抗うつ薬（SSRI，三環系，四環系），抗精神病薬（MARTA，ブチロフェノン系，フェノチアジン系，ベンザミド系），胃腸機能調整薬（ドパミン受容体拮抗薬）
高値	横紋筋細胞が融解し筋細胞内の成分が血中に流出する	横紋筋融解症	脂質異常症治療薬（スタチン，フィブラート系など），糖尿病治療薬（BG薬，DPP-4 阻害薬など），消化性潰瘍治療薬（H₂受容体拮抗薬，プロトンポンプ阻害薬など），気管支喘息治療薬（キサンチン誘導体），抗菌薬（ニューキノロン系，マクロライド系など），抗てんかん薬（ヒダントイン系など），抗がん薬（アルキル化薬，代謝拮抗薬，分子標的薬など），抗HIV 薬（インテグラーゼ阻害薬，プロテアーゼ阻害薬，（非）ヌクレオシド系逆転写酵素阻害薬），抗 C 型肝炎ウイルス薬，抗精神病薬（MARTA，ブチロフェノン系，フェノチアジン系，ベンザミド系），抗うつ薬（SSRI，SNRI，三環系，四環系），降圧薬（ARB，Ca 拮抗薬）
	横紋筋に持続的な炎症を引き起こし，筋肉痛や筋力低下をきたす	筋炎，薬剤性筋障害	免疫抑制薬（カルシニューリン阻害薬），抗HIV プロテアーゼ阻害薬，ヌクレオシド系逆転写酵素阻害薬），抗がん薬（分子標的薬），抗てんかん薬，抗不整脈薬（クラスⅢ群），片頭痛・慢性頭痛治療薬（トリプタン系），高リン血症治療薬

次頁につづく．

101

P 酵素検査

表1 検査値異常からみる病態と疾患，薬剤（つづき）

	病態	疾患	薬剤
低値	甲状腺ホルモンが過剰に分泌される	甲状腺機能亢進症	該当なし
	CK阻害物質の出現，CK分解の亢進	膠原病，慢性関節リウマチ，全身性エリテマトーデス，シェーグレン症候群	該当なし

II章
薬剤による検査値への影響

謹告

著者ならびに出版社は，本書に記載されている内容について，最新かつ正確であるよう最善の努力をしております．しかし，薬剤情報は変更される場合がありますので，各薬剤の情報については，最新の添付文書等を参照し，読者ご自身の総合的なご判断のうえ，ご使用ください．

凡 例

　各検査値の変動に対し，共通する臨床症状がある場合は，各検査値を・で区切り，末尾に臨床症状を記載した．

Cre↑（腎障害），BUN↑（腎障害），GFR↓（腎障害）

　⇒ Cre・BUN↑・GFR↓（腎障害）

　各検査値の変動に対し，共通する臨床症状とそうでないものがある場合は，後者の検査値に〈　〉を付し，続いてそれに伴う臨床症状を記載した．

AST↑（肝障害），ALT↑（肝障害），γ-GTP↑（肝障害），
T-Bil↑（肝障害，黄疸），ALP↑（肝障害）

　⇒ AST・ALT・γ-GTP・T-Bil・ALP↑（肝障害，〈T-Bil〉黄疸）

　検査値の変動とそれに伴う臨床症状が同義の場合，臨床症状は記載しない．

RBC↑（RBC 増多症）

　⇒ RBC↑　※RBC 増多症は記載しない

アイコン

各アイコンの解説を下記に付す

⚠ ハイリスク薬

🩸 血球検査 　　　　　　 腎 腎機能検査

止 血栓・止血検査 　　　 蛋 血清蛋白検査

糖 糖代謝検査 　　　　　 膵 膵機能検査

脂 脂質代謝検査 　　　　 炎 炎症マーカー検査

電 電解質代謝検査 　　　 下 下垂体検査

骨 骨代謝関連検査 　　　 甲 甲状腺機能検査

肝 肝機能検査 　　　　　 他 その他の検査

アカルボース（グルコバイ®錠）⚠
糖尿病治療薬／αGI

糖 Glu↓（低血糖），HbA1c↓，ケトン体↑（ケトアシドーシス）

肝 AST・ALT・γ-GTP・ALP↑（肝障害，劇症肝炎）

腎 Cre・BUN↑・GFR↓（腎障害）

アカンプロサートカルシウム（レグテクト®錠）
中毒治療薬／アルコール依存症治療薬

肝 AST・ALT・γ-GTP・T-Bil・ALP↑（肝障害，〈T-Bil〉黄疸）

腎 Cre・BUN↑・GFR↓（腎障害）

アキシチニブ（インライタ®錠）⚠
抗がん薬／分子標的薬

血 RBC↓（貧血），Hb↑↓，WBC・好中球↓（汎血球減少，顆粒球減少症），Plt↓

糖 Glu↑（高血糖）

脂 T-Cho↑（高Cho血症）

電 Ca↑，Fe↓（鉄欠乏性貧血）

肝 AST・ALT・γ-GTP・ALP↑（肝障害）

腎 Cre↑（腎障害）

アクタリット（オークル®錠）
抗リウマチ薬／免疫調節薬

血 RBC・Hb↓（貧血，汎血球減少），WBC・好中球↓（汎血球減少，顆粒球減少症），Plt↓

電 Fe↓（鉄欠乏性貧血）

肝 AST・ALT・T-Bil・ALP↑（肝障害，〈T-Bil〉黄疸）

腎 Cre・BUN↑・GFR↓（腎障害，急性腎不全）

アコチアミド塩酸塩水和物（アコファイド®錠）
胃腸機能調整薬／アセチルコリンエステラーゼ阻害薬

血 WBC↑

脂 TG↑（高TG血症）

肝 AST・ALT・T-Bil・ALP↑（肝障害）

アザチオプリン（イムラン®錠）　⚠

免疫抑制薬／代謝拮抗薬

🩸 RBC・Hb↓（貧血，汎血球減少），WBC↓（汎血球減少），Plt↓

🫀 AST・ALT・γ-GTP・T-Bil・ALP↑（肝障害，〈T-Bil〉黄疸）

🫘 Cre・BUN↑・GFR↓（腎障害）

アシクロビル（ゾビラックス®錠）

抗ヘルペスウイルス薬

🩸 RBC・Hb↓（貧血，汎血球減少），WBC・好中球↓（汎血球減少，顆粒球減少症），Plt↑↓

⚡ Na↓，Fe↓（鉄欠乏性貧血）

🫀 AST・ALT・γ-GTP・T-Bil・ALP↑（肝障害，〈T-Bil〉黄疸）

🫘 Cre・BUN↑・GFR↓（腎障害，急性腎不全）

🥚 Alb↓（低 Alb 血症）

アジスロマイシン水和物（ジスロマック®錠）

抗菌薬／マクロライド系

🩸 RBC・Hb↓（貧血），WBC・好中球↓（汎血球減少，顆粒球減少症），Plt↓

🩹 PT↑（出血傾向，易出血）

⚡ K↓，Fe↓（鉄欠乏性貧血）

🫀 AST・ALT・γ-GTP・T-Bil・ALP↑（肝障害），ALT・T-Bil・ALP↑（アレルギー性肝障害）

🫘 Cre・BUN↑・GFR↓（腎障害，急性腎不全）

🔬 CK・ミオグロビン↑（横紋筋融解症）

アジルサルタン（アジルバ®錠）

降圧薬／ARB

⚡ K↑

🫀 AST・ALT・γ-GTP・ALP↑（肝障害）

🫘 Cre・BUN↑・GFR↓（腎障害，急性腎不全）

🔬 CK・ミオグロビン↑（横紋筋融解症）

アジルサルタン・アムロジピンベシル酸塩 （ザクラス®配合錠）

降圧薬／ARB・Ca 拮抗薬配合剤

🩸 RBC・Hb↓（貧血）, WBC・好中球↓（顆粒球減少症, 無顆粒球症）, Plt↓

糖 Glu↑（高血糖）

脂 T-Cho↑（高 Cho 血症）

電 K↑

肝 AST・ALT・γ-GTP・T-Bil・ALP・LDH↑（肝障害,〈T-Bil〉黄疸）

腎 Cre・BUN↑・GFR↓（腎障害, 急性腎不全）

他 CK・ミオグロビン↑（横紋筋融解症）

アスナプレビル （スンベプラ®カプセル）

抗 C 型肝炎ウイルス薬／NS3・4A プロテアーゼ阻害

🩸 RBC・Hb↓（貧血）, 好酸球↑, Plt↓

止 PT↑（出血傾向, 易出血）

電 Fe↓（鉄欠乏性貧血）

肝 AST・ALT・γ-GTP・T-Bil・ALP↑（肝障害,〈T-Bil〉黄疸）

腎 Cre・BUN↑・GFR↓（腎障害）

蛋 Alb↓（低 Alb 血症）

L-アスパラギン酸カリウム （アスパラカリウム錠）

K 製剤

電 K↑

腎 Cre・BUN↑・GFR↓（腎障害）

アスパラギン酸カリウム・マグネシウム （アスパラ配合錠）

K 製剤

電 K↑, Mg↑

腎 Cre・BUN↑・GFR↓（腎障害）

L-アスパラギン酸カルシウム水和物 （アスパラ-CA 錠）

Ca 製剤

電 Ca↑

腎 Cre↑（腎障害）

アスピリン（アスピリン末）

NSAIDs／サリチル酸系／抗血栓薬

血 RBC・Hb↓（貧血），WBC↓（顆粒球減少症），Plt↓

電 Fe↓（鉄欠乏性貧血）

肝 AST・ALT・γ-GTP・T-Bil・ALP↑（肝障害，〈T-Bil〉黄疸）

腎 Cre・BUN↑・GFR↓（腎障害）

アスピリン・ダイアルミネート（バファリン®配合錠）

NSAIDs／サリチル酸系／抗血栓薬

血 RBC・Hb↓（貧血），WBC↓（顆粒球減少症），Plt↓

電 Fe↓（鉄欠乏性貧血）

肝 AST・ALT・γ-GTP・T-Bil・ALP↑（肝障害，〈T-Bil〉黄疸）

腎 Cre・BUN↑・GFR↓（腎障害）

アスピリン・ランソプラゾール（タケルダ®配合錠）⚠

抗血栓薬／抗血小板薬

血 RBC・Hb↓（貧血，汎血球減少），WBC・好中球↓（汎血球減少，顆粒球減少症），Plt↓（出血傾向）

電 Fe↓（鉄欠乏性貧血）

肝 AST・ALT・γ-GTP・T-Bil・ALP↑（肝障害，〈T-Bil〉黄疸）

腎 Cre・BUN↑・GFR↓（腎障害，急性腎不全，間質性腎炎）

アズレンスルホン酸ナトリウム水和物・L-グルタミン（マーズレン®配合錠ES）

消化性潰瘍治療薬

肝 AST・ALT・γ-GTP・ALP・LDH↑（肝障害）

アセタゾラミド（ダイアモックス®錠）⚠

利尿薬／炭酸脱水酵素阻害薬

血 RBC・Hb↓（貧血），WBC・好中球↓（顆粒球減少症，無顆粒球症），Plt↓

糖 Glu↑（高血糖）

電 Na↓，K↓，Fe↓（鉄欠乏性貧血）

肝 AST・ALT・γ-GTP・T-Bil・ALP↑（肝障害，〈T-Bil〉黄疸）

腎 Cre・BUN↑・GFR↓・尿酸↑（腎障害，急性腎不全）

アセチルシステイン（アセチルシステイン内用液）

アセトアミノフェン中毒治療薬

肝 AST・ALT・γ-GTP・T-Bil・ALP↑ （肝障害，〈T-Bil〉黄疸）

アセチルフェネトライド（クランポール®錠） ⚠

抗てんかん薬／アセチル尿素系

血 RBC・Hb↓ （貧血）

電 Ca↓, P↓, Fe↓ （鉄欠乏性貧血）

肝 ALP↑ （肝障害）

アセトアミノフェン（カロナール®錠／アルピニー®坐剤）

鎮痛薬

血 好中球↓ （汎血球減少，顆粒球減少症）, Plt↓

肝 AST・ALT・γ-GTP・T-Bil・ALP↑ （肝障害，〈T-Bil〉黄疸）

腎 Cre・BUN↑・GFR↓ （腎障害，急性腎不全，間質性腎炎）

アセトヘキサミド（ジメリン®錠） ⚠

糖尿病治療薬／SU類（第一世代）

血 RBC・Hb↓ （貧血）, 好中球↓ （無顆粒球症）

糖 Glu↓ （低血糖）

電 Fe↓ （鉄欠乏性貧血）

腎 Cre・BUN↑・GFR↓ （腎障害）

アセブトロール塩酸塩（アセタノール®カプセル） ⚠

降圧薬／β遮断薬

糖 Glu↓ （低血糖）

腎 Cre・BUN↑・GFR↓ （腎障害）

アセメタシン（ランツジール®錠）

NSAIDs／アリール酢酸系

血 RBC・Hb↓ （貧血，骨髄抑制）, WBC・好中球↓ （無顆粒球症，骨髄抑制）, Plt↓

電 Fe↓ （鉄欠乏性貧血）

肝 AST・ALT・γ-GTP・T-Bil・ALP↑ （肝障害，〈T-Bil〉黄疸）

腎 Cre・BUN↑・GFR↓ （腎障害，急性腎不全）

アゼルニジピン（カルブロック®錠）
降圧薬／Ca拮抗薬（ジヒドロピリジン系）

脂 T-Cho↑ （高Cho血症）

電 K↑↓

肝 AST・ALT・γ-GTP・T-Bil・ALP↑ （肝障害，〈T-Bil〉黄疸）

腎 Cre・BUN↑・GFR↓ （腎障害）

他 CK↑

アゾセミド（ダイアート®錠）
利尿薬／ループ利尿薬

電 Na↓, K↓

肝 AST・ALT・γ-GTP・T-Bil・ALP↑ （肝障害，〈T-Bil〉黄疸）

腎 Cre・BUN↑・GFR↓ （腎障害）

膵 アミラーゼ↑ （膵炎）

アタザナビル硫酸塩（レイアタッツ®カプセル） ⚠

抗HIV薬／HIVプロテアーゼ阻害薬

血 Hb↓ （貧血）, 好中球↓ （汎血球減少，顆粒球減少症）

糖 Glu↑ （高血糖）

脂 T-Cho↑ （高Cho血症）, TG↑ （高TG血症）

肝 AST・ALT・γ-GTP・T-Bil・ALP↑ （肝障害，〈T-Bil〉黄疸）

腎 Cre・BUN↑・GFR↓ （腎障害）

他 CK↑ （筋炎，薬剤性筋障害）

アダリムマブ（ヒュミラ®皮下注） ⚠

抗リウマチ薬／生物学的製剤

血 RBC・Hb↓ （貧血，汎血球減少）, WBC↑↓, 好中球↓ （汎血球減少，顆粒球減少症）, Plt↓

止 APTT↑ （出血傾向，易出血）

糖 Glu↑↓ （高血糖，低血糖）

脂 T-Cho↑↓ （高Cho血症，低Cho血症）

電 Na↓, K↑, Ca↑, Fe↓ （鉄欠乏性貧血）

肝 AST・ALT・γ-GTP・T-Bil・ALP↑ （肝障害，〈T-Bil〉黄疸）

腎 Cre・BUN↑・GFR↓・尿酸↑ （腎障害）

炎 CRP↑ （炎症増加）

他 CK・ミオグロビン↑ （横紋筋融解症）

アデニン（ロイコン®錠）
造血薬／白血球減少症治療薬

腎 Cre・BUN↑・GFR↓・尿酸↑（腎障害，急性腎不全）

アテノロール（テノーミン®錠）
降圧薬／β遮断薬

血 Plt↓
糖 Glu↓（低血糖）
肝 AST・ALT・γ-GTP・T-Bil・ALP↑（肝障害，〈T-Bil〉黄疸）
腎 Cre・BUN↑・GFR↓（腎障害）

アデホビルピボキシル（ヘプセラ®錠）
抗B型肝炎ウイルス薬

肝 AST・ALT・γ-GTP・T-Bil・ALP↑（肝障害，脂肪肝，〈T-Bil〉黄疸）
腎 Cre・BUN↑・GFR↓（腎障害）

アトバコン（サムチレール®内用懸濁液）
ニューモシスチス肺炎治療薬

血 WBC・好中球↓（顆粒球減少症，無顆粒球症）
肝 AST・ALT・γ-GTP・ALP↑（肝障害）

アトバコン・プログアニル塩酸塩（マラロン®配合錠）
抗マラリア薬

血 RBC・WBC・好中球↓（汎血球減少）
肝 AST・ALT・γ-GTP・T-Bil・ALP↑（肝障害，〈T-Bil〉黄疸）
腎 Cre・BUN↑・GFR↓（腎障害）

アトモキセチン塩酸塩（ストラテラ®カプセル）
抗精神病薬／選択的ノルアドレナリン再取込み阻害薬

肝 AST・ALT・γ-GTP・T-Bil・ALP↑（肝障害，〈T-Bil〉黄疸）
腎 Cre・BUN↑・GFR↓（腎障害）

アトルバスタチンカルシウム水和物（リピトール®錠）

脂質異常症治療薬／スタチン

- 血 RBC・WBC・好中球↓（汎血球減少），Plt↓
- 糖 Glu↑（高血糖）
- 肝 AST・ALT・γ-GTP・T-Bil・ALP↑（肝障害，〈T-Bil〉黄疸）
- 腎 Cre・BUN↑・GFR↓（腎障害，急性腎不全）
- 他 CK・ミオグロビン↑（横紋筋融解症）

アドレナリン（ボスミン®外用液）

昇圧薬／カテコラミン

- 電 K↓

アナグリプチン（スイニー®錠）⚠

糖尿病治療薬／DPP-4阻害薬

- 糖 Glu↓（低血糖），HbA1c↓
- 腎 Cre・BUN↑・GFR↓（腎障害）

アナグレリド塩酸塩水和物（アグリリン®カプセル）⚠

抗がん薬／代謝拮抗薬

- 血 RBC・Hb↓（貧血），WBC・好中球↓（汎血球減少，顆粒球減少症），Plt↓
- 電 Fe↓（鉄欠乏性貧血）
- 肝 AST・ALT・γ-GTP・ALP↑（肝障害）
- 腎 Cre・BUN↑・GFR↓（腎障害）

アナストロゾール（アリミデックス®錠）⚠

抗がん薬／アロマターゼ阻害薬

- 脂 T-Cho↑（高Cho血症）
- 電 Ca↑
- 肝 AST・ALT・γ-GTP・T-Bil・ALP↑（肝障害，〈T-Bil〉黄疸）
- 腎 Cre・BUN↑・GFR↓（腎障害）

アバカビル硫酸塩（ザイアジェン®錠）⚠

抗HIV薬／ヌクレオシド系逆転写酵素阻害薬

- 脂 T-Cho↑（高Cho血症），TG↑（高TG血症）
- 肝 AST・ALT・γ-GTP・T-Bil・ALP↑（肝障害，脂肪肝，〈T-Bil〉黄疸）
- 膵 アミラーゼ↑（膵炎）

アバタセプト（オレンシア®皮下注）

抗リウマチ薬／生物学的製剤

- 血 RBC・Hb↓（貧血），WBC・好中球↓（汎血球減少，顆粒球減少症），好酸球↑，Plt↓
- 脂 T-Cho↑（高Cho血症）
- 電 Fe↓（鉄欠乏性貧血）
- 肝 AST・ALT・γ-GTP・T-Bil・ALP↑（肝障害，〈T-Bil〉黄疸）
- 腎 BUN↑（腎障害）

アピキサバン（エリキュース®錠）

抗血栓薬／NOAC

- 血 RBC・Hb↓（貧血），Plt↓
- 電 Fe↓（鉄欠乏性貧血）
- 肝 AST・ALT・γ-GTP・T-Bil・ALP↑（肝障害，〈T-Bil〉黄疸）
- 腎 Cre・BUN↑・GFR↓・尿酸↑（腎障害）

アビラテロン酢酸エステル（ザイティガ®錠）

抗がん薬／アンドロゲン合成酵素阻害薬

- 血 Plt↓
- 電 K↓
- 肝 AST・ALT・γ-GTP・T-Bil・ALP↑（肝障害，〈T-Bil〉黄疸）
- 他 CK・ミオグロビン↑（横紋筋融解症）

アファチニブマレイン酸塩（ジオトリフ®錠）

抗がん薬／分子標的薬

- 肝 AST・ALT・γ-GTP・T-Bil・ALP↑（肝障害）
- 腎 Cre・BUN↑・GFR↓（腎障害）

アプリンジン塩酸塩（アスペノン®カプセル）

抗不整脈薬／Naチャネル遮断薬（クラスIb群）

- 血 WBC・好中球↓（汎血球減少，顆粒球減少症）
- 電 K↓
- 肝 AST・ALT・γ-GTP・T-Bil・ALP↑（肝障害，〈T-Bil〉黄疸）
- 腎 Cre・BUN↑・GFR↓（腎障害）

アプレピタント（イメンド®カプセル）

制吐薬

🩸RBC・Hb↓（貧血），WBC・好中球↓（汎血球減少，顆粒球減少症）

🔋Na↓，K↓，Cl↓，Fe↓（鉄欠乏性貧血）

🫀AST・ALT・γ-GTP・T-Bil・ALP↑（肝障害，〈T-Bil〉黄疸）

🫘Cre・BUN↑（腎障害）

アヘン・トコン（ドーフル散）

麻薬／天然アヘンアルカロイド

🫀AST・ALT・γ-GTP・T-Bil・ALP↑（肝障害，〈T-Bil〉黄疸）

🫘Cre・BUN↑・GFR↓（腎障害）

アヘンアルカロイド塩酸塩（パンオピン®末）

麻薬／天然アヘンアルカロイド

🫀AST・ALT・γ-GTP・T-Bil・ALP↑（肝障害，〈T-Bil〉黄疸）

🫘Cre・BUN↑・GFR↓（腎障害）

アポモルヒネ塩酸塩水和物（アポカイン®皮下注）

パーキンソン病治療薬／ドパミン受容体刺激薬

🔋K↓

🫀AST・ALT・γ-GTP・T-Bil・ALP↑（肝障害，〈T-Bil〉黄疸）

🫘Cre・BUN↑・GFR↓（腎障害）

アマンタジン塩酸塩（シンメトレル®錠）

パーキンソン病治療薬／抗A型インフルエンザウイルス薬

🩸WBC↑

🫀AST・ALT・γ-GTP・T-Bil・ALP↑（肝障害，〈T-Bil〉黄疸）

🫘Cre・BUN↑・GFR↓（腎障害，急性腎不全）

🔵CK・ミオグロビン↑（横紋筋融解症）

アミオダロン塩酸塩（アンカロン®錠）

抗不整脈薬／クラスⅢ群

- 血 WBC・好中球↓（汎血球減少，顆粒球減少症），好酸球↑，Plt↓
- 電 Na↓
- 肝 AST・ALT・γ-GTP・T-Bil・ALP↑（肝障害，〈T-Bil〉黄疸）
- 腎 Cre・BUN↑・GFR↓（腎障害）
- 下 TSH↑（甲状腺機能異常）
- 甲 T_3・T_4↑（甲状腺機能異常）
- 他 CK↑（筋炎，薬剤性筋障害）

アミトリプチリン塩酸塩（トリプタノール®錠）

抗うつ薬／三環系

- 血 WBC・好中球↓（顆粒球減少症，無顆粒球症，骨髄抑制）
- 電 Na↓
- 肝 AST・ALT・γ-GTP・ALP↑（肝障害）
- 腎 BUN↑・GFR↓（腎障害）
- 他 CK・ミオグロビン↑（悪性症候群）

アミノフィリン水和物（ネオフィリン®錠）

気管支喘息治療薬／キサンチン誘導体

- 血 RBC・Hb↓（貧血）
- 糖 Glu↑（高血糖）
- 電 Fe↓（鉄欠乏性貧血）
- 肝 AST・ALT・γ-GTP・T-Bil・ALP↑（肝障害，〈T-Bil〉黄疸）
- 腎 Cre・BUN↑・GFR↓（腎障害，急性腎不全）
- 他 CK・ミオグロビン↑（横紋筋融解症）

アミノレブリン酸塩酸塩（アラグリオ®内用剤）

造影剤

- 血 RBC・Hb↓（貧血），WBC↑，Plt↓
- 電 Fe↓（鉄欠乏性貧血）
- 肝 AST・ALT・γ-GTP・T-Bil・ALP・LDH↑（肝障害）
- 腎 Cre・BUN↑・GFR↓（腎障害）

アムホテリシンB（ファンギゾン®シロップ）

抗真菌薬／ポリエンマクロライド系

肝 AST・ALT・γ-GTP・T-Bil・ALP↑（肝障害，〈T-Bil〉黄疸）

腎 Cre・BUN↑・GFR↓（腎障害）

アムロジピンベシル酸塩（ノルバスク®錠）

降圧薬／Ca拮抗薬（ジヒドロピリジン系）

血 WBC・好中球↓（顆粒球減少症，無顆粒球症），Plt↓

糖 Glu↑（高血糖）

脂 T-Cho↑（高Cho血症）

肝 AST・ALT・γ-GTP・T-Bil・ALP・LDH↑（肝障害，〈T-Bil〉黄疸）

腎 Cre・BUN↑・GFR↓（腎障害，急性腎不全）

他 CK・ミオグロビン↑（横紋筋融解症）

アムロジピンベシル酸塩・アトルバスタチンカルシウム水和物（カデュエット®配合錠）

降圧薬／アムロジピン・スタチン配合剤

血 RBC・Hb↓（貧血，汎血球減少），WBC・好中球↓（汎血球減少，顆粒球減少症），好酸球↑，Plt↓

糖 Glu・HbA1c↑（高血糖）

脂 T-Cho↑（高Cho血症）

電 Fe↓（鉄欠乏性貧血）

肝 AST・ALT・γ-GTP・T-Bil・ALP↑（肝障害，〈T-Bil〉黄疸），Ch-E↑（慢性肝炎，肝硬変）

腎 Cre・BUN↑・GFR↓（腎障害）

下 TSH↑（甲状腺機能異常）

他 CK・ミオグロビン↑（悪性症候群，横紋筋融解症）

アモキサピン（アモキサン®カプセル） ⚠

抗うつ薬／三環系

血 WBC↑

電 Na↓

肝 AST・ALT・γ-GTP・T-Bil・ALP↑（肝障害，〈T-Bil〉黄疸）

腎 BUN↑・GFR↓（腎障害）

他 CK・ミオグロビン↑（悪性症候群）

アモキシシリン水和物（アモリン®カプセル）
抗菌薬／広範囲ペニシリン系

肝 AST・ALT・γ-GTP・T-Bil・ALP↑（肝障害，〈T-Bil〉黄疸）

腎 Cre・BUN↑・GFR↓（腎障害，急性腎不全）

アモキシシリン水和物・クラブラン酸カリウム（オーグメンチン®配合錠）
抗菌薬／β-ラクタマーゼ阻害薬配合剤

血 好中球↓（汎血球減少，顆粒球減少症）

肝 AST・ALT・γ-GTP・ALP↑（肝障害）

腎 Cre・BUN↑・GFR↓（腎障害，急性腎不全）

アモスラロール塩酸塩（ローガン®錠）
降圧薬／αβ遮断薬

肝 AST・ALT・γ-GTP・ALP↑（肝障害）

アモバルビタール（イソミタール®原末）
睡眠薬／バルビツール酸系

肝 AST・ALT・γ-GTP・T-Bil・ALP↑（肝障害，〈T-Bil〉黄疸）

腎 Cre・BUN↑・GFR↓（腎障害）

アラセプリル（セタプリル®錠）
降圧薬／ACE阻害薬

血 RBC・WBC・好中球↓（汎血球減少）

糖 Glu↓（低血糖）

電 K↑

腎 Cre・BUN↑・GFR↓（腎障害，急性腎不全）

アラニジピン（サプレスタ®カプセル）
降圧薬／Ca拮抗薬（ジヒドロピリジン系）

血 RBC・Hb↓（貧血），WBC↓

糖 Glu↑（高血糖）

脂 T-Cho↑（高Cho血症）

電 Fe↓（鉄欠乏性貧血）

肝 AST・ALT・γ-GTP・ALP↑（肝障害）

腎 Cre・BUN↑・GFR↓（腎障害）

アリスキレンフマル酸塩（ラジレス®錠）

降圧薬／レニン阻害薬

電 K↑

腎 Cre・BUN↑・GFR↓〈腎障害〉

アリピプラゾール（エビリファイ®錠）⚠

抗精神病薬／DPA

血 RBC・Hb↓〈貧血〉，WBC・好中球↓〈顆粒球減少症，無顆粒球症〉

糖 Glu↑↓〈高血糖，低血糖〉，ケトン体↑〈ケトアシドーシス〉

電 Fe↓〈鉄欠乏性貧血，月経過多〉

肝 AST・ALT・γ-GTP・T-Bil・ALP〈肝障害，〈T-Bil〉黄疸〉

他 CK・ミオグロビン↑〈悪性症候群，横紋筋融解症〉

アリメマジン酒石酸塩（アリメジン®シロップ）

抗アレルギー薬／H₁受容体拮抗薬（第一世代）

肝 AST・ALT・γ-GTP・T-Bil・ALP↑〈肝障害，〈T-Bil〉黄疸〉

アリルエストレノール（パーセリン®錠）

排尿障害治療薬

肝 AST・ALT・γ-GTP・T-Bil・ALP↑〈肝障害，〈T-Bil〉黄疸〉

腎 Cre・BUN↑・GFR↓〈腎障害〉

アルジオキサ（アランタ®SF錠）

消化性潰瘍治療薬／防御因子増強薬

腎 Cre・BUN↑・GFR↓〈腎障害〉

アルファカルシドール（ワンアルファ®錠）

活性型ビタミンD₃製剤

電 Ca↑

肝 AST・ALT・γ-GTP・T-Bil・ALP↑〈肝障害，〈T-Bil〉黄疸〉

腎 Cre・BUN↑・GFR↓〈腎障害，急性腎不全〉

アルプラゾラム（コンスタン®錠）

抗不安薬／ベンゾジアゼピン系

肝 AST・ALT・γ-GTP・T-Bil・ALP↑〈肝障害，〈T-Bil〉黄疸〉

腎 Cre・BUN↑・GFR↓〈腎障害〉

アルプレノロール塩酸塩（スカジロール®カプセル）⚠️

狭心症治療薬／β遮断薬

🩸 Plt↓

🍬 Glu↓（低血糖）

🫀 AST・ALT・γ-GTP・ALP↑（肝障害）

🫘 Cre・BUN↑・GFR↓（腎障害）

アルベンダゾール（エスカゾール®錠）

抗条虫薬

🩸 RBC・Hb↓（貧血，汎血球減少），WBC・好中球↓（汎血球減少，顆粒球減少症）

🫀 AST・ALT・γ-GTP・T-Bil・ALP↑（肝障害，〈T-Bil〉黄疸）

アルミノパラアミノサリチル酸カルシウム水和物（アルミノニッパスカルシウム®顆粒）

抗結核薬

🩸 RBC・Hb↓（貧血），WBC・好中球↓（顆粒球減少症，無顆粒球症），Plt↓

🔋 Ca↑

🫀 AST・ALT・γ-GTP・T-Bil・ALP↑（肝障害，〈T-Bil〉黄疸）

🫘 Cre・BUN↑・GFR↓（腎障害）

アレクチニブ塩酸塩（アレセンサ®カプセル）⚠️

抗がん薬／分子標的薬

🩸 WBC・好中球↓（汎血球減少，顆粒球減少症）

🫀 AST・ALT・γ-GTP・ALP↑（肝障害）

アレンドロン酸ナトリウム水和物（フォサマック®錠）

ビスホスホネート製剤

🩸 RBC・Hb↓（貧血），WBC↓（顆粒球減少症）

🔋 K↑，Ca↓，P↓，Fe↓（鉄欠乏性貧血，慢性消化管出血）

🫀 AST・ALT・γ-GTP・T-Bil・ALP↑（肝障害，〈T-Bil〉黄疸）

🫘 Cre・BUN↑・GFR↓（腎障害）

🧪 Alb↓（低Alb血症）

アログリプチン安息香酸塩（ネシーナ®錠）⚠

糖尿病治療薬／DPP-4 阻害薬

（糖）Glu↓（低血糖）

（肝）AST・ALT・γ-GTP・T-Bil・ALP↑（肝障害，〈T-Bil〉黄疸）

（腎）Cre・BUN↑・GFR↓（腎障害）

（他）CK・ミオグロビン↑（横紋筋融解症）

アログリプチン安息香酸塩・ピオグリタゾン塩酸塩（リオベル®配合錠）⚠

糖尿病治療薬

（糖）Glu↓（低血糖），HbA1c↓，ケトン体↑（ケトアシドーシス）

（肝）AST・ALT・γ-GTP・T-Bil・ALP・LDH↑（肝障害，〈T-Bil〉黄疸）

（腎）Cre・BUN↑・GFR↓（腎障害）

（他）CK・ミオグロビン↑（横紋筋融解症）

アロチノロール塩酸塩（アロチノロール塩酸塩錠）⚠

降圧薬／αβ遮断薬

（糖）Glu↓（低血糖）

（肝）AST・ALT・γ-GTP・T-Bil・ALP・LDH↑（肝障害，〈T-Bil〉黄疸）

（腎）Cre・BUN↑・GFR↓・尿酸↑（腎障害）

アロプリノール（ザイロリック®錠）

尿酸生成抑制薬

（血）RBC・Hb↓（貧血，汎血球減少），WBC・好中球↓（汎血球減少，顆粒球減少症），Plt↓

（電）Fe↓（鉄欠乏性貧血）

（肝）AST・ALT・γ-GTP・T-Bil・ALP↑（肝障害，〈T-Bil〉黄疸）

（腎）Cre・BUN↑・GFR↓（腎障害，間質性腎炎）

（他）CK・ミオグロビン↑（横紋筋融解症）

アンピシリン水和物（ビクシリン®カプセル）

抗菌薬／広範囲ペニシリン系

（血）RBC・Hb↓（貧血），好中球↓（無顆粒球症）

（電）Fe↓（鉄欠乏性貧血）

（腎）Cre・BUN↑・GFR↓（腎障害，急性腎不全）

アンピシリン水和物・クロキサシリンナトリウム水和物 （ビクシリン®S 配合錠）
抗菌薬／複合ペニシリン系

🩸 RBC・Hb↓（貧血），好中球↓（無顆粒球症）

⚡ Fe↓（鉄欠乏性貧血）

🫘 Cre・BUN↑・GFR↓（腎障害，急性腎不全）

アンピロキシカム （フルカム®カプセル）
NSAIDs／オキシカム系

🩸 RBC・Hb↓（貧血），WBC↓（顆粒球減少症），Plt↓

🩸 PT↑（出血傾向，易出血）

⚡ Na↑，K↑，Fe↓（鉄欠乏性貧血）

🫀 AST・ALT・γ-GTP・T-Bil・ALP・LDH↑（肝障害，〈T-Bil〉黄疸）

🫘 Cre・BUN↑・GFR↓（腎障害，急性腎不全）

🥚 Alb↓（低 Alb 血症）

アンフェナクナトリウム水和物 （フェナゾックス®カプセル）
NSAIDs／アリール酢酸系

🫀 AST・ALT・γ-GTP・T-Bil・ALP↑（肝障害，〈T-Bil〉黄疸）

🫘 Cre・BUN↑・GFR↓（腎障害）

アンブリセンタン （ヴォリブリス®錠）
血管拡張薬／エンドセリン受容体拮抗薬

🩸 RBC・Hb↓（貧血）

⚡ Fe↓（鉄欠乏性貧血）

🫀 AST・ALT・γ-GTP・T-Bil・ALP↑（肝障害，〈T-Bil〉黄疸）

🫘 Cre・BUN↑・GFR↓（腎障害）

アンブロキソール塩酸塩 （ムコソルバン®錠）
去痰薬／気道潤滑薬

🫀 AST・ALT・γ-GTP・ALP↑（肝障害）

イグラチモド（ケアラム®錠）
抗リウマチ薬／免疫調節薬

- 血 RBC・Hb↓（貧血, 汎血球減少）, WBC・好中球↓（汎血球減少, 顆粒球減少症）, 好酸球↑, Plt↑↓
- 電 Fe↓（鉄欠乏性貧血）
- 肝 AST・ALT・γ-GTP・T-Bil・ALP↑（肝障害,〈T-Bil〉黄疸）
- 腎 Cre・BUN↑・GFR↓（腎障害）, NAG↑（尿細管障害性薬剤による腎機能低下）
- 炎 CRP↑（炎症増加, 間質性肺炎）

イコサペント酸エチル（エパデール®カプセル）
脂質異常症治療薬／〈抗血小板薬〉／多価不飽和脂肪酸

- 血 RBC・Hb↓（貧血）, Plt↓
- 電 Fe↓（鉄欠乏性貧血）
- 肝 AST・ALT・γ-GTP・T-Bil・ALP↑（肝障害,〈T-Bil〉黄疸）
- 腎 Cre・BUN↑（腎障害）
- 他 CK↑

イストラデフィリン（ノウリアスト®錠）
パーキンソン病治療薬／アデノシン A2A 受容体拮抗薬

- 肝 AST・ALT・γ-GTP・T-Bil・ALP↑（肝障害,〈T-Bil〉黄疸）

イソソルビド（イソバイド®シロップ）
利尿薬／浸透圧利尿薬

- 腎 Cre・BUN↑・GFR↓（腎障害）

イソニアジド（イスコチン®錠）
抗結核薬

- 血 RBC・Hb↓（貧血）, WBC↓（顆粒球減少症）, Plt↓
- 電 Fe↓（鉄欠乏性貧血）
- 肝 AST・ALT・γ-GTP・T-Bil・ALP↑（肝障害,〈T-Bil〉黄疸）
- 腎 Cre・BUN↑・GFR↓（腎障害）

イソニアジドメタンスルホン酸ナトリウム水和物 （ネオイスコチン®錠）
抗結核薬

🩸RBC・Hb↓〈貧血〉，WBC・好中球↓〈顆粒球減少症，無顆粒球症〉，Plt↓

⚡Fe↓〈鉄欠乏性貧血〉

🫀AST・ALT・γ-GTP・T-Bil・ALP↑〈肝障害，〈T-Bil〉黄疸〉

🫘Cre・BUN↑・GFR↓〈腎障害，間質性腎炎〉

dl-イソプレナリン塩酸塩 （アスプール®液）
気管支喘息治療薬／β刺激薬

⚡K↓

🫀AST・ALT・γ-GTP・T-Bil・ALP↑〈肝障害，〈T-Bil〉黄疸〉

🫘Cre・BUN↑・GFR↓〈腎障害〉

イソプロピルアンチピリン （ヨシピリン末）
鎮痛薬／ピラゾロン系

🩸RBC・Hb↓〈貧血〉，WBC↓〈顆粒球減少症〉

⚡Fe↓〈鉄欠乏性貧血〉

🫘Cre・BUN↑・GFR↓〈腎障害〉

イソロイシン・ロイシン・バリン （リーバクト®配合顆粒）
肝疾患治療薬／肝不全治療薬

🫘BUN↑〈過剰投与〉

一硝酸イソソルビド （アイトロール®錠）
狭心症治療薬／硝酸薬

🩸RBC・Hb↓〈貧血〉

⚡Fe↓〈鉄欠乏性貧血〉

🫀AST・ALT・γ-GTP・T-Bil・ALP↑〈肝障害，〈T-Bil〉黄疸〉

🫘Cre・BUN↑・GFR↓〈腎障害〉

イトプリド塩酸塩 （ガナトン®錠）
胃腸機能調整薬／ドパミン受容体拮抗薬

🫀AST・ALT・γ-GTP・T-Bil・ALP↑〈肝障害，〈T-Bil〉黄疸〉

イトラコナゾール（イトリゾール®カプセル）
深在性・表在性抗真菌薬／トリアゾール系

肝 AST・ALT・γ-GTP・T-Bil・ALP↑（肝障害，〈T-Bil〉黄疸）

腎 Cre・BUN↑・GFR↓（腎障害）

イノシンプラノベクス（イソプリノシン®錠）
SSPE 予防・治療薬

血 RBC・Hb↑，WBC↓，Plt↑

肝 AST・ALT・ALP・LDH↑（肝障害）

腎 Cre・BUN↑・GFR↓（腎障害），尿酸↑（高尿酸血症）

イブジラスト（ケタス®カプセル）
抗アレルギー薬／メディエーター遊離抑制薬

血 Plt↓

肝 AST・ALT・γ-GTP・T-Bil・ALP↑（肝障害，〈T-Bil〉黄疸）

イブプロフェン（ブルフェン®錠）
NSAIDs／プロピオン酸系

血 RBC・Hb↓（貧血），好中球↓（無顆粒球症），Plt↓

電 K↑，Fe↓（鉄欠乏性貧血）

肝 AST・ALT・γ-GTP・T-Bil・ALP↑（肝障害，〈T-Bil〉黄疸）

腎 Cre・BUN↑・GFR↓（腎障害，急性腎不全，間質性腎炎）

蛋 Alb↓（低 Alb 血症）

イプラグリフロジン L-プロリン（スーグラ®錠）⚠

糖尿病治療薬／SGLT-2 阻害薬

糖 Glu↓（低血糖），HbA1c↓，ケトン体↑（ケトアシドーシス）

肝 AST・ALT・γ-GTP・ALP↑（肝障害）

腎 Cre・BUN↑・GFR↓（腎障害）

イベルメクチン（ストロメクトール®錠）
抗線虫薬

血 RBC・Hb↓（貧血），WBC↓，Plt↓

肝 AST・ALT・γ-GTP・T-Bil・ALP↑（肝障害，〈T-Bil〉黄疸）

腎 BUN↑

イマチニブメシル酸塩（グリベック®錠） ⚠

抗がん薬／分子標的薬

- ⎇ RBC・Hb↓（貧血，汎血球減少，骨髄抑制），WBC・好中球↓（汎血球減少，顆粒球減少症，骨髄抑制），Plt↓
- ⎈ K↓，Ca↓，P↓，Fe↓（鉄欠乏性貧血）
- 肝 AST・ALT・γ-GTP・T-Bil・ALP↑（肝障害，〈T-Bil〉黄疸）
- 腎 Cre・BUN↑・GFR↓・尿酸↑（腎障害，急性腎不全）
- 他 CK・ミオグロビン↑（横紋筋融解症）

イミダフェナシン（ウリトス®錠）

頻尿・過活動膀胱治療薬

- 肝 AST・ALT・γ-GTP・T-Bil・ALP↑（肝障害，〈T-Bil〉黄疸）
- 腎 Cre・BUN↑・GFR↓（腎障害）

イミダプリル塩酸塩（タナトリル®錠）

降圧薬／ACE阻害薬

- ⎇ RBC・WBC・好中球↓（汎血球減少），Plt↓
- 糖 Glu↓（低血糖）
- ⎈ K↑
- 肝 AST・ALT・γ-GTP・T-Bil↑（肝障害，〈T-Bil〉黄疸）
- 腎 Cre・BUN↑・GFR↓（腎障害，急性腎不全）
- 他 CK・ミオグロビン↑（悪性症候群）

イミプラミン塩酸塩（トフラニール®錠） ⚠

抗うつ薬／三環系

- ⎇ WBC↑，好中球↓（無顆粒球症）
- ⎈ Na↓，K↓
- 肝 AST・ALT・γ-GTP・T-Bil・ALP↑（肝障害，〈T-Bil〉黄疸）
- 腎 Cre・BUN↑・GFR↓（腎障害）
- 他 CK・ミオグロビン↑（悪性症候群）

イルベサルタン（イルベタン®錠）
降圧薬／ARB

- 血 RBC・Hb↓（貧血），WBC↓（顆粒球減少症），好酸球↑
- 糖 Glu↓（低血糖）
- 脂 T-Cho↑（高 Cho 血症）
- 電 K↑
- 肝 AST・ALT・γ-GTP・T-Bil・ALP↑（肝障害，〈T-Bil〉黄疸）
- 腎 Cre・BUN↑・GFR↓（腎障害）
- 他 CK・ミオグロビン↑（横紋筋融解症）

イルベサルタン・アムロジピンベシル酸塩
（アイミクス®配合錠）
降圧薬／ARB・Ca 拮抗薬配合剤

- 血 RBC・Hb↓（貧血），WBC↑↓，好中球↓（無顆粒球症），好酸球↑，Plt↓
- 糖 Glu↑↓（高血糖，低血糖）
- 脂 T-Cho↑（高 Cho 血症）
- 電 K↑，Fe↓（鉄欠乏性貧血）
- 肝 AST・ALT・γ-GTP・T-Bil・ALP↑（肝障害，劇症肝炎，〈T-Bil〉黄疸）
- 腎 Cre・BUN↑・GFR↓（腎障害，急性腎不全）
- 他 CK・ミオグロビン↑（横紋筋融解症）

イルベサルタン・トリクロルメチアジド
（イルトラ®配合錠）
降圧薬／ARB・利尿薬配合剤

- 血 RBC・Hb↓（貧血）
- 糖 Glu↑↓（高血糖，低血糖）
- 電 Na↓，K↑↓，Ca↑，Fe↓（鉄欠乏性貧血）
- 肝 AST・ALT・γ-GTP・T-Bil・ALP↑（肝障害，〈T-Bil〉黄疸）
- 腎 Cre・BUN↑・GFR↓・尿酸↑（腎障害）
- 他 CK・ミオグロビン↑（横紋筋融解症）

インジセトロン塩酸塩（シンセロン®錠）
5-HT₃受容体拮抗制吐薬

- 肝 AST・ALT・γ-GTP・T-Bil・ALP↑（肝障害，〈T-Bil〉黄疸）

インジナビル硫酸塩エタノール付加物 （クリキシバン®カプセル） ⚠

抗 HIV 薬／HIV プロテアーゼ阻害薬

- 🩸RBC・Hb↓（貧血），WBC↑，好中球↓（汎血球減少，顆粒球減少症），Plt↓
- 糖Glu↑（高血糖）
- 電Fe↓（鉄欠乏性貧血）
- 肝AST・ALT・γ-GTP・T-Bil・ALP↑（肝障害，〈T-Bil〉黄疸）
- 腎Cre・BUN↑・GFR↓・尿酸↑（腎障害，間質性腎炎）
- 膵アミラーゼ↑（膵炎）

インスリンアスパルト （ノボラピッド®注） ⚠

糖尿病治療薬／インスリンアナログ（超速効型）

- 糖Glu↓（低血糖），HbA1c↓，ケトン体↑（ケトアシドーシス）
- 肝AST・ALT・γ-GTP・ALP↑（肝障害）
- 腎Cre・BUN↑・GFR↓（腎障害）

インスリングラルギン （ランタス®注） ⚠

糖尿病治療薬／インスリンアナログ（持効型溶解）

- 糖Glu↓（低血糖），HbA1c↓，ケトン体↑（ケトアシドーシス）
- 腎Cre・BUN↑・GFR↓（腎障害）

インスリングルリジン （アピドラ®注） ⚠

糖尿病治療薬／インスリンアナログ（超速効型）

- 糖Glu↓（低血糖），HbA1c↓，ケトン体↑（ケトアシドーシス）
- 腎Cre・BUN↑・GFR↓（腎障害）

インスリンデグルデク （トレシーバ®注） ⚠

糖尿病治療薬／インスリンアナログ（持効型溶解）

- 糖Glu↓（低血糖），HbA1c↓，ケトン体↑（ケトアシドーシス）
- 肝AST・ALT・γ-GTP・ALP↑（肝障害）
- 腎Cre・BUN↑・GFR↓（腎障害）

インスリンデテミル（レベミル®注） ⚠

糖尿病治療薬／インスリンアナログ（持効型溶解）

糖 Glu↓（低血糖），HbA1c↓，ケトン体↑（ケトアシドーシス）

肝 AST・ALT・γ-GTP・ALP↑（肝障害）

腎 Cre・BUN↑・GFR↓（腎障害）

蛋 Alb↓（低 Alb 血症）

インスリンヒト（ヒューマリン®R注） ⚠

糖尿病治療薬／インスリンヒト（速効型）

糖 Glu↓（低血糖），HbA1c↓，ケトン体↑（ケトアシドーシス）

肝 AST・ALT・γ-GTP・ALP↑（肝障害）

腎 Cre・BUN↑・GFR↓（腎障害）

インスリンリスプロ（ヒューマログ®注） ⚠

糖尿病治療薬／インスリンアナログ（超速効型）

糖 Glu↓（低血糖），HbA1c↓，ケトン体↑（ケトアシドーシス）

肝 AST・ALT・γ-GTP・T-Bil・ALP↑（肝障害，〈T-Bil〉黄疸）

腎 Cre・BUN↑・GFR↓（腎障害）

インターフェロンアルファ（スミフェロン®注） ⚠

肝疾患治療薬／インターフェロン製剤

血 RBC・Hb↓（貧血，汎血球減少），WBC・好中球↓（汎血球減少，顆粒球減少症），Plt↓

糖 Glu↑（高血糖）

電 Fe↓（鉄欠乏性貧血）

肝 AST・ALT・γ-GTP・T-Bil・ALP・LDH↑（肝障害，〈T-Bil〉黄疸）

腎 Cre・BUN↑・GFR↓・尿酸↑（腎障害，急性腎不全）

膵 アミラーゼ↑（膵炎）

炎 CRP↑（炎症増加）

インターフェロンアルファ-2b （イントロン®A 注射用） ⚠

肝疾患治療薬／インターフェロン製剤

- 🩸 RBC・Hb↓（貧血，汎血球減少），WBC・好中球↓（汎血球減少，顆粒球減少症），Plt↓
- 🟠 Glu↑（高血糖），ケトン体↑（ケトアシドーシス）
- 🟡 T-Cho↓（低 Cho 血症），HDL-C↓（肝硬変，腎不全）
- 🔵 Fe↑↓
- 🟤 AST・ALT・γ-GTP・T-Bil・ALP↑（肝障害，〈T-Bil〉黄疸）
- 🟣 Cre・BUN↑・GFR↓・尿酸↑（腎障害，急性腎不全）
- 🟪 アミラーゼ↑（膵炎）
- 🔴 CRP↑（炎症増加）
- 🟩 Alb↓（低 Alb 血症）
- ⬜ CK・ミオグロビン↑（横紋筋融解症）

インターフェロンベータ-1a （アボネックス®筋注）

自律神経作用薬その他／多発性硬化症再発予防薬

- 🩸 RBC・Hb↓（貧血，汎血球減少，骨髄抑制），WBC・好中球↓（汎血球減少，顆粒球減少症，骨髄抑制），Plt↓
- 🔵 Fe↓（鉄欠乏性貧血）
- 🟤 AST・ALT・γ-GTP・T-Bil・ALP↑（肝障害，〈T-Bil〉黄疸）
- 🟣 Cre・BUN↑・GFR↓（腎障害，急性腎不全）

インターフェロンベータ-1b （ベタフェロン®皮下注用）

多発性硬化症再発予防薬

- 🩸 RBC・Hb↓（貧血，汎血球減少，骨髄抑制），WBC・好中球↓（汎血球減少，顆粒球減少症，骨髄抑制），Plt↓
- 🟠 Glu↓（低血糖）
- 🟡 T-Cho↑（高 Cho 血症）
- 🔵 Fe↓（鉄欠乏性貧血）
- 🟤 AST・ALT・γ-GTP・T-Bil・ALP↑（肝障害，〈T-Bil〉黄疸）
- 🟣 Cre・BUN↑・GFR↓・尿酸↑（腎障害，急性腎不全）
- 🟩 Alb↓（低 Alb 血症）

インダカテロールマレイン酸塩 （オンブレス®吸入用カプセル）

気管支拡張薬／β_2刺激薬

- 🔵 K↓

インダカテロールマレイン酸塩・グリコピロニウム臭化物（ウルティブロ®吸入用カプセル）

気管支拡張薬／抗コリン薬・β_2刺激薬配合剤

電 K↓

腎 Cre・BUN↑・GFR↓（腎障害）

インダパミド（ナトリックス®錠）

利尿薬／サイアザイド類似

血 WBC↓（顆粒球減少症），Plt↓

糖 Glu↑（高血糖）

電 Na↓，K↓，Ca↑

肝 AST・ALT・γ-GTP・T-Bil・ALP↑（肝障害，〈T-Bil〉黄疸）

腎 Cre・BUN↑・GFR↓（腎障害，急性腎不全），尿酸↑（高尿酸血症）

インドメタシン（インテバン®SP徐放カプセル）

NSAIDs／アリール酢酸系

血 RBC・Hb↓（貧血，骨髄抑制），WBC↓（骨髄抑制），好中球↓（汎血球減少，顆粒球減少症，骨髄抑制），Plt↓

電 Fe↓（鉄欠乏性貧血）

肝 AST・ALT・γ-GTP・T-Bil・ALP↑（肝障害，〈T-Bil〉黄疸）

腎 Cre・BUN↑・GFR↓（腎障害）

インドメタシンファルネシル（インフリー®カプセル）

NSAIDs／アリール酢酸系

血 RBC・Hb↓（貧血），WBC↓（顆粒球減少症），Plt↓

電 K↑，Fe↓（鉄欠乏性貧血）

肝 AST・ALT・γ-GTP・T-Bil・ALP↑（肝障害，〈T-Bil〉黄疸）

腎 Cre・BUN↑・GFR↓（腎障害，急性腎不全）

ウラピジル（エブランチル®カプセル）

降圧薬／α遮断薬

肝 AST・ALT・γ-GTP・ALP↑（肝障害）

ウルソデオキシコール酸（ウルソ®錠）

催胆薬

血 WBC↓

肝 AST・ALT・γ-GTP・T-Bil・ALP↑（肝障害，〈T-Bil〉黄疸）

エカベトナトリウム水和物（ガストローム®顆粒）
消化性潰瘍治療薬／防御因子増強薬

肝 AST・ALT・γ-GTP・T-Bil・ALP↑ （肝障害，〈T-Bil〉黄疸）

エキセナチド（バイエッタ®皮下注） ⚠

糖尿病治療薬／インクレチン関連薬（GLP-1 アナログ）

糖 Glu↓ （低血糖），HbA1c↓，ケトン体↑ （ケトアシドーシス）

腎 Cre・BUN↑・GFR↓ （腎障害，急性腎不全）

エキセメスタン（アロマシン®錠） ⚠
抗がん薬／アロマターゼ阻害薬

肝 AST・ALT・γ-GTP・T-Bil・ALP↑ （肝障害，〈T-Bil〉黄疸）

エスシタロプラムシュウ酸塩（レクサプロ®錠） ⚠
抗うつ薬／SSRI

血 RBC・Hb↓ （貧血），WBC↑，Plt↑↓

電 Na↓

肝 AST・ALT・γ-GTP・T-Bil・ALP↑ （肝障害，〈T-Bil〉黄疸）

腎 Cre・BUN↑・GFR↓ （腎障害）

エスゾピクロン（ルネスタ®錠）
睡眠薬／非ベンゾジアゼピン系

肝 AST・ALT・γ-GTP・ALP↑ （肝障害）

腎 Cre・BUN↑・GFR↓ （腎障害）

エスタゾラム（ユーロジン®錠）
睡眠薬／ベンゾジアゼピン系

肝 AST・ALT・γ-GTP・T-Bil・ALP↑ （肝障害，〈T-Bil〉黄疸）

腎 Cre・BUN↑・GFR↓ （腎障害）

エストラジオール（ジュリナ®錠／エストラーナ®テープ）
卵胞ホルモン

脂 TG↑ （高 TG 血症）

肝 AST・ALT・γ-GTP・T-Bil・ALP↑ （肝障害，〈T-Bil〉黄疸）

腎 Cre・BUN↑・GFR↓ （腎障害）

エストラジオール・酢酸ノルエチステロン
（メノエイド®コンビパッチ）
卵胞ホルモン・黄体ホルモン配合剤

脂 TG↑（高 TG 血症）

肝 AST・ALT・γ-GTP・T-Bil・ALP↑（肝障害，〈T-Bil〉黄疸）

腎 Cre・BUN↑・GFR↓（腎障害）

エストラジオール・レボノルゲストレル
（ウェールナラ®配合錠）
卵胞ホルモン・黄体ホルモン配合剤

脂 TG↑（高 TG 血症）

肝 AST・ALT・γ-GTP・T-Bil・ALP↑（肝障害，〈T-Bil〉黄疸）

腎 Cre・BUN↑・GFR↓（腎障害）

エストラムスチンリン酸エステルナトリウム水和物
（エストラサイト®カプセル） ⚠

抗がん薬／エストラジオール・ナイトロジェンマスタード

血 RBC・Hb↓（貧血）

肝 AST・ALT・γ-GTP・T-Bil・ALP↑（肝障害，〈T-Bil〉黄疸）

腎 Cre・BUN↑・GFR↓（腎障害）

エストリオール（ホーリン®錠）
卵胞ホルモン

電 Ca↑

肝 AST・ALT・γ-GTP・T-Bil・ALP↑（肝障害，〈T-Bil〉黄疸）

腎 Cre・BUN↑・GFR↓（腎障害）

エスフルルビプロフェン・ハッカ油（ロコア®テープ）
外皮用 NSAIDs／プロピオン酸系

血 RBC・Hb↓（貧血），Plt↓

電 K↑，Fe↓（鉄欠乏性貧血）

肝 AST・ALT・γ-GTP・T-Bil・ALP↑（肝障害，〈T-Bil〉黄疸）

腎 Cre・BUN↑・GFR↓（腎障害，急性腎不全）

蛋 Alb↓（低 Alb 血症）

エゼチミブ（ゼチーア®錠）
脂質異常症治療薬／小腸コレステロールトランスポーター阻害薬

肝 AST・ALT・γ-GTP・ALP↑（肝障害）

他 CK・ミオグロビン↑（横紋筋融解症）

エソメプラゾールマグネシウム水和物
（ネキシウム®カプセル）
消化性潰瘍治療薬／プロトンポンプ阻害薬

血 RBC・Hb↓（貧血，汎血球減少），WBC・好中球↓（汎血球減少，顆粒球減少症），Plt↓

電 Na↓，Fe↓（鉄欠乏性貧血）

肝 AST・ALT・γ-GTP・T-Bil・ALP↑（肝障害，劇症肝炎，〈T-Bil〉黄疸）

腎 Cre・BUN↑・GFR↓（腎障害，急性腎不全，間質性腎炎）

他 CK・ミオグロビン↑（横紋筋融解症）

エタネルセプト（エンブレル®皮下注） ⚠

抗リウマチ薬／生物学的製剤

血 RBC・Hb↓（貧血），WBC↑，好中球↑，好酸球↑，Plt↑

脂 T-Cho↑（高 Cho 血症）

電 Fe↓（鉄欠乏性貧血）

肝 AST・ALT・γ-GTP・T-Bil・ALP↑（肝障害，〈T-Bil〉黄疸）

腎 Cre・BUN↑・GFR↓（腎障害，急性腎不全）

炎 CRP↑（炎症増加）

エタンブトール塩酸塩（エサンブトール®錠）
抗結核薬

血 Plt↓

肝 AST・ALT・γ-GTP・T-Bil・ALP↑（肝障害，〈T-Bil〉黄疸）

腎 Cre・BUN↑・GFR↓（腎障害）

エチオナミド（ツベルミン®錠）
抗結核薬

肝 AST・ALT・γ-GTP・T-Bil・ALP↑（肝障害，〈T-Bil〉黄疸）

腎 Cre・BUN↑・GFR↓（腎障害）

エチゾラム（デパス®錠） ⚠

抗不安薬／ベンゾジアゼピン系

血 WBC↑

肝 AST・ALT・γ-GTP・T-Bil・ALP↑（肝障害，〈T-Bil〉黄疸）

腎 Cre・BUN↑・GFR↓（腎障害）

他 CK・ミオグロビン↑（横紋筋融解症）

エチドロン酸ニナトリウム（ダイドロネル®錠）

ビスホスホネート製剤／骨粗しょう症治療薬

血 RBC・Hb↓（貧血，汎血球減少），WBC・好中球↓（汎血球減少，顆粒球減少症）

電 Fe↓（鉄欠乏性貧血）

肝 AST・ALT・γ-GTP・T-Bil・ALP・LDH↑（肝障害，〈T-Bil〉黄疸）

腎 Cre・BUN↑・GFR↓（腎障害）

エチニルエストラジオール（プロセキソール®錠） ⚠

卵胞ホルモン

止 PT・APTT・PT-INR↓（凝固能亢進，血栓傾向）

肝 AST・ALT・γ-GTP・T-Bil・ALP↑（肝障害，〈T-Bil〉黄疸）

腎 Cre・BUN↑・GFR↓（腎障害）

L-エチルシステイン塩酸塩（チスタニン®糖衣錠）

去痰薬／気道粘液溶解薬

肝 AST・ALT・γ-GTP・T-Bil・ALP↑（肝障害，〈T-Bil〉黄疸）

エチルモルヒネ塩酸塩水和物
（エチルモルヒネ塩酸塩水和物原末）

麻薬／モルヒナン系オピオイド

肝 AST・ALT・γ-GTP・T-Bil・ALP↑（肝障害，〈T-Bil〉黄疸）

腎 Cre・BUN↑・GFR↓（腎障害）

エデト酸カルシウムニナトリウム水和物
（ブライアン®錠）

中毒治療薬／金属による急性中毒治療薬

腎 Cre・BUN↑・GFR↓（腎障害）

エテンザミド（エテンザミド末）
鎮痛薬／サリチル酸アミド系

血 Plt↓（出血傾向）

止 PT・APTT↑（出血傾向）

肝 AST・ALT・γ-GTP・T-Bil・ALP↑（肝障害，〈T-Bil〉黄疸）

腎 Cre・BUN↑・GFR↓（腎障害）

エドキサバントシル酸塩水和物（リクシアナ®錠）⚠
抗血栓薬／NOAC

血 RBC・Hb↓（貧血）

電 Fe↓（鉄欠乏性貧血）

肝 AST・ALT・γ-GTP・T-Bil・ALP↑（肝障害，〈T-Bil〉黄疸）

腎 Cre・BUN↑・GFR↓（腎障害）

エトスクシミド（エピレオプチマル®散）⚠
抗てんかん薬／サクシミド系

血 RBC・Hb↓（貧血，汎血球減少），WBC・好中球↓（汎血球減少，顆粒球減少症）

電 Fe↓（鉄欠乏性貧血）

肝 AST・ALT・γ-GTP・T-Bil・ALP↑（肝障害，〈T-Bil〉黄疸）

腎 Cre・BUN↑・GFR↓（腎障害）

エトトイン（アクセノン末）⚠
抗てんかん薬／ヒダントイン系

血 RBC・Hb↓（貧血，汎血球減少），WBC・好中球↓（汎血球減少，顆粒球減少症），Plt↓

電 Ca・P↓（クル病，骨軟化症），Fe↓（鉄欠乏性貧血）

肝 AST・ALT・γ-GTP・T-Bil・ALP↑（肝障害，〈T-Bil〉黄疸）

腎 Cre・BUN↑・GFR↓（腎障害，急性腎不全，間質性腎炎）

他 CK・ミオグロビン↑（横紋筋融解症）

エトドラク（ハイペン®錠）
NSAIDs／アリール酢酸系

血 RBC・Hb↓（貧血，汎血球減少），WBC・好中球↓（汎血球減少，顆粒球減少症），Plt↓

電 Fe↓（鉄欠乏性貧血）

肝 AST・ALT・γ-GTP・T-Bil・ALP↑（肝障害，〈T-Bil〉黄疸）

腎 Cre・BUN↑・GFR↓（腎障害，急性腎不全，間質性腎炎）

エトポシド（ラステット®Sカプセル） ⚠

抗がん薬／トポイソメラーゼⅡ阻害薬

|血| RBC・Hb↓（貧血，汎血球減少，骨髄抑制），WBC・好中球↓（汎血球減少，顆粒球減少症，骨髄抑制），Plt↓

|電| Fe↓（鉄欠乏性貧血）

|肝| AST・ALT・γ-GTP・T-Bil・ALP↑（肝障害，〈T-Bil〉黄疸）

|腎| Cre・BUN↑・GFR↓（腎障害）

エトラビリン（インテレンス®錠） ⚠

抗HIV薬／非ヌクレオシド系逆転写酵素阻害薬

|血| RBC・Hb↓（貧血），好酸球↑，Plt↓

|糖| Glu↑（高血糖）

|脂| T-Cho↑（高Cho血症），TG↑（高TG血症）

|電| Fe↓（鉄欠乏性貧血）

|肝| AST・ALT・γ-GTP・T-Bil・ALP・LDH↑（肝障害，〈T-Bil〉黄疸）

|腎| Cre・BUN↑・GFR↓・尿酸↑（腎障害，急性腎不全）

|他| CK・ミオグロビン↑（横紋筋融解症）

エトレチナート（チガソン®カプセル）

ビタミンA・レチノイド／乾癬治療薬

|肝| AST・ALT・γ-GTP・T-Bil・ALP↑（肝障害，〈T-Bil〉黄疸）

|腎| Cre・BUN↑・GFR↓（腎障害）

エナラプリルマレイン酸塩（レニベース®錠）

降圧薬／ACE阻害薬

|血| RBC・Hb↓（貧血，汎血球減少），WBC・好中球↓（汎血球減少，顆粒球減少症），Plt↓

|糖| Glu↓（低血糖）

|電| Na↓，K↑，Fe↓（鉄欠乏性貧血）

|肝| AST・ALT・γ-GTP・ALP↑（肝障害）

|腎| Cre・BUN↑・GFR↓（腎障害，急性腎不全）

|膵| アミラーゼ↑（膵炎）

エバスチン（エバステル®錠）

抗アレルギー薬／H₁受容体拮抗薬（第二世代）

|肝| AST・ALT・γ-GTP・T-Bil・ALP↑（肝障害，〈T-Bil〉黄疸）

エパルレスタット（キネダック®錠）
糖尿病治療薬／アルドース還元酵素阻害薬

🩸 Plt↓

肝 AST・ALT・γ-GTP・T-Bil・ALP↑（肝障害，〈T-Bil〉黄疸）

エピナスチン塩酸塩（アレジオン®錠）
抗アレルギー薬／H₁受容体拮抗薬（第二世代）

🩸 WBC↑，Plt↓

肝 AST・ALT・γ-GTP・T-Bil・ALP・LDH↑（肝障害，〈T-Bil〉黄疸）

エファビレンツ（ストックリン®錠） ⚠

抗HIV薬／非ヌクレオシド系逆転写酵素阻害薬

🩸 RBC・Hb↓（貧血）

糖 Glu↑（高血糖）

脂 T-Cho↑（高Cho血症），TG↑（高TG血症）

肝 AST・ALT・γ-GTP・T-Bil・ALP↑（肝障害，〈T-Bil〉黄疸）

エフェドリン塩酸塩（エフェドリン塩酸塩散）
気管支喘息治療薬／β刺激薬

電 K↓

エプタコグアルファ（ノボセブン®HI静注用）
血液製剤／血液凝固第Ⅶ因子

🩸 Plt↓

肝 AST・ALT・γ-GTP・T-Bil・ALP↑（肝障害，〈T-Bil〉黄疸）

エプレレノン（セララ®錠）
降圧薬／K保持性利尿薬

電 K↑

肝 AST・ALT・γ-GTP・ALP↑（肝障害）

腎 Cre・BUN↑・GFR↓（腎障害）

エペリゾン塩酸塩（ミオナール®錠）
筋弛緩薬／中枢性

肝 AST・ALT・γ-GTP・ALP↑（肝障害）

エベロリムス（アフィニトール®錠）

抗がん薬／分子標的薬

- 血 RBC・Hb↓（貧血，汎血球減少），WBC・好中球↓（汎血球減少，顆粒球減少症），Plt↓
- 糖 Glu↑（高血糖）
- 脂 T-Cho↑（高 Cho 血症），TG↑（高 TG 血症）
- 電 Fe↓（鉄欠乏性貧血）
- 肝 AST・ALT・γ-GTP・T-Bil・ALP↑（肝障害，〈T-Bil〉黄疸）
- 腎 Cre・BUN↑・GFR↓・尿酸↑（腎障害）

エホニジピン塩酸塩エタノール付加物（ランデル®錠）

降圧薬／Ca 拮抗薬（ジヒドロピリジン系）

- 肝 AST・ALT・γ-GTP・ALP↑（肝障害）

エムトリシタビン（エムトリバ®カプセル）

抗 HIV 薬／ヌクレオシド系逆転写酵素阻害薬

- 血 WBC↓（顆粒球減少症）
- 糖 Glu↑（高血糖）
- 脂 T-Cho↑（高 Cho 血症）
- 肝 AST・ALT・γ-GTP・T-Bil・ALP↑（肝障害，〈T-Bil〉黄疸）
- 腎 Cre・BUN↑・GFR↓（腎障害）

エムトリシタビン・テノホビルジソプロキシルフマル酸塩（ツルバダ®配合錠）

抗 HIV 薬／ヌクレオシド系逆転写酵素阻害薬

- 血 WBC・好中球↓
- 糖 Glu↑（高血糖）
- 脂 T-Cho↑（高 Cho 血症），TG↑（高 TG 血症，膵炎）
- 電 K↓
- 肝 AST・ALT・γ-GTP・T-Bil・ALP↑（肝障害，〈T-Bil〉黄疸）
- 腎 Cre・BUN↑・GFR↓（腎障害，急性腎不全）
- 膵 アミラーゼ↑（膵炎）

エメダスチンフマル酸塩（レミカット®カプセル）

抗アレルギー薬／H_1 受容体拮抗薬（第二世代）

- 肝 AST・ALT・γ-GTP・T-Bil・ALP↑（肝障害，〈T-Bil〉黄疸）

エモルファゾン（ペントイル®錠）

NSAIDs／塩基性

肝 AST・ALT・γ-GTP・T-Bil・ALP↑（肝障害，〈T-Bil〉黄疸）

腎 Cre・BUN↑・GFR↓（腎障害）

エリグルスタット酒石酸塩（サデルガ®カプセル）

先天性代謝異常症治療薬

血 RBC・Hb↓（貧血）

電 Fe↓（鉄欠乏性貧血）

肝 AST・ALT・γ-GTP・ALP↑（肝障害）

エリスロマイシン（エリスロシン®錠）

抗菌薬／マクロライド系

肝 AST・γ-GTP↑（肝障害），ALT・ALP↑（アレルギー性肝障害）

腎 Cre・BUN↑・GFR↓（腎障害，急性腎不全，間質性腎炎）

エルゴタミン酒石酸塩・無水カフェイン配合剤（クリアミン®配合錠）

片頭痛・慢性頭痛治療薬／エルゴタミン製剤

血 RBC・Hb↓（貧血），WBC↓

電 Fe↓（鉄欠乏性貧血）

肝 AST・ALT・γ-GTP・T-Bil・ALP↑（肝障害，〈T-Bil〉黄疸）

腎 Cre・BUN↑・GFR↓（腎障害）

エルデカルシトール（エディロール®カプセル）

活性型ビタミンD_3製剤

血 RBC・Hb↓（貧血），WBC↓（顆粒球減少症）

電 Ca↑，Fe↓（鉄欠乏性貧血）

肝 AST・ALT・γ-GTP・ALP↑（肝障害）

腎 Cre・BUN↑・GFR↓・尿酸↑（腎障害，急性腎不全）

エルトロンボパグオラミン（レボレード®錠）

造血薬／血小板減少症治療薬

血 Plt↑

電 K↓

肝 AST・ALT・γ-GTP・T-Bil・ALP↑（肝障害，〈T-Bil〉黄疸）

腎 Cre・BUN↑・GFR↓（腎障害）

エルビテグラビル・コビシスタット・エムトリシタビン・テノホビルジソプロキシルフマル酸塩（スタリビルド®配合錠） ⚠

抗 HIV 薬／HIV インテグラーゼ阻害薬

🩸 好中球↓ （汎血球減少，顆粒球減少症）
🧈 T-Cho↑ （高 Cho 血症），TG↑ （高 TG 血症，急性膵炎）
🫀 AST・ALT・γ-GTP・T-Bil・ALP↑ （肝障害，〈T-Bil〉黄疸）
🫘 Cre・BUN↑・GFR↓ （腎障害，急性腎不全）
🫃 アミラーゼ↑ （膵炎）

エルロチニブ塩酸塩（タルセバ®錠） ⚠

抗がん薬／分子標的薬

🩸 RBC・WBC・好中球↓ （骨髄抑制）
🫀 AST・ALT・γ-GTP・T-Bil・ALP↑ （肝障害，〈T-Bil〉黄疸）
🫘 Cre・BUN↑・GFR↓ （腎障害，急性腎不全）

エレトリプタン臭化水素酸塩（レルパックス®錠）

片頭痛・慢性頭痛治療薬／トリプタン系

🫀 AST・ALT・γ-GTP・ALP↑ （肝障害）

塩化カリウム（塩化カリウム末）

K 製剤

⚡ K↑
🫘 Cre・BUN↑・GFR↓ （腎障害）

塩化カルシウム水和物（塩化カルシウム水和物末）

Ca 製剤

⚡ Ca↑
🫘 Cre・BUN↑・GFR↓ （腎障害）

塩化ナトリウム（塩化ナトリウム液）

Na 製剤

🫘 Cre・BUN↑・GFR↓ （腎障害）

塩化マンガン四水和物（ボースデル®内用液）

造影剤／MRI 用

⚡ Fe↓

エンザルタミド（イクスタンジ®カプセル） ⚠

抗がん薬／抗アンドロゲン薬

🩸 Plt↓

塩酸シプロフロキサシン（シプロキサン®錠）

抗菌薬／ニューキノロン系

🩸 RBC・WBC・好中球↓（汎血球減少，骨髄抑制），Plt↓

糖 Glu↓（低血糖）

肝 AST・ALT・γ-GTP・T-Bil・ALP↑（肝障害，〈T-Bil〉黄疸）

腎 Cre・BUN↑・GFR↓（腎障害，急性腎不全，間質性腎炎）

他 CK・ミオグロビン↑（横紋筋融解症）

塩酸セルトラリン（ジェイゾロフト®錠） ⚠

抗うつ薬／SSRI

🩸 WBC↑，Plt↓

電 Na↓，K↓

肝 AST・ALT・γ-GTP・T-Bil・ALP↑（肝障害，〈T-Bil〉黄疸）

腎 BUN↑・GFR↓（腎障害）

他 CK・ミオグロビン↑（悪性症候群）

塩酸トリエンチン（メタライト®カプセル）

肝疾患治療薬／金属解毒薬

腎 Cre・BUN↑・GFR↓（腎障害）

塩酸ペンタゾシン（ソセゴン®錠）

麻薬拮抗性鎮痛薬／ベンゾモルファン系オピオイド

肝 AST・ALT・γ-GTP・ALP↑（肝障害）

塩酸モザバプタン（フィズリン®錠）

V_2 受容体拮抗薬

電 Na↑

肝 AST・ALT・γ-GTP・ALP↑（肝障害）

腎 Cre・BUN↑・GFR↓（腎障害）

塩酸リドカイン（キシロカイン®ビスカス）

局所麻酔薬／アミド型

肝 AST・ALT・γ-GTP・ALP↑（肝障害）

腎 Cre・BUN↑・GFR↓（腎障害）

塩酸ロペラミド（ロペミン®カプセル）
止瀉薬／腸運動抑制薬

肝 AST・ALT・γ-GTP・T-Bil・ALP↑（肝障害，〈T-Bil〉黄疸）

塩酸ロメフロキサシン（バレオン®錠）
抗菌薬／ニューキノロン系

糖 Glu↓（低血糖）

腎 Cre・BUN↑・GFR↓（腎障害，急性腎不全）

他 CK・ミオグロビン↑（横紋筋融解症）

塩酸ロメリジン（ミグシス®錠）
片頭痛・慢性頭痛治療薬／Ca拮抗薬

肝 AST・ALT・γ-GTP・ALP↑（肝障害）

エンタカポン（コムタン®錠）
パーキンソン病治療薬／COMT阻害薬

肝 AST・ALT・γ-GTP・T-Bil・ALP↑（肝障害，〈T-Bil〉黄疸）

腎 Cre・BUN↑・GFR↓（腎障害，急性腎不全）

他 CK・ミオグロビン↑（横紋筋融解症）

エンテカビル水和物（バラクルード®錠）
抗B型肝炎ウイルス薬

肝 AST・ALT・γ-GTP・T-Bil・ALP↑（肝障害，〈T-Bil〉黄疸）

腎 Cre・BUN↑・GFR↓（腎障害）

エンパグリフロジン（ジャディアンス®錠）　⚠
糖尿病治療薬／SGLT-2阻害薬

糖 Glu↓（低血糖），HbA1c↓，ケトン体↑（ケトアシドーシス）

腎 Cre・BUN↑・GFR↓（腎障害）

桜皮エキス・コデインリン酸塩水和物（サリパラ・コデイン液）
鎮咳薬／去痰薬配合

肝 AST・ALT・γ-GTP・T-Bil・ALP↑（肝障害，〈T-Bil〉黄疸）

腎 Cre・BUN↑・GFR↓（腎障害）

オキサゾラム（セレナール®錠）
抗不安薬／ベンゾジアゼピン系

肝 AST・ALT・γ-GTP・T-Bil・ALP↑（肝障害，〈T-Bil〉黄疸）

腎 Cre・BUN↑・GFR↓（腎障害）

オキサトミド（セルテクト®錠）
抗アレルギー薬／H_1受容体拮抗薬（第二世代）

血 好酸球↑，Plt↓

肝 AST・ALT・γ-GTP・T-Bil・ALP↑（肝障害，〈T-Bil〉黄疸）

オキサプロジン（アルボ®錠）
NSAIDs／プロピオン酸系

肝 AST・ALT・γ-GTP・T-Bil・ALP↑（肝障害，〈T-Bil〉黄疸）

腎 Cre・BUN↑・GFR↓（腎障害，急性腎不全）

オキシコドン塩酸塩水和物（オキノーム®散）
麻薬／モルフィナン系オピオイド

肝 AST・ALT・γ-GTP・T-Bil・ALP↑（肝障害，〈T-Bil〉黄疸）

腎 Cre・BUN↑・GFR↓（腎障害）

オキシブチニン塩酸塩（ポラキス®錠／ネオキシ®テープ）
頻尿・過活動膀胱治療薬

血 Plt↓

腎 Cre・BUN↑・GFR↓（腎障害）

オキシペルチン（ホーリット®錠）　⚠
抗精神病薬

血 WBC・好中球↓（顆粒球減少症，無顆粒球症）

肝 AST・ALT・γ-GTP・T-Bil・ALP↑（肝障害，〈T-Bil〉黄疸）

腎 BUN↑・GFR↓（腎障害）

他 CK・ミオグロビン↑（悪性症候群）

オキシメテバノール（メテバニール®錠）
鎮咳薬／中枢性麻薬性

肝 AST・ALT・γ-GTP・T-Bil・ALP↑（肝障害，〈T-Bil〉黄疸）

腎 Cre・BUN↑・GFR↓（腎障害）

オセルタミビルリン酸塩（タミフル®カプセル）
抗インフルエンザウイルス薬／ノイラミニダーゼ阻害薬

- 🩸 WBC↓, Plt↓
- 🫀 AST・ALT・γ-GTP・T-Bil・ALP↑（肝障害,〈T-Bil〉黄疸）
- 🫘 Cre・BUN↑・GFR↓（腎障害, 急性腎不全）

オフロキサシン（タリビッド®錠）
抗菌薬／ニューキノロン系

- 🩸 RBC・Hb↓（貧血, 汎血球減少）, WBC・好中球↓（汎血球減少, 顆粒球減少症）, Plt↓
- 🍬 Glu↓（低血糖）
- ⚡ Fe↓（鉄欠乏性貧血）
- 🫀 AST・ALT・γ-GTP・T-Bil・ALP↑（肝障害）
- 🫘 Cre・BUN↑・GFR↓（腎障害, 急性腎不全, 間質性腎炎）
- 他 CK・ミオグロビン↑（横紋筋融解症）

オマリグリプチン（マリゼブ®錠）　⚠
糖尿病治療薬／DPP-4 阻害薬

- 🍬 Glu↓（低血糖）, HbA1c↓, ケトン体↑（ケトアシドーシス）
- 🫘 Cre・BUN↑・GFR↓（腎障害）

オムビタスビル水和物・パリタプレビル水和物・リトナビル（ヴィキラックス®配合錠）
抗 C 型肝炎ウイルス薬

- 🩸 RBC・Hb↓（貧血）
- ⚡ Fe↓（鉄欠乏性貧血）
- 🫀 AST・ALT・γ-GTP・T-Bil・ALP↑（肝障害,〈T-Bil〉黄疸）

オメガ-3 脂肪酸エチル（ロトリガ®粒状カプセル）
脂質異常症治療薬／多価不飽和脂肪酸

- 🫀 AST・ALT・γ-GTP・T-Bil・ALP↑（肝障害,〈T-Bil〉黄疸）

オメプラゾール（オメプラール®錠）
消化性潰瘍治療薬／プロトンポンプ阻害薬

血 RBC・Hb↓（貧血，汎血球減少），WBC・好中球↓（汎血球減少，顆粒球減少症），Plt↓

電 Na↓，Fe↓（鉄欠乏性貧血）

肝 AST・ALT・γ-GTP・T-Bil・ALP↑（肝障害，劇症肝炎）

腎 Cre・BUN↑・GFR↓（腎障害，急性腎不全，間質性腎炎）

他 CK・ミオグロビン↑（横紋筋融解症）

オーラノフィン（オーラノフィン錠）
抗リウマチ薬／免疫調節薬

血 RBC・Hb↓（貧血），WBC・好中球↓（汎血球減少，顆粒球減少症），Plt↓

電 Fe↓（鉄欠乏性貧血）

肝 AST・ALT・ALP↑（肝障害）

腎 Cre・BUN↑・GFR↓（腎障害，急性腎不全）

オランザピン（ジプレキサ®錠） ⚠
抗精神病薬／MARTA

血 RBC・Hb↓（貧血），WBC↓，好中球↓（無顆粒球症）

糖 Glu↑↓（高血糖，低血糖），ケトン体↑（ケトアシドーシス）

脂 T-Cho↑（高Cho血症），TG↑（高TG血症）

肝 AST・ALT・γ-GTP・T-Bil・ALP↑（肝障害，〈T-Bil〉黄疸）

腎 Cre・BUN↑・GFR↓，尿酸↑（高尿酸血症）

他 CK・ミオグロビン↑（悪性症候群，横紋筋融解症）

オルメサルタンメドキソミル（オルメテック®錠）
降圧薬／ARB

血 RBC・Hb↓（貧血），WBC↑，Plt↓

糖 Glu↓（低血糖）

電 K↑，Fe↓（鉄欠乏性貧血）

肝 AST・ALT・γ-GTP・T-Bil・ALP↑（肝障害，〈T-Bil〉黄疸）

腎 Cre・BUN↑・GFR↓（腎障害）

炎 CRP↑（炎症増加）

他 CK・ミオグロビン↑（横紋筋融解症）

オルメサルタンメドキソミル・アゼルニジピン（レザルタス®配合錠）

降圧薬／ARB・Ca 拮抗薬配合剤

- 血 RBC・Hb↓（貧血），WBC↑, Plt↓
- 糖 Glu↓（低血糖）
- 脂 T-Cho↑（高 Cho 血症）
- 電 K↑, Fe↓（鉄欠乏性貧血）
- 肝 AST・ALT・γ-GTP・T-Bil・ALP↑（肝障害，〈T-Bil〉黄疸）
- 腎 Cre・BUN↑・GFR↓（腎障害）
- 他 CK・ミオグロビン↑（横紋筋融解症）

オロパタジン塩酸塩（アレロック®錠）

抗アレルギー薬／H_1 受容体拮抗薬（第二世代）

- 血 WBC↓（顆粒球減少症），Plt↓
- 脂 T-Cho↑（高 Cho 血症）
- 肝 AST・ALT・γ-GTP・T-Bil・ALP↑（肝障害，〈T-Bil〉黄疸）
- 腎 Cre・BUN↑（腎障害）

オロパタジン塩酸塩（パタノール®点眼液）

抗アレルギー薬／H_1 受容体拮抗薬（第二世代）

- 肝 AST・ALT↑（肝障害）

オンダンセトロン塩酸塩水和物（ゾフラン®錠）

5-HT_3 受容体拮抗制吐薬

- 肝 AST・ALT・γ-GTP・T-Bil・ALP↑（肝障害，〈T-Bil〉黄疸）

過酸化ベンゾイル（ベピオ®ゲル）

ざ瘡治療薬

- 血 WBC↑↓, Plt↑
- 脂 T-Cho↓（低 Cho 血症）
- 肝 T-Bil・ALT↑（肝機能低下）

葛根湯（葛根湯エキス顆粒）

漢方薬

- 電 K↓（偽アルドステロン症）
- 肝 AST・ALT・γ-GTP・T-Bil・ALP↑（肝障害，〈T-Bil〉黄疸）
- 腎 Cre・BUN↑・GFR↓（腎障害）

カナグリフロジン水和物（カナグル®錠） ⚠

糖尿病治療薬／SGLT-2 阻害薬

🔵（糖）Glu↓（低血糖），HbA1c↓，ケトン体↑（ケトアシドーシス）

🔵（腎）Cre・BUN↑・GFR↓（腎障害）

カナマイシン一硫酸塩（カナマイシンカプセル）

抗菌薬／アミノグリコシド系

🔵（腎）Cre・BUN↑・GFR↓（腎障害）

ガバペンチン（ガバペン®錠） ⚠

抗てんかん薬

🔵（血）Hb↓（貧血），WBC・好中球↓（汎血球減少，顆粒球減少症），
好酸球↑

🔵（肝）AST・ALT・γ-GTP・T-Bil・ALP・LDH↑（肝障害，
〈T-Bil〉黄疸）

🔵（腎）Cre・BUN↑・GFR↓（腎障害，急性腎不全）

🔵（他）CK・ミオグロビン↑（横紋筋融解症）

ガバペンチンエナカルビル（レグナイト®錠）

レストレスレッグス症候群治療薬

🔵（血）WBC↑，好酸球↑

🔵（肝）AST・ALT・γ-GTP・T-Bil・ALP↑（肝障害，〈T-Bil〉黄疸）

🔵（腎）Cre・BUN↑・GFR↓（腎障害，急性腎不全）

🔵（他）CK・ミオグロビン↑（横紋筋融解症）

カプトプリル（カプトリル®錠）

降圧薬／ACE 阻害薬

🔵（血）RBC・WBC・好中球↓（汎血球減少）

🔵（糖）Glu↓（低血糖）

🔵（電）K↑

🔵（肝）AST・ALT・γ-GTP・T-Bil・ALP↑（肝障害，〈T-Bil〉黄疸）

🔵（腎）Cre・BUN↑・GFR↓（腎障害，急性腎不全）

カペシタビン（ゼローダ®錠） ⚠

抗がん薬／代謝拮抗薬

⾎ RBC・Hb↓（貧血，汎血球減少，骨髄抑制），WBC・好中球↓（汎血球減少，顆粒球減少症，骨髄抑制）

電 Fe↓（鉄欠乏性貧血）

肝 AST・ALT・γ-GTP・T-Bil・ALP↑（肝障害，〈T-Bil〉黄疸）

腎 Cre・BUN↑・GFR↓（腎障害）

他 CK・ミオグロビン↑（横紋筋融解症）

カベルゴリン（カバサール®錠）

パーキンソン病治療薬／ドパミン受容体刺激薬

⾎ Plt↑

脂 T-Cho↑（高 Cho 血症），TG↑（高 TG 血症）

肝 AST・ALT・γ-GTP・T-Bil・ALP↑（肝障害，〈T-Bil〉黄疸）

腎 Cre・BUN↑・GFR↓（腎障害）

カモスタットメシル酸塩（フオイパン®錠）

膵疾患治療薬／蛋白分解酵素阻害薬

電 K↑

肝 AST・ALT・γ-GTP・T-Bil・ALP↑（肝障害，〈T-Bil〉黄疸）

ガランタミン臭化水素酸塩（レミニール®錠）

抗認知症薬／コリンエステラーゼ阻害薬

電 K↓

肝 AST・ALT・γ-GTP・T-Bil・ALP↑（肝障害，〈T-Bil〉黄疸）

腎 Cre・BUN↑・GFR↓（腎障害）

他 CK・ミオグロビン↑（横紋筋融解症）

カリジノゲナーゼ（サークレチン®S 錠）

血管拡張薬／循環系ホルモン剤

肝 AST・ALT・γ-GTP・ALP↑（肝障害）

カルシトリオール（ロカルトロール®カプセル）

活性型ビタミン D₃ 製剤

電 Ca↑

カルシポトリオール（ドボネックス®軟膏）

角化症・乾癬治療薬

電 Ca↑

腎 Cre・BUN↑ （腎障害）

カルシポトリオール水和物・ベタメタゾンジプロピオン酸エステル（ドボベット®軟膏）

角化症・乾癬治療薬

血 Hb↓（貧血）, WBC・好中球↓（汎血球減少, 顆粒球減少症）

電 K↑, Ca↑, P↑↓

肝 AST・ALT・γ-GTP・T-Bil・ALP↑ （肝障害,〈T-Bil〉黄疸）

腎 Cre・BUN↑ （腎障害）

カルテオロール塩酸塩（ミケラン®錠） ⚠

降圧薬／β遮断薬

糖 Glu↓（低血糖）

肝 AST・ALT・γ-GTP・T-Bil・ALP↑ （肝障害,〈T-Bil〉黄疸）

腎 Cre・BUN↑・GFR↓ （腎障害）

カルテオロール塩酸塩（ミケラン®点眼液）

緑内障治療薬

糖 Glu↓（低血糖）

カルバマゼピン（テグレトール®錠） ⚠

抗てんかん薬／抗精神病薬

血 RBC・Hb↓（貧血, 汎血球減少）, WBC・好中球↓（汎血球減少, 顆粒球減少症）, Plt↓

止 PT・APTT・PT-INR↑↓

電 Na↓, Fe↓（鉄欠乏性貧血）

肝 AST・ALT・γ-GTP・T-Bil・ALP↑ （肝障害,〈T-Bil〉黄疸）

腎 Cre・BUN↑・GFR↓ （腎障害, 急性腎不全, 間質性腎炎）

他 CK・ミオグロビン↑ （悪性症候群）

カルベジロール（アーチスト®錠）

降圧薬／αβ遮断薬

糖 Glu↓（低血糖）

肝 AST・ALT・γ-GTP・T-Bil・ALP↑ （肝障害,〈T-Bil〉黄疸）

腎 Cre・BUN↑・GFR↓ （腎障害, 急性腎不全）

カルボシステイン（ムコダイン®錠）
去痰薬／気道粘液修復薬

肝 AST・ALT・γ-GTP・T-Bil・ALP・LDH↑（肝障害，〈T-Bil〉黄疸）

乾燥水酸化アルミニウムゲル（アルミゲル®細粒）
制酸剤

血 RBC・Hb↓（貧血）

電 Fe↓（鉄欠乏性貧血）

腎 Cre・BUN↑・GFR↓（腎障害）

カンゾウ末配合剤（つくしA・M配合散®）
健胃薬

電 K↓，Ca↑，Mg↑

腎 Cre・BUN↑・GFR↓（腎障害）

カンデサルタンシレキセチル（ブロプレス®錠）
降圧薬／ARB

血 RBC・Hb↓（貧血）

糖 Glu↓（低血糖）

電 Na↓，K↑，Fe↓（鉄欠乏性貧血）

肝 AST・ALT・γ-GTP・T-Bil↑（肝障害，〈T-Bil〉黄疸）

腎 Cre・BUN↑・GFR↓（腎障害，急性腎不全）

他 CK・ミオグロビン↑（横紋筋融解症）

カンデサルタンシレキセチル・アムロジピンベシル酸塩（ユニシア®配合錠）
降圧薬／ARB・Ca拮抗薬配合剤

血 WBC・好中球↓（顆粒球減少症，無顆粒球症），Plt↓

糖 Glu↓（低血糖）

電 Na↓，K↑

肝 AST・ALT・γ-GTP・T-Bil↑（肝障害，〈T-Bil〉黄疸）

腎 Cre・BUN↑・GFR↓（腎障害，急性腎不全）

他 CK・ミオグロビン↑（横紋筋融解症）

カンデサルタンシレキセチル・ヒドロクロロチアジド（エカード®配合錠）

降圧薬／ARB・利尿薬配合剤

- 血 RBC・Hb↓（貧血），WBC↓（顆粒球減少症），Plt↓
- 糖 Glu↑↓（高血糖，低血糖）
- 脂 T-Cho↑（高Cho血症）
- 電 Na↓，K↑↓，Ca↑，Mg↓，Fe↓（鉄欠乏性貧血）
- 肝 AST・ALT・γ-GTP・T-Bil・ALP↑（肝障害，〈T-Bil〉黄疸）
- 腎 Cre・BUN↑・GFR↓・尿酸↑（腎障害，急性腎不全）
- 炎 CRP↑（炎症増加）
- 他 CK・ミオグロビン↑（横紋筋融解症）

肝不全用成分栄養剤（アミノレバン®EN配合散）

アミノ酸製剤

- 糖 Glu↓（低血糖）

ガンマオリザノール（ハイゼット®錠）

脂質異常症治療薬／植物ステロール

- 肝 AST・ALT・γ-GTP・T-Bil・ALP↑（肝障害，〈T-Bil〉黄疸）

キナプリル塩酸塩（コナン®錠）

降圧薬／ACE阻害薬

- 糖 Glu↓（低血糖）
- 電 K↑
- 腎 Cre・BUN↑・GFR↓（腎障害，急性腎不全）
- 膵 アミラーゼ↑（膵炎）

キニジン硫酸塩水和物（キニジン硫酸塩錠）⚠

抗不整脈薬／Naチャネル遮断薬（クラスIa群）

- 血 RBC・Hb↓（貧血），WBC・好中球↓（顆粒球減少症，無顆粒球症），Plt↓
- 電 K↑↓，Fe↓（鉄欠乏性貧血）
- 肝 AST・ALT・γ-GTP・T-Bil・ALP↑（肝障害，〈T-Bil〉黄疸）
- 腎 Cre・BUN↑・GFR↓（腎障害）

キニーネ塩酸塩水和物（塩酸キニーネ原末）
抗マラリア薬

血 RBC・Hb↓（貧血），Plt↓

電 Fe↓（鉄欠乏性貧血）

肝 AST・ALT・γ-GTP・ALP↑（肝障害）

腎 Cre・BUN↑・GFR↓（腎障害，急性腎不全）

球形吸着炭（クレメジン®カプセル）
中毒治療薬／吸収阻害薬

腎 Cre↑↓

クアゼパム（ドラール®錠）
睡眠薬／ベンゾジアゼピン系

肝 AST・ALT・γ-GTP・T-Bil・ALP↑（肝障害，〈T-Bil〉黄疸）

腎 Cre・BUN↑・GFR↓（腎障害）

グアナベンズ酢酸塩（ワイテンス®錠）
降圧薬／中枢性交感神経抑制薬

肝 AST・ALT・γ-GTP・T-Bil・ALP↑（肝障害，〈T-Bil〉黄疸）

腎 Cre・BUN↑・GFR↓（腎障害）

クエチアピンフマル酸塩（セロクエル®錠） ⚠
抗精神病薬／MARTA

血 WBC・好中球↓（顆粒球減少症，無顆粒球症）

糖 Glu↑↓（高血糖，低血糖），ケトン体↑（ケトアシドーシス）

肝 AST・ALT・γ-GTP・T-Bil・ALP↑（肝障害，〈T-Bil〉黄疸）

腎 Cre・BUN↑・GFR↓（腎障害，急性腎不全）

他 CK・ミオグロビン↑（横紋筋融解症，悪性症候群）

クエン酸カリウム・クエン酸ナトリウム水和物（ウラリット®-U 配合散）
痛風治療薬／尿アルカリ化薬

電 K↑

肝 AST・ALT・γ-GTP・T-Bil・ALP↑（肝障害，〈T-Bil〉黄疸）

腎 Cre・BUN↑・GFR↓（腎障害）

クエン酸第一鉄ナトリウム（フェロミア®錠）
造血薬／有機酸鉄

肝 AST・ALT・γ-GTP・ALP↑（肝障害）

クエン酸第二鉄水和物（リオナ®錠）
高リン血症治療薬

血 RBC・Hb↑

電 Ca↑↓, P↑↓

肝 AST・ALT・γ-GTP・T-Bil・ALP↑（肝障害,〈T-Bil〉黄疸）

他 PTH↑↓

クエン酸マグネシウム（マグコロール®錠）
下剤

電 Na↓, Mg↑

腎 Cre・BUN↑・GFR↓（腎障害）

グラニセトロン塩酸塩（カイトリル®錠）
5-HT₃受容体拮抗制吐薬

肝 AST・ALT・LDH↑（肝障害）

クラリスロマイシン（クラリス®錠）
抗菌薬／マクロライド系

血 RBC・Hb↓（貧血, 汎血球減少）, WBC・好中球↓（汎血球減少, 顆粒球減少症）, Plt↓

糖 Glu↓（低血糖）

電 K↓, Fe↓（鉄欠乏性貧血）

肝 AST・ALT・γ-GTP・T-Bil・ALP↑（肝障害,〈T-Bil〉黄疸）

腎 Cre・BUN↑・GFR↓（腎障害, 急性腎不全, 間質性腎炎）

他 CK・ミオグロビン↑（横紋筋融解症）

グリクラジド（グリミクロン®錠）
糖尿病治療薬／SU 類（第二世代）

糖 Glu↓（低血糖）

肝 AST・ALT・γ-GTP・T-Bil・ALP↑（肝障害,〈T-Bil〉黄疸）

腎 Cre・BUN↑・GFR↓（腎障害）

グリクロピラミド（デアメリン®S錠） ⚠

糖尿病治療薬／SU類（第一世代）

⾎RBC・Hb↓（貧血），好中球↓（無顆粒球症）

糖Glu↓（低血糖）

電Fe↓（鉄欠乏性貧血）

腎Cre・BUN↑・GFR↓（腎障害）

グリコピロニウム臭化物（シーブリ®吸入用カプセル）

気管支拡張薬／抗コリン薬

腎Cre・BUN↑・GFR↓（腎障害）

クリゾチニブ（ザーコリ®カプセル） ⚠

抗がん薬／分子標的薬

⾎WBC・好中球↓（汎血球減少，顆粒球減少症），Plt↓

肝AST・ALT・γ-GTP・T-Bil・ALP↑（肝障害，劇症肝炎，肝不全，〈T-Bil〉黄疸）

腎Cre・BUN↑・GFR↓（腎障害）

グリチルリチン・グリシン・システイン配合剤（強力ネオミノファーゲンシー®静注）

肝疾患治療薬／肝機能改善薬

電K↓

グリチルリチン・DL-メチオニン配合剤（グリチロン®配合錠）

肝疾患治療薬／肝機能改善薬

電K↓

他CK・ミオグロビン↑（横紋筋融解症）

クリノフィブラート（リポクリン®錠）

脂質異常症治療薬／フィブラート系

肝AST・ALT・γ-GTP・T-Bil・ALP↑（肝障害，〈T-Bil〉黄疸）

腎Cre・BUN↑・GFR↓（腎障害）

他CK・ミオグロビン↑（横紋筋融解症）

グリベンクラミド（オイグルコン®錠）
糖尿病治療薬／SU類（第二世代）

- 血 RBC・Hb↓（貧血），WBC・好中球↓（顆粒球減少症，無顆粒球症），Plt↓
- 糖 Glu↓（低血糖）
- 電 Fe↓（鉄欠乏性貧血）
- 肝 AST・ALT・γ-GTP・T-Bil・ALP↑（肝障害，〈T-Bil〉黄疸）
- 腎 Cre・BUN↑・GFR↓（腎障害）

グリメピリド（アマリール®錠）
糖尿病治療薬／SU類（第三世代）

- 血 RBC・Hb↓（貧血，汎血球減少），WBC・好中球↓（汎血球減少，顆粒球減少症），Plt↓
- 糖 Glu↓（低血糖）
- 電 Fe↓（鉄欠乏性貧血）
- 肝 AST・ALT・γ-GTP・T-Bil・ALP↑（肝障害，〈T-Bil〉黄疸）
- 腎 Cre・BUN↑・GFR↓（腎障害）

クリンダマイシン塩酸塩（ダラシン®カプセル）
抗菌薬／リンコマイシン系

- 血 RBC・WBC・好中球↓（汎血球減少），Plt↓
- 肝 AST・ALT・γ-GTP・T-Bil・ALP↑（肝障害，〈T-Bil〉黄疸）
- 腎 Cre・BUN↑・GFR↓（腎障害，急性腎不全）

グルカゴン（グルカゴンGノボ注射用）
グルカゴン

- 糖 Glu↓（低血糖）
- 肝 AST・ALT・γ-GTP・T-Bil・ALP↑（肝障害，〈T-Bil〉黄疸）

グルコン酸カリウム（グルコンサンK錠）
K製剤

- 電 K↑
- 腎 Cre・BUN↑・GFR↓（腎障害）

グルコン酸カルシウム水和物（カルチコール®末）
Ca製剤

- 電 Ca↑
- 腎 Cre↑（腎障害）

クレマスチンフマル酸塩（タベジール®錠）
抗アレルギー薬／H_1受容体拮抗薬（第一世代）

肝 AST・ALT・γ-GTP・T-Bil・ALP・LDH↑（肝障害，〈T-Bil〉黄疸）

クレンブテロール塩酸塩（スピロペント®錠）
気管支喘息治療薬／β_2刺激薬

電 K↓

クロカプラミン塩酸塩水和物（クロフェクトン®錠）⚠
抗精神病薬

血 WBC・好中球↓（顆粒球減少症，無顆粒球症）

電 Na↓

肝 AST・ALT・γ-GTP・T-Bil・ALP↑（肝障害，〈T-Bil〉黄疸）

腎 BUN↑・GFR↓（腎障害）

他 CK・ミオグロビン↑（悪性症候群）

クロキサゾラム（セパゾン®錠）
抗不安／ベンゾジアゼピン系

肝 AST・ALT・γ-GTP・T-Bil・ALP↑（肝障害，〈T-Bil〉黄疸）

腎 Cre・BUN↑・GFR↓（腎障害）

クロザピン（クロザリル®錠）⚠
抗精神病薬／MARTA

血 WBC・好中球↓（汎血球減少，顆粒球減少症）

糖 Glu↑（高血糖），ケトン体↑（ケトアシドーシス）

肝 AST・ALT・γ-GTP・T-Bil・ALP↑（肝障害，劇症肝炎，〈T-Bil〉黄疸）

腎 Cre・BUN↑・GFR↓（腎障害）

他 CK・ミオグロビン↑（悪性症候群）

クロチアゼパム（リーゼ®錠）⚠
抗不安薬／ベンゾジアゼピン系

肝 AST・ALT・γ-GTP・T-Bil・ALP↑（肝障害，〈T-Bil〉黄疸）

腎 Cre・BUN↑・GFR↓（腎障害）

クロトリマゾール（エンペシド®トローチ）
表在性抗真菌薬／イミダゾール系

肝 AST・ALT↑（肝障害）

クロナゼパム（リボトリール®錠）
抗てんかん薬／ベンゾジアゼピン系
- 肝 AST・ALT・γ-GTP・T-Bil・ALP↑（肝障害，〈T-Bil〉黄疸）
- 腎 Cre・BUN↑・GFR↓（腎障害）

クロニジン塩酸塩（カタプレス®錠）
降圧薬／中枢性交感神経抑制薬
- 糖 Glu↑（高血糖）
- 腎 Cre・BUN↑・GFR↓（腎障害）

クロバザム（マイスタン®錠）
抗てんかん薬／ベンゾジアゼピン系
- 肝 AST・ALT・γ-GTP・T-Bil・ALP↑（肝障害，〈T-Bil〉黄疸）
- 腎 Cre・BUN↑・GFR↓（腎障害）

クロピドグレル硫酸塩（プラビックス®錠）
抗血栓薬／抗血小板薬
- 血 RBC・Hb↓（貧血，汎血球減少），WBC・好中球↓（汎血球減少，顆粒球減少症），好酸球↓（汎血球減少，無顆粒球症），Plt↓
- 止 APTT↑（出血傾向，易出血）
- 肝 AST・ALT・γ-GTP・T-Bil・ALP↑（肝障害，〈T-Bil〉黄疸）
- 腎 Cre・BUN↑・GFR↓（腎障害，急性腎不全）
- 他 CK・ミオグロビン↑（横紋筋融解症）

クロピドグレル硫酸塩・アスピリン（コンプラビン®配合錠）
抗血栓薬／抗血小板薬
- 血 RBC・Hb↓（貧血，汎血球減少），WBC・好中球↓（汎血球減少，顆粒球減少症），Plt↓（出血傾向）
- 止 APTT↑（出血傾向，易出血）
- 電 Fe↓（鉄欠乏性貧血）
- 肝 AST・ALT・γ-GTP・T-Bil・ALP↑（肝障害，〈T-Bil〉黄疸）
- 腎 Cre・BUN↑・GFR↓（腎障害，急性腎不全）
- 他 CK・ミオグロビン↑（横紋筋融解症）

クロフィブラート（ビノグラック®カプセル）
脂質異常症治療薬／フィブラート系

腎 Cre・BUN↑・GFR↓（腎障害）

蛋 Alb↓（低 Alb 血症）

他 CK・ミオグロビン↑（横紋筋融解症）

クロミフェンクエン酸塩（クロミッド®錠）
排卵誘発薬

止 PT・APTT・PT-INR↓（凝固能亢進，血栓傾向，肝不全）

肝 AST・ALT・γ-GTP・T-Bil・ALP↑（肝障害，〈T-Bil〉黄疸）

クロミプラミン塩酸塩（アナフラニール®錠） ⚠

抗うつ薬／三環系

血 RBC・WBC・好中球↓（汎血球減少）

電 Na↓, K↓

肝 AST・ALT・γ-GTP・T-Bil・ALP↑（肝障害，〈T-Bil〉黄疸）

腎 Cre・BUN↑・GFR↓（腎障害，急性腎不全）

他 CK・ミオグロビン↑（悪性症候群，横紋筋融解症）

クロラゼプ酸二カリウム（メンドン®カプセル）
抗不安薬／ベンゾジアゼピン系

血 WBC↓（顆粒球減少症）

肝 AST・ALT・γ-GTP・T-Bil・ALP↑（肝障害，〈T-Bil〉黄疸）

腎 Cre・BUN↑・GFR↓（腎障害）

クロラムフェニコール（クロロマイセチン®錠）
抗菌薬／クロラムフェニコール系

血 RBC・Hb↓（貧血），好中球↓（汎血球減少，顆粒球減少症），Plt↓

電 Fe↓（鉄欠乏性貧血）

肝 AST・ALT・γ-GTP・T-Bil・ALP↑（肝障害，〈T-Bil〉黄疸）

腎 Cre・BUN↑・GFR↓（腎障害）

クロルジアゼポキシド（コントール®散）
抗不安薬／ベンゾジアゼピン系

肝 AST・ALT・γ-GTP・T-Bil・ALP↑（肝障害，〈T-Bil〉黄疸）

腎 Cre・BUN↑・GFR↓（腎障害）

クロルゾキサゾン（クロルゾキサゾン錠）
筋弛緩薬／中枢性
- 肝 AST・ALT・γ-GTP・ALP↑（肝障害）
- 腎 Cre・BUN↑・GFR↓（腎障害）

d-クロルフェニラミンマレイン酸塩（ポララミン®錠）
抗アレルギー薬／H₁受容体拮抗薬（第一世代）
- 血 RBC・Hb↓（貧血），好中球↓（無顆粒球症）
- 電 Fe↓（鉄欠乏性貧血）

クロルフェネシンカルバミン酸エステル（リンラキサー®錠）
筋弛緩薬／中枢性
- 血 WBC↓（顆粒球減少症），Plt↓
- 肝 AST・ALT・γ-GTP・T-Bil・ALP↑（肝障害，〈T-Bil〉黄疸）
- 腎 Cre・BUN↑・GFR↓（腎障害）

クロルプロパミド（アベマイド®錠）
糖尿病治療薬／SU類（第一世代）
- 血 RBC・Hb↓（貧血），好中球↓（無顆粒球症）
- 糖 Glu↓（低血糖）
- 電 Fe↓（鉄欠乏性貧血）
- 腎 Cre・BUN↑・GFR↓（腎障害）

クロルプロマジン塩酸塩（コントミン®糖衣錠）
抗精神病薬／フェノチアジン系
- 血 WBC↑
- 電 Na↓
- 肝 AST・ALT・γ-GTP・T-Bil↑（肝障害，〈T-Bil〉黄疸）
- 腎 Cre・BUN↑・GFR↓（腎障害）
- 他 CK・ミオグロビン↑（悪性症候群，横紋筋融解症）

クロルプロマジンフェノールフタリン酸塩 (ウインタミン®錠) ⚠

抗精神病薬／フェノチアジン系

🩸WBC↑

⚡Na↓

🫀AST・ALT・γ-GTP・T-Bil↑（肝障害，〈T-Bil〉黄疸）

🫘Cre・BUN↑・GFR↓（腎障害）

他CK・ミオグロビン↑（悪性症候群，横紋筋融解症）

クロルマジノン酢酸エステル (プロスタール®錠) ⚠

抗がん薬／抗アンドロゲン薬

糖Glu↑（高血糖），ケトン体↑（ケトアシドーシス）

🫀AST・ALT・γ-GTP・T-Bil・ALP↑（肝障害，〈T-Bil〉黄疸）

🫘Cre・BUN↑・GFR↓（腎障害）

クロルマジノン酢酸エステル・メストラノール (ルテジオン®配合錠)

卵胞ホルモン・黄体ホルモン配合剤

止PT・APTT・PT-INR↓（凝固能亢進，血栓傾向，肝不全）

🫀AST・ALT・γ-GTP・T-Bil↑（肝障害，〈T-Bil〉黄疸）

🫘Cre・BUN↑・GFR↓（腎障害）

経口避妊薬 (トリキュラー®錠)

経口避妊薬

脂T-Cho↑（高 Cho 血症）

🫀AST・ALT・γ-GTP・T-Bil・ALP↑（肝障害，〈T-Bil〉黄疸）

🫘Cre・BUN↑・GFR↓（腎障害）

経腸成分栄養剤 (エンシュア・リキッド®液)

栄養製剤

⚡K↑

🫀AST・ALT・γ-GTP・T-Bil・ALP↑（肝障害，〈T-Bil〉黄疸）

🫘Cre・BUN↑・GFR↓（腎障害）

結合型エストロゲン (プレマリン®錠)

卵胞ホルモン

🫀AST・ALT・γ-GTP・T-Bil・ALP↑（肝障害，〈T-Bil〉黄疸）

🫘Cre・BUN↑・GFR↓（腎障害）

ケトチフェンフマル酸塩（ザジテン®カプセル）
抗アレルギー薬／H₁受容体拮抗薬（第二世代）

肝 AST・ALT・γ-GTP・T-Bil・ALP・LDH↑（肝障害，〈T-Bil〉黄疸）

ケトプロフェン（カピステン®筋注）
NSAIDs／プロピオン酸系

血 Plt↓（出血傾向）

肝 AST・ALT・γ-GTP・T-Bil・ALP↑（肝障害，〈T-Bil〉黄疸）

腎 Cre・BUN↑・GFR↓（腎障害，急性腎不全）

ケノデオキシコール酸（チノ®カプセル）
催胆薬

肝 AST・ALT・γ-GTP・T-Bil・ALP↑（肝障害，〈T-Bil〉黄疸）

ゲフィチニブ（イレッサ®錠） ⚠
抗がん薬／分子標的薬

電 Na↓

肝 AST・ALT・γ-GTP・T-Bil・ALP↑（肝障害，〈T-Bil〉黄疸）

腎 Cre↑（腎障害）

膵 アミラーゼ↑（膵炎）

ゲンタマイシン硫酸塩（ゲンタシン®軟膏）
抗菌薬／アミノグリコシド系

腎 Cre・BUN↑・GFR↓（腎障害）

合成ケイ酸アルミニウム（合成ケイ酸アルミニウム原末）
制酸剤

血 RBC・Hb↓（貧血）

電 Fe↓（鉄欠乏性貧血）

腎 Cre・BUN↑・GFR↓（腎障害）

コデインリン酸塩水和物（コデインリン酸塩錠）
鎮咳薬／中枢性麻薬性

肝 AST・ALT・γ-GTP・T-Bil・ALP↑（肝障害，〈T-Bil〉黄疸）

腎 Cre・BUN↑・GFR↓（腎障害）

コハク酸ソリフェナシン（ベシケア®錠）
頻尿・過活動膀胱治療薬

肝 AST・ALT・γ-GTP・T-Bil・ALP↑（肝障害，〈T-Bil〉黄疸）

腎 Cre・BUN↑・GFR↓（腎障害）

コルチゾン酢酸エステル（コートン®錠） ⚠

副腎皮質ステロイド

電 Na↑

肝 AST・ALT・γ-GTP・T-Bil・ALP↑（肝障害，〈T-Bil〉黄疸）

コルヒチン（コルヒチン錠）
痛風発作治療薬

血 RBC・Hb↓（貧血），WBC・好中球↓（汎血球減少，顆粒球減少症），Plt↓

電 Fe↓（鉄欠乏性貧血）

肝 AST・ALT・γ-GTP・T-Bil・ALP↑（肝障害，〈T-Bil〉黄疸）

腎 Cre・BUN↑・GFR↓（腎障害，急性腎不全）

他 CK・ミオグロビン↑（横紋筋融解症）

コレスチミド（コレバイン®錠）
脂質異常症治療薬／レジン

脂 T-Cho↑↓（高 Cho 血症），TG↑（高 TG 血症）

電 Cl↑

肝 AST・ALT・γ-GTP・T-Bil・ALP↑（肝障害，〈T-Bil〉黄疸）

他 CK・ミオグロビン↑（横紋筋融解症）

コレスチラミン（クエストラン®粉末）
脂質異常症治療薬／レジン

血 Hb↓（貧血）

脂 T-Cho↑（高 Cho 血症）

肝 AST・ALT・γ-GTP・T-Bil・ALP↑（肝障害，〈T-Bil〉黄疸）

腎 Cre・BUN↑・GFR↓（腎障害）

サイクロセリン（サイクロセリンカプセル）
抗結核薬

腎 Cre・BUN↑・GFR↓（腎障害）

柴苓湯 (柴苓湯エキス細粒)

漢方薬

電 K↓ (偽アルドステロン症)

肝 AST・ALT・γ-GTP・T-Bil・ALP↑ (肝障害, 劇症肝炎, 〈T-Bil〉黄疸)

サキサグリプチン水和物 (オングリザ®錠) ⚠

糖尿病治療薬／DPP-4 阻害薬

糖 Glu↓ (低血糖), HbA1c↓, ケトン体↑ (ケトアシドーシス)

腎 Cre・BUN↑・GFR↓ (腎障害)

サキナビルメシル酸塩 (インビラーゼ®カプセル) ⚠

抗 HIV 薬／HIV プロテアーゼ阻害薬

血 RBC・Hb↓ (貧血, 汎血球減少), WBC・好中球↓ (汎血球減少, 顆粒球減少症), Plt↓

糖 Glu↑ (高血糖), ケトン体↑ (ケトアシドーシス)

脂 T-Cho↑ (高 Cho 血症), TG↑ (高 TG 血症)

電 K↓, Mg↓, Fe↓ (鉄欠乏性貧血)

肝 AST・ALT・γ-GTP・T-Bil・ALP・LDH↑ (肝障害, 〈T-Bil〉黄疸)

腎 Cre・BUN↑・GFR↓・尿酸↑ (腎障害)

膵 アミラーゼ↑ (膵炎)

酢酸亜鉛水和物 (ノベルジン®カプセル)

ウィルソン病治療薬／金属解毒薬

肝 ALT↑ (肝障害)

酢酸カリウム (酢酸カリウム液)

K 製剤

電 K↑

腎 Cre・BUN↑・GFR↓ (腎障害)

酢酸ナファレリン (ナサニール®点鼻液)

GnRH 誘導体

血 Plt↓

肝 AST・ALT・γ-GTP・T-Bil・ALP↑ (肝障害, 〈T-Bil〉黄疸)

サニルブジン（ゼリット®カプセル） ⚠

抗HIV薬／ヌクレオシド系逆転写酵素阻害薬

血 RBC・Hb↓（貧血），WBC↓（顆粒球減少症），好中球↑↓（汎血球減少，顆粒球減少症），Plt↓

糖 Glu↑（高血糖）

電 Na↓，K↑↓，Fe↓（鉄欠乏性貧血）

肝 AST・ALT・γ-GTP・T-Bil・ALP↑（肝障害，〈T-Bil〉黄疸）

腎 Cre・BUN↑・GFR↓（腎障害，急性腎不全）

膵 アミラーゼ↑（膵炎）

他 CK↑（筋炎，薬剤性筋障害）

サプロプテリン塩酸塩（ビオプテン®顆粒）

先天性代謝異常症治療薬

肝 AST・ALT・γ-GTP↑（肝障害）

サラゾスルファピリジン（アザルフィジン®EN錠）

抗リウマチ薬／免疫調節薬

血 RBC・Hb↓（貧血，汎血球減少），WBC・好中球↓（汎血球減少，顆粒球減少症），Plt↓

電 Fe↓（鉄欠乏性貧血）

肝 AST・ALT・γ-GTP・T-Bil・ALP↑（肝障害，〈T-Bil〉黄疸），ALT↑（薬物過敏症候群）

腎 Cre・BUN↑・GFR↓（腎障害，急性腎不全，間質性腎炎）

サリドマイド（サレド®カプセル） ⚠

抗がん薬／サリドマイド関連薬

血 RBC↓（貧血），WBC・好中球↓（汎血球減少，顆粒球減少症），Plt↓

肝 AST・ALT・T-Bil↑（肝障害，〈T-Bil〉黄疸）

腎 尿酸↑（腎機能低下）

ザルトプロフェン（ソレトン®錠）

NSAIDs／プロピオン酸系

血 RBC・Hb↓（貧血），WBC・好中球↓（顆粒球減少症，無顆粒球症），Plt↓

電 Fe↓（鉄欠乏性貧血）

肝 AST・ALT・γ-GTP・T-Bil・ALP↑（肝障害，〈T-Bil〉黄疸）

腎 Cre・BUN↑・GFR↓（腎障害，急性腎不全）

蛋 Alb↓（低Alb血症）

サルブタモール硫酸塩
（ベネトリン®錠／サルタノール®インヘラー）

気管支喘息治療薬／β_2刺激薬

電 K↓

サルポグレラート塩酸塩（アンプラーグ®錠）

抗血栓薬／抗血小板薬

血 好中球↓（無顆粒球症），Plt↓

肝 AST・ALT・γ-GTP・T-Bil・ALP・LDH↑（肝障害，〈T-Bil〉黄疸）

腎 Cre・BUN↑・GFR↓（腎障害）

サルメテロールキシナホ酸塩
（セレベント®ロタディスク）

気管支喘息治療薬／β_2刺激薬

電 K↓

サルメテロールキシナホ酸塩・フルチカゾンプロピオン酸エステル（アドエア®ディスカス）

気管支喘息治療薬／吸入ステロイド・β_2刺激薬配合剤

血 好酸球↑

電 K↓

酸化マグネシウム（酸化マグネシウム錠）

制酸剤・下剤

電 Mg↑

腎 Cre・BUN↑・GFR↓（腎障害）

サントニン（サントニン原末）

抗線虫薬

肝 AST・ALT・γ-GTP・T-Bil・ALP↑（肝障害，〈T-Bil〉黄疸）

ジアスターゼ・生薬配合剤（KM散）

健胃薬

電 P↓

ジアゼパム（セルシン®シロップ）

抗不安薬／ベンゾジアゼピン系

肝 AST・ALT・γ-GTP・T-Bil・ALP↑（肝障害，〈T-Bil〉黄疸）

腎 Cre・BUN↑・GFR↓（腎障害）

ジアゾキシド（ジアゾキシドカプセル）
糖尿病治療薬／高インスリン血性低血糖治療薬

⾎ Hb↓（貧血），好中球↓（汎血球減少，顆粒球減少症），Plt↓

糖 Glu↑（高血糖），ケトン体↑（ケトアシドーシス）

腎 Cre・BUN↑・GFR↓（腎障害），尿酸↑（高尿酸血症）

膵 アミラーゼ↑（膵炎）

シアナミド（シアナマイド内用液）
中毒治療薬／アルコール依存症治療薬

⾎ RBC・Hb↓（貧血，汎血球減少），WBC↑↓，好中球↓（汎血球減少，顆粒球減少症），Plt↓

電 Fe↓（鉄欠乏性貧血）

肝 AST・ALT・γ-GTP・T-Bil・ALP↑（肝障害，〈T-Bil〉黄疸）

腎 Cre・BUN↑・GFR↓（腎障害）

ジアフェニルスルホン（レクチゾール®錠）
皮膚科用剤／ハンセン病治療薬

⾎ RBC・Hb↓（貧血，汎血球減少），WBC・好中球↓（汎血球減少，顆粒球減少症），Plt↓

電 Fe↓（鉄欠乏性貧血）

肝 AST・ALT・γ-GTP・T-Bil・ALP↑（肝障害，〈T-Bil〉黄疸）

腎 Cre・BUN↑・GFR↓（腎障害）

ジエノゲスト（ディナゲスト®錠）
子宮内膜症治療薬

⾎ RBC・Hb↓（貧血），WBC↓（顆粒球減少症）

電 Fe↓（鉄欠乏性貧血）

肝 AST・ALT・γ-GTP・T-Bil・ALP↑（肝障害，〈T-Bil〉黄疸）

ジクアホソルナトリウム（ジクアス®点眼液）
ドライアイ改善薬

⾎ 好酸球↑

肝 ALT↑

シクロスポリン（ネオーラル®カプセル） ⚠

免疫抑制薬／カルシニューリン阻害薬

- 🩸 RBC・Hb↓ （貧血）, WBC↓ （顆粒球減少症）, Plt↓
- 糖 Glu↑ （高血糖）
- 電 K↑, Mg↓, Fe↓ （鉄欠乏性貧血）
- 肝 AST・ALT・γ-GTP・T-Bil・ALP↑ （肝障害, 〈T-Bil〉黄疸）
- 腎 Cre・BUN↑・GFR↓・尿酸↑ （腎障害）
- 膵 アミラーゼ↑ （膵炎）
- 他 CK・ミオグロビン↑ （横紋筋融解症）

シクロスポリン（プロトピック®軟膏）

免疫抑制薬

- 肝 ALT・LDH↑ （肝障害）
- 腎 BUN↑ （腎障害）
- 他 CK↑ （筋炎, 薬剤性筋障害）

ジクロフェナクナトリウム（ボルタレン®錠／テープ）

NSAIDs／アリール酢酸系

- 🩸 RBC・Hb↓ （貧血）, 好中球↓ （無顆粒球症）, Plt↓
- 電 K↑, Fe↓ （鉄欠乏性貧血）
- 肝 AST・ALT・γ-GTP・T-Bil・ALP↑ （肝障害, 劇症肝炎, 〈T-Bil〉黄疸）
- 腎 Cre・BUN↑・GFR↓ （腎障害, 急性腎不全, 間質性腎炎）
- 蛋 Alb↓ （低 Alb 血症）

シクロフェニル（セキソビット®錠）

排卵誘発薬

- 肝 AST・ALT・γ-GTP・T-Bil・ALP↑ （肝障害, 〈T-Bil〉胆汁うっ滞, 黄疸）

シクロホスファミド水和物（エンドキサン®錠） ⚠

抗がん薬／アルキル化薬

- 🩸 RBC・Hb↓ （貧血, 汎血球減少, 骨髄抑制）, WBC・好中球↓ （汎血球減少, 顆粒球減少症, 骨髄抑制）, Plt↓
- 電 Na↓, Fe↓ （鉄欠乏性貧血）
- 肝 AST・ALT・γ-GTP・T-Bil・ALP↑ （肝障害, 〈T-Bil〉黄疸）
- 腎 Cre・BUN↑・GFR↓ （腎障害, 急性腎不全）
- 他 CK・ミオグロビン↑ （横紋筋融解症）

ジゴキシン（ハーフジゴキシン®KY 錠）⚠

心不全治療薬／ジギタリス製剤

電 K↓, Ca↑, Mg↓

腎 Cre・BUN↑・GFR↓（腎障害）

ジサイクロミン・水酸化アルミニウム配合剤（コランチル®配合顆粒）

消化性潰瘍治療薬

血 RBC・Hb↓（貧血）

電 Fe↓（鉄欠乏性貧血）

腎 Cre・BUN↑・GFR↓（腎障害）

ジスチグミン臭化物（ウブレチド®錠）

コリンエステラーゼ阻害薬

肝 AST・ALT・γ-GTP・T-Bil・ALP↑（肝障害,〈T-Bil〉黄疸）, Ch-E↓

腎 Cre・BUN↑・GFR↓（腎障害）

システアミン酒石酸塩（ニシスタゴン®カプセル）

先天性代謝異常症治療薬

血 WBC↓（顆粒球減少症）

肝 AST・ALT・γ-GTP・T-Bil・ALP↑（肝障害,〈T-Bil〉黄疸）

腎 Cre↑・GFR↓（腎障害, 間質性腎炎）

ジスルフィラム（ノックビン®原末）

中毒治療薬／アルコール依存症治療薬

肝 AST・ALT・γ-GTP・T-Bil・ALP↑（肝障害,〈T-Bil〉黄疸）

腎 Cre・BUN↑・GFR↓（腎障害）

ジソピラミド（リスモダン®カプセル）⚠

抗不整脈薬／Na チャネル遮断薬（クラス Ia 群）

血 RBC・Hb↓（貧血）, Plt↓

糖 Glu↓（低血糖）

電 K↓, Fe↓（鉄欠乏性貧血）

肝 AST・ALT・γ-GTP・T-Bil・ALP↑（肝障害,〈T-Bil〉黄疸）

腎 Cre・BUN↑・GFR↓（腎障害）

シタグリプチンリン酸塩水和物（ジャヌビア®錠）⚠

糖尿病治療薬／DPP-4 阻害薬

[血] Plt↓

[糖] Glu↓（低血糖），HbA1c↓，ケトン体↑（ケトアシドーシス）

[肝] AST・ALT・γ-GTP・T-Bil・ALP・LDH↑（肝障害，〈T-Bil〉黄疸）

[腎] Cre・BUN↑・GFR↓・尿酸↑（腎障害，急性腎不全）

[膵] アミラーゼ↑（膵炎）

[他] CK・ミオグロビン↑（横紋筋融解症）

ジダノシン（ヴァイデックス®EC カプセル）⚠

抗 HIV 薬／ヌクレオシド系逆転写酵素阻害薬

[血] RBC・WBC・好中球↓（汎血球減少）

[肝] AST・ALT・γ-GTP・T-Bil・ALP↑（肝障害，〈T-Bil〉黄疸）

[腎] Cre・BUN↑・GFR↓（腎障害，急性腎不全），尿酸↑（高尿酸血症）

[膵] アミラーゼ↑（膵炎）

シタフロキサシン水和物（グレースビット®錠）

抗菌薬／ニューキノロン系

[血] RBC・Hb↓（貧血，汎血球減少），WBC・好中球↓（汎血球減少，顆粒球減少症），好酸球↑，Plt↓

[糖] Glu↓（低血糖）

[電] Fe↓（鉄欠乏性貧血）

[肝] AST・ALT・γ-GTP・ALP↑（肝障害）

[腎] Cre・BUN↑・GFR↓（腎障害，急性腎不全）

[他] CK・ミオグロビン↑（横紋筋融解症）

シタラビンオクホスファート水和物（スタラシド®カプセル）⚠

抗がん薬／代謝拮抗薬

[血] RBC・Hb↓（貧血，汎血球減少，骨髄抑制），WBC・好中球↓（汎血球減少，顆粒球減少症，骨髄抑制），好酸球↑（間質性肺炎），Plt↓

[電] Fe↓（鉄欠乏性貧血）

[肝] AST・ALT・γ-GTP・T-Bil・ALP↑（肝障害，〈T-Bil〉黄疸）

ジドブジン（レトロビル®カプセル） ⚠

抗HIV薬／ヌクレオシド系逆転写酵素阻害薬

血 RBC・WBC・好中球↓（骨髄抑制）

肝 AST・ALT・γ-GTP・T-Bil・ALP↑（肝障害，〈T-Bil〉黄疸）

腎 Cre・BUN↑・GFR↓（腎障害）

ジドブジン・ラミブジン（コンビビル®配合錠） ⚠

抗HIV薬／ヌクレオシド系逆転写酵素阻害薬

血 RBC・Hb↓（貧血，骨髄抑制），WBC↓（骨髄抑制），好中球↓（汎血球減少，顆粒球減少症，骨髄抑制）

糖 Glu↑（血糖上昇）

脂 T-Cho↑（高Cho血症），TG↑（膵炎）

電 Fe↓（鉄欠乏性貧血）

肝 AST・ALT・γ-GTP・T-Bil・ALP↑（肝障害，〈T-Bil〉黄疸）

腎 Cre↑（腎障害）

膵 アミラーゼ↑（膵炎）

他 CK↑（筋炎，薬剤性筋障害）

ジドロゲステロン（デュファストン®錠）

黄体ホルモン

肝 AST・ALT・γ-GTP・T-Bil・ALP↑（肝障害，〈T-Bil〉黄疸）

腎 Cre・BUN↑・GFR↓（腎障害）

シナカルセト塩酸塩（レグパラ®錠）

Ca受容体作動薬

電 Ca↓

肝 AST・ALT・γ-GTP・ALP↑（肝障害）

他 PTH↑↓

ジヒドロエルゴタミンメシル酸塩（ジヒデルゴット®錠）

片頭痛・慢性頭痛治療薬／エルゴタミン製剤

肝 AST・ALT・γ-GTP↑（肝障害）

腎 Cre・BUN↑・GFR↓（腎障害）

ジヒドロエルゴトキシンメシル酸塩（ヒデルギン®錠）

脳梗塞治療薬／脳循環・代謝賦活薬

肝 AST・ALT・γ-GTP・T-Bil・ALP↑（肝障害，〈T-Bil〉黄疸）

腎 Cre・BUN↑・GFR↓（腎障害）

ジヒドロコデイン・エフェドリン配合剤
（セキコデ®配合シロップ）
鎮咳薬／去痰薬配合

電 K↓

肝 AST・ALT・γ-GTP・T-Bil・ALP↑（肝障害，〈T-Bil〉黄疸）

腎 Cre・BUN↑・GFR↓（腎障害）

ジヒドロコデインリン酸塩
（ジヒドロコデインリン酸塩原末）
鎮咳薬／中枢性麻薬性

肝 AST・ALT・γ-GTP・T-Bil・ALP↑（肝障害，〈T-Bil〉黄疸）

腎 Cre・BUN↑・GFR↓（腎障害）

ジピリダモール（ペルサンチン®錠）
狭心症治療薬／抗血小板薬

血 Plt↓

肝 AST・ALT↑（肝障害）

ジフェニドール塩酸塩（セファドール®錠）
鎮暈薬

腎 Cre・BUN↑・GFR↓（腎障害）

ジプロフィリン・ジヒドロコデイン配合剤
（カフコデ®N配合錠）
鎮咳薬／去痰薬配合

血 Plt↓

肝 AST・ALT・γ-GTP・T-Bil・ALP↑（肝障害，劇症肝炎，〈T-Bil〉黄疸）

腎 Cre・BUN↑・GFR↓（腎障害，急性腎不全，間質性腎炎）

ジプロフィリン・メトキシフェナミン配合剤
（アストーマ®配合カプセル）
鎮咳薬／去痰薬配合

血 RBC・Hb↓（貧血），好中球↓（無顆粒球症）

電 Fe↓（鉄欠乏性貧血）

し

ジヒ～ジプ

171

シプロヘプタジン塩酸塩水和物（ペリアクチン®錠）
抗アレルギー薬／H₁受容体拮抗薬（第一世代）

⎇ WBC↓（顆粒球減少症），Plt↓

肝 AST・ALT・γ-GTP・T-Bil・ALP↑（肝障害，〈T-Bil〉黄疸）

シベンゾリンコハク酸塩（シベノール®錠） ⚠

抗不整脈薬／Naチャネル遮断薬（クラスIa群）

⎇ RBC・Hb↓（貧血），WBC・好中球↓（汎血球減少，顆粒球減少症），Plt↓

糖 Glu↓（低血糖）

電 K↓，Fe↓（鉄欠乏性貧血）

肝 AST・ALT・γ-GTP・T-Bil・ALP↑（肝障害，〈T-Bil〉黄疸）

腎 Cre・BUN↑・GFR↓（腎障害）

シメチジン（タガメット®錠）
消化性潰瘍治療薬／H₂受容体拮抗薬

⎇ RBC・Hb↓（貧血，汎血球減少），WBC・好中球↓（汎血球減少，顆粒球減少症），Plt↓

電 Fe↓（鉄欠乏性貧血）

肝 AST・ALT・γ-GTP・ALP↑（肝障害），ALT・T-Bil・ALP↑（急性肝障害）

腎 Cre・BUN↑・GFR↓（腎障害，急性腎不全，間質性腎炎）

シメトリド・無水カフェイン（キョーリン®AP2配合顆粒）
鎮痛薬／アニリン系

腎 Cre・BUN↑・GFR↓（腎障害）

シメプレビルナトリウム（ソブリアード®カプセル）
抗C型肝炎ウイルス薬／NS3・4Aプロテアーゼ阻害

⎇ RBC・Hb↓（貧血），WBC・好中球↓（汎血球減少，顆粒球減少症），Plt↓

電 Fe↓（鉄欠乏性貧血）

肝 AST・ALT・γ-GTP・T-Bil・ALP↑（肝障害，〈T-Bil〉黄疸）

腎 Cre・BUN↑・GFR↓（腎障害）

臭化カリウム（臭化カリウム末） ⚠
鎮静薬

肝 AST・ALT・γ-GTP↑（肝障害）

腎 Cre・BUN↑・GFR↓（腎障害）

臭化ナトリウム（臭化ナトリウム末） ⚠️
鎮静薬
肝 AST・ALT・γ-GTP↑（肝障害）
腎 Cre・BUN↑・GFR↓（腎障害）

酒石酸トルテロジン（デトルシトール®カプセル）
頻尿・過活動膀胱治療薬
肝 AST・ALT・γ-GTP・T-Bil・ALP↑（肝障害，〈T-Bil〉黄疸）
腎 Cre・BUN↑・GFR↓（腎障害）

小柴胡湯（小柴胡湯エキス細粒）
漢方薬
電 K↓（偽アルドステロン症）
肝 AST・ALT・γ-GTP・T-Bil・ALP↑（肝障害，〈T-Bil〉黄疸）
他 CK・ミオグロビン↑（横紋筋融解症）

硝酸イソソルビド(ニトロール®錠／フランドル®テープ)
狭心症治療薬／硝酸薬
血 RBC・Hb↓（貧血）
電 Fe↓（鉄欠乏性貧血）
肝 AST・ALT・γ-GTP・T-Bil・ALP↑（肝障害，〈T-Bil〉黄疸）

ジョサマイシン（ジョサマイシン錠）
抗菌薬／マクロライド系
肝 AST・ALT・γ-GTP・T-Bil・ALP↑（肝障害，〈T-Bil〉黄疸）

シラザプリル水和物（インヒベース®錠）
降圧薬／ACE 阻害薬
糖 Glu↓（低血糖）
電 K↑
腎 Cre・BUN↑・GFR↓（腎障害，急性腎不全）
膵 アミラーゼ↑（膵炎）

ジラゼプ塩酸塩水和物（コメリアン®コーワ錠）
狭心症治療薬／冠拡張薬
肝 AST・ALT・γ-GTP・ALP↑（肝障害）

し
シュ〜ジラ

173

ジルチアゼム塩酸塩（ヘルベッサー®錠）
降圧薬／Ca拮抗薬（ベンゾチアゼピン系）

肝 AST・ALT・γ-GTP・T-Bil・ALP↑ (肝障害，〈T-Bil〉黄疸)

腎 Cre・BUN↑・GFR↓ (腎障害)

シルデナフィルクエン酸塩
（レバチオ®錠／バイアグラ®錠）
血管拡張薬／PDE-5阻害薬

血 RBC・Hb↓ (貧血)

電 Fe↓ (鉄欠乏性貧血)

肝 AST・ALT・γ-GTP・T-Bil・ALP・LDH↑ (肝障害，〈T-Bil〉黄疸)

腎 Cre・BUN↑・GFR↓・尿酸↑ (腎障害)

シルニジピン（アテレック®錠）
降圧薬／Ca拮抗薬（ジヒドロピリジン系）

血 Plt↓

肝 AST・ALT・γ-GTP・T-Bil・ALP↑ (肝障害，〈T-Bil〉黄疸)

シロスタゾール（プレタール®OD錠） ⚠

抗血栓薬／抗血小板薬

血 RBC・WBC・好中球↓ (汎血球減少)，Plt↓

肝 AST・ALT・γ-GTP・T-Bil・ALP↑ (肝障害，〈T-Bil〉黄疸)

腎 Cre・BUN↑・GFR↓ (腎障害，急性腎不全)

シロドシン（ユリーフ®錠）
排尿障害治療薬

脂 TG↑ (高TG血症)

肝 AST・ALT・γ-GTP・T-Bil↑ (肝障害，〈T-Bil〉黄疸)

腎 Cre・BUN↑・GFR↓ (腎障害)

炎 CRP↑ (炎症増加)

シロリムス（ラパリムス®錠）
抗がん薬／分子標的薬

- 血 RBC・Hb↓（貧血），WBC・好中球↓（汎血球減少，顆粒球減少症）
- 脂 T-Cho↑（高Cho血症），TG↑（高TG血症）
- 電 K↓，Fe↓（鉄欠乏性貧血）
- 肝 AST・ALT・γ-GTP・T-Bil・ALP↑（肝障害，〈T-Bil〉黄疸）
- 腎 Cre・BUN↑・GFR↓・尿酸↑（腎障害）

シンバスタチン（リポバス®錠）
脂質異常症治療薬／スタチン

- 血 RBC・Hb↓（貧血），WBC↓（顆粒球減少症），Plt↓
- 糖 HbA1c↑（高血糖）
- 脂 T-Cho↑（高Cho血症）
- 電 Fe↓（鉄欠乏性貧血）
- 肝 AST・ALT・γ-GTP・T-Bil・ALP↑（肝障害，〈T-Bil〉黄疸）
- 腎 Cre・BUN↑・GFR↓（腎障害，急性腎不全）
- 他 CK・ミオグロビン↑（横紋筋融解症）

水酸化アルミニウムゲル・水酸化マグネシウム（マーロックス®懸濁用配合顆粒）
消化性潰瘍治療薬

- 血 RBC・Hb↓（貧血）
- 電 P↓，Mg↑，Fe↓（鉄欠乏性貧血）
- 腎 Cre・BUN↑・GFR↓（腎障害）

水酸化マグネシウム（ミルマグ®錠）
制酸剤・下剤

- 電 Mg↑
- 腎 Cre・BUN↑・GFR↓（腎障害）

スクラルファート水和物（アルサルミン®細粒）
消化性潰瘍治療薬／防御因子増強薬

- 血 RBC・Hb↓（貧血）
- 電 Fe↓（鉄欠乏性貧血）
- 腎 Cre・BUN↑・GFR↓（腎障害）

スクロオキシ水酸化鉄（ピートル®チュアブル錠）

高リン血症治療薬

電 Ca↑↓, P↓

他 PTH↑↓, CK↑（筋炎, 薬剤性筋障害）

スチリペントール（ディアコミット®ドライシロップ） ⚠

Dravet 症候群治療薬

血 好中球↓（汎血球減少, 顆粒球減少症）, Plt↓

肝 AST・ALT・γ-GTP・ALP↑（肝障害）

腎 Cre・BUN↑・GFR↓（腎障害）

スニチニブリンゴ酸塩（スーテント®カプセル） ⚠

抗がん薬／分子標的薬

血 RBC・Hb↓（貧血, 汎血球減少, 骨髄抑制）, WBC・好中球↓（汎血球減少, 顆粒球減少症, 骨髄抑制）, Plt↓

糖 Glu↑↓（高血糖, 低血糖）

脂 T-Cho↑（高 Cho 血症）, TG↑（高 TG 血症）

電 Na↑↓, K↑↓, Ca↑↓, Mg↓, Fe↓（鉄欠乏性貧血）

肝 AST・ALT・γ-GTP・T-Bil・LDH↑（肝障害,〈T-Bil〉黄疸）

腎 Cre・BUN↑・GFR↓・尿酸↑（腎障害, 急性腎不全）

膵 アミラーゼ↑（膵炎）

炎 CRP↑（炎症増加）

蛋 Alb↓（低 Alb 血症）

他 CK・ミオグロビン↑（横紋筋融解症）

スピペロン（スピロピタン®錠） ⚠

抗精神病薬／ブチロフェノン系

血 WBC・好中球↓（顆粒球減少症, 無顆粒球症）

肝 AST・ALT・γ-GTP・T-Bil・ALP↑（肝障害,〈T-Bil〉黄疸）

腎 BUN↑・GFR↓（腎障害）

他 CK・ミオグロビン↑（悪性症候群）

スピラマイシン酢酸エステル （アセチルスピラマイシン®錠）
抗菌薬／マクロライド系

肝 AST・ALT・γ-GTP・ALP↑（肝障害）

腎 Cre・BUN↑・GFR↓（腎障害）

スピロノラクトン （アルダクトン®A錠）
降圧薬／K保持性利尿薬

電 Na↓, K↑

肝 AST・ALT・γ-GTP・T-Bil・ALP↑（肝障害，〈T-Bil〉黄疸）

腎 Cre・BUN↑・GFR↓（腎障害，急性腎不全）

スプラタストトシル酸塩 （アイピーディ®カプセル）
抗アレルギー薬／TH$_2$サイトカイン阻害薬

肝 AST・ALT・γ-GTP・T-Bil・ALP↑（肝障害，〈T-Bil〉黄疸）

スボレキサント （ベルソムラ®錠）
催眠鎮静薬／オレキシン受容体拮抗薬

肝 AST・ALT・γ-GTP・ALP↑（肝障害）

スマトリプタンコハク酸塩 （イミグラン®錠／点鼻液）
片頭痛・慢性頭痛治療薬／トリプタン系

肝 AST・ALT・γ-GTP↑（肝障害）

腎 Cre・BUN↑・GFR↓（腎障害）

スリンダク （クリノリル®錠）
NSAIDs／アリール酢酸系

血 RBC・Hb↓（貧血，骨髄抑制），WBC・好中球↓（顆粒球減少症，無顆粒球症，骨髄抑制），Plt↓

止 PT↑（出血傾向，易出血）

電 Fe↓（鉄欠乏性貧血）

肝 AST・ALT↑（肝障害）

腎 Cre・BUN↑・GFR↓（腎障害）

膵 アミラーゼ↑（膵炎）

スルタミシリントシル酸塩水和物（ユナシン®錠）
抗菌薬／広範囲ペニシリン系

🩸RBC・Hb↓（貧血），WBC・好中球↓（汎血球減少，顆粒球減少症），Plt↓

⚡Fe↓（鉄欠乏性貧血）

🫀AST・ALT・γ-GTP・T-Bil・ALP↑（肝障害，〈T-Bil〉黄疸）

🫘Cre・BUN↑・GFR↓（腎障害，急性腎不全，間質性腎炎）

スルチアム（オスポロット®錠）　⚠
抗てんかん薬／スルフォンアミド系

🩸RBC・Hb↓（貧血），WBC↓

🫘Cre・BUN↑・GFR↓（腎障害）

スルトプリド塩酸塩（バルネチール®錠）　⚠
抗精神病薬／ベンザミド系

🩸WBC・好中球↓（顆粒球減少症，無顆粒球症）

⚡K↓

🫀AST・ALT・γ-GTP・T-Bil・ALP↑（肝障害，〈T-Bil〉黄疸）

🫘Cre・BUN↑・GFR↓（腎障害）

🔵CK・ミオグロビン↑（悪性症候群）

スルピリド（ドグマチール®錠）　⚠
胃腸機能調整薬／抗精神病薬／ドパミン受容体拮抗薬

🩸WBC・好中球↓（顆粒球減少症，無顆粒球症）

⚡K↓

🫀AST・ALT・γ-GTP・T-Bil・ALP↑（肝障害，〈T-Bil〉黄疸）

🫘Cre・BUN↑・GFR↓（腎障害）

🔵CK・ミオグロビン↑（悪性症候群）

スルピリン水和物（スルピリン原末）
鎮痛薬／ピラゾロン系

🩸RBC・Hb↓（貧血），好中球↓（無顆粒球症），Plt↓

⚡K↑，Fe↓（鉄欠乏性貧血）

🫀AST・ALT・γ-GTP・T-Bil・ALP↑（肝障害，〈T-Bil〉黄疸）

🫘Cre・BUN↑・GFR↓（腎障害，急性腎不全，間質性腎炎）

スルファジアジン銀（ゲーベン®クリーム）

皮膚潰瘍治療薬

血 RBC・WBC・好中球↓（汎血球減少）

肝 AST・ALT・γ-GTP・T-Bil・ALP↑（肝障害，〈T-Bil〉黄疸）

腎 Cre・BUN↑・GFR↓（腎障害）

スルファジメトキシン（アプシード®シロップ）

抗菌薬／持続性サルファ剤

血 RBC・Hb↓（貧血，汎血球減少），好中球↓（汎血球減少，顆粒球減少症），Plt↓

肝 AST・ALT・γ-GTP・T-Bil・ALP↑（肝障害，〈T-Bil〉黄疸）

腎 Cre・BUN↑・GFR↓（腎障害）

スルファメトキサゾール・トリメトプリム（バクタ®配合錠）

抗菌薬

血 RBC・Hb↓（貧血，汎血球減少），WBC↑↓，好中球↓（汎血球減少，顆粒球減少症），Plt↓

電 Fe↓（鉄欠乏性貧血）

肝 AST・ALT・γ-GTP・T-Bil・ALP↑（肝障害，〈T-Bil〉黄疸）

腎 Cre・BUN↑・GFR↓（腎障害，急性腎不全）

セチプチリンマレイン酸塩（テシプール®錠） ⚠

抗うつ薬／四環系

血 RBC・Hb↓（貧血），WBC↓（顆粒球減少症），Plt↓

電 Fe↓（鉄欠乏性貧血）

肝 AST・ALT・γ-GTP・T-Bil・ALP↑（肝障害，〈T-Bil〉黄疸）

腎 Cre・BUN↑・GFR↓（腎障害）

他 CK・ミオグロビン↑（悪性症候群）

セチリジン塩酸塩（ジルテック®錠）

抗アレルギー薬／H_1受容体拮抗薬（第二世代）

血 WBC・好中球↓（汎血球減少，顆粒球減少症），Plt↑↓

肝 AST・ALT・γ-GTP・T-Bil・ALP↑（肝障害，〈T-Bil〉黄疸）

腎 Cre・BUN↑・GFR↓（腎障害）

セトラキサート塩酸塩（ノイエル®カプセル）
消化性潰瘍治療薬／防御因子増強薬

肝 AST・ALT↑（肝障害）

セビメリン塩酸塩水和物（エボザック®カプセル）
鎮痛薬／リウマチ性疾患治療補助薬

肝 AST・ALT・γ-GTP・T-Bil・ALP↑（肝障害，〈T-Bil〉黄疸）

腎 Cre・BUN↑・GFR↓・NAG↑（腎障害）

膵 アミラーゼ↑（膵炎）

セファクロル（ケフラール®カプセル）
抗菌薬／第一世代セフェム系

血 RBC・Hb↓（貧血，汎血球減少），WBC・好中球↓（汎血球減少，顆粒球減少症），Plt↓

電 Fe↓（鉄欠乏性貧血）

肝 AST・ALT・γ-GTP・T-Bil・ALP↑（肝障害）

腎 Cre・BUN↑・GFR↓（腎障害，急性腎不全）

セファレキシン（ケフレックス®カプセル）
抗菌薬／第一世代セフェム系

血 RBC・Hb↓（貧血），好中球↓（汎血球減少，顆粒球減少症）

電 Fe↓（鉄欠乏性貧血）

腎 Cre・BUN↑・GFR↓（腎障害，急性腎不全）

セフィキシム（セフスパン®カプセル）
抗菌薬／第三世代セフェム系

血 RBC・Hb↓（貧血，汎血球減少），WBC・好中球↓（汎血球減少，顆粒球減少症），Plt↓

電 Fe↓（鉄欠乏性貧血）

肝 AST・γ-GTP・T-Bil・ALP↑（肝障害，〈T-Bil〉黄疸）

腎 Cre・BUN↑・GFR↓（腎障害，急性腎不全）

セフォチアムヘキセチル塩酸塩（パンスポリン®T錠）
抗菌薬／第二世代セフェム系

血 RBC・Hb↓（貧血），好中球↓（汎血球減少，顆粒球減少症）

電 Fe↓（鉄欠乏性貧血）

肝 AST・ALT・γ-GTP・T-Bil・ALP↑（肝障害）

腎 Cre・BUN↑・GFR↓（腎障害，急性腎不全）

セフカペンピボキシル塩酸塩水和物（フロモックス®錠）

抗菌薬／第三世代セフェム系

🩸RBC・Hb↓（貧血），好中球↓（無顆粒球症），Plt↓

🍬Glu↓（低血糖），カルニチン↓（低カルニチン血症，低血糖）

🔋Fe↓（鉄欠乏性貧血）

🫀AST・ALT・γ-GTP・T-Bil・ALP↑（肝障害，〈T-Bil〉黄疸）

🫘Cre・BUN↑・GFR↓（腎障害，急性腎不全）

🔲CK・ミオグロビン↑（横紋筋融解症）

セフジトレンピボキシル（メイアクト MS®錠）

抗菌薬／第三世代セフェム系

🩸RBC・Hb↓（貧血），好中球↓（無顆粒球症）

🍬Glu↓（低血糖），カルニチン↓（低カルニチン血症，低血糖）

🔋Fe↓（鉄欠乏性貧血）

🫀AST・ALT・γ-GTP・ALP↑（肝障害）

🫘Cre・BUN↑・GFR↓（腎障害，急性腎不全）

セフジニル（セフゾン®カプセル）

抗菌薬／第三世代セフェム系

🩸RBC・Hb↓（貧血，汎血球減少），WBC・好中球↓（汎血球減少，顆粒球減少症），Plt↓

🔋Fe↓（鉄欠乏性貧血）

🫀AST・ALT・γ-GTP・T-Bil・ALP↑（肝障害，〈T-Bil〉黄疸）

🫘Cre・BUN↑・GFR↓（腎障害，急性腎不全）

セフチゾキシムナトリウム（エポセリン®坐剤）

抗菌薬／セフェム系薬

🩸RBC・Hb↓（貧血，汎血球減少），WBC・好中球↓（汎血球減少，顆粒球減少症），Plt↓

🔋Fe↓（鉄欠乏性貧血）

🫀AST・ALT・γ-GTP・T-Bil・ALP↑（肝障害，〈T-Bil〉黄疸）

🫘Cre・BUN↑・GFR↓（腎障害，急性腎不全）

セフチブテン水和物（セフテム®カプセル）

抗菌薬／第三世代セフェム系

🫘Cre・BUN↑・GFR↓（腎障害，急性腎不全）

セフテラムピボキシル（トミロン®錠）
抗菌薬／第三世代セフェム系

血 RBC・Hb↓（貧血），好中球↓（汎血球減少，顆粒球減少症），好酸球↑，Plt↓

糖 Glu↓（低血糖），カルニチン↓（低カルニチン血症，低血糖）

電 Fe↓（鉄欠乏性貧血）

肝 AST・γ-GTP・T-Bil↑（肝障害）

腎 Cre・BUN↑・GFR↓（腎障害，急性腎不全）

セフポドキシムプロキセチル（バナン®錠）
抗菌薬／第三世代セフェム系

血 RBC・Hb↓（貧血，汎血球減少），WBC・好中球↓（汎血球減少，顆粒球減少症），Plt↓

電 Fe↓（鉄欠乏性貧血）

肝 AST・ALT・γ-GTP・T-Bil・ALP↑（肝障害）

腎 Cre・BUN↑・GFR↓（腎障害，急性腎不全）

セフロキサジン水和物
（オラスポア®小児用ドライシロップ）
抗菌薬／第一世代セフェム系

腎 Cre・BUN↑・GFR↓（腎障害）

セフロキシムアキセチル（オラセフ®錠）
抗菌薬／第二世代セフェム系

血 RBC・Hb↓（貧血，汎血球減少），WBC・好中球↓（汎血球減少，顆粒球減少症），Plt↓

電 Fe↓（鉄欠乏性貧血）

肝 AST・ALT・γ-GTP・ALP・LDH↑（肝障害）

腎 Cre・BUN↑・GFR↓（腎障害，急性腎不全）

セベラマー塩酸塩（レナジェル®錠）
腎疾患用剤／高リン血症治療薬

血 RBC・Hb↓（貧血）

電 Ca↓，Fe↓（鉄欠乏性貧血）

肝 AST・ALT・γ-GTP・T-Bil・ALP↑（肝障害，〈T-Bil〉黄疸）

セラトロダスト（ブロニカ®錠）
抗アレルギー薬／トロンボキサン A₂受容体拮抗薬

肝 AST・ALT・γ-GTP・T-Bil・ALP↑（肝障害，〈T-Bil〉黄疸）

セリプロロール塩酸塩（セレクトール®錠）

降圧薬／β遮断薬

糖 Glu↓（低血糖）

肝 AST・ALT・γ-GTP・T-Bil・ALP↑（肝障害,〈T-Bil〉黄疸）

腎 Cre・BUN↑・GFR↓（腎障害）

セルトリズマブペゴル（シムジア®皮下注） ⚠

抗リウマチ薬／生物学的製剤

血 RBC・Hb↓（貧血, 汎血球減少）, WBC↑↓, 好中球↓（汎血球減少, 顆粒球減少症）, Plt↑

電 Fe↓（鉄欠乏性貧血）

肝 AST・ALT・γ-GTP・T-Bil・ALP↑（肝障害,〈T-Bil〉黄疸）

腎 Cre・BUN↑・GFR↓・尿酸↑（腎障害）

蛋 Alb↓（低Alb血症）

セレギリン塩酸塩（エフピー®OD錠）

パーキンソン病治療薬／MAO-B阻害薬

糖 Glu↓（低血糖）

肝 AST・ALT・γ-GTP・T-Bil・ALP↑（肝障害,〈T-Bil〉黄疸）

腎 Cre・BUN↑・GFR↓（腎障害）

セレコキシブ（セレコックス®錠）

NSAIDs／コキシブ系

血 RBC・Hb↓（貧血, 汎血球減少）, WBC・好中球↓（汎血球減少, 顆粒球減少症）, Plt↓

電 Fe↓（鉄欠乏性貧血）

肝 AST・ALT・γ-GTP・T-Bil・ALP↑（肝障害,〈T-Bil〉黄疸）

腎 Cre・BUN↑・GFR↓（腎障害, 急性腎不全, 間質性腎炎）

センナ（センナ末）

下剤／大腸刺激性

電 K↓

センノシド（プルゼニド®錠）

下剤／大腸刺激性

電 Na↓, K↓

肝 T-Bil↑（肝機能低下）

腎 Cre・BUN↑・GFR↓（腎障害）

センブリ・重曹（センブリ・重曹散）
健胃薬

🔋 Na↑

🫘 Cre・BUN↑・GFR↓ (腎障害)

総合アミノ酸製剤（ESポリタミン®配合顆粒）
アミノ酸製剤

🫘 Cre・BUN↑・GFR↓ (腎障害)

ソタロール塩酸塩（ソタコール®錠） ⚠
抗不整脈薬／クラスⅢ群

🩸 RBC・Hb↓ (貧血)，好中球↓ (汎血球減少，顆粒球減少症)，好酸球↑

🍬 Glu↓ (低血糖)

🔋 K↓, Mg↓

🫀 AST・ALT・γ-GTP・T-Bil・ALP・LDH↑ (肝障害，〈T-Bil〉黄疸)

🫘 Cre・BUN↑・GFR↓・尿酸↑ (腎障害)

🔬 CK↑ (筋炎，薬剤性筋障害)

ゾテピン（ロドピン®錠） ⚠
抗精神病薬

🩸 WBC・好中球↓ (顆粒球減少症，無顆粒球症)

🫀 AST・ALT・γ-GTP・T-Bil・ALP↑ (肝障害，〈T-Bil〉黄疸)

🫘 BUN↑・GFR↓ (腎障害)

🔬 CK・ミオグロビン↑ (悪性症候群)

ゾニサミド（エクセグラン®錠） ⚠
抗てんかん薬／ベンズイソキサゾール系

🩸 RBC・Hb↓ (貧血)，WBC↑，好中球↓ (無顆粒球症)，Plt↓

🔋 Fe↓ (鉄欠乏性貧血)

🫀 AST・ALT・γ-GTP・T-Bil・ALP↑ (肝障害，〈T-Bil〉黄疸)

🫘 Cre・BUN↑・GFR↓ (腎障害，急性腎不全)

🔬 CK・ミオグロビン↑ (横紋筋融解症)

ゾピクロン（アモバン®錠）
催眠鎮静薬／非ベンゾジアゼピン系

血 RBC・Hb↓（貧血），WBC↓（顆粒球減少症），Plt↓

肝 AST・ALT・γ-GTP・T-Bil・ALP↑（肝障害，〈T-Bil〉黄疸）

腎 Cre・BUN↑・GFR↓（腎障害）

ソファルコン（ソロン®錠）
消化性潰瘍治療薬／防御因子増強薬

肝 AST・ALT・γ-GTP・T-Bil・ALP↑（肝障害，〈T-Bil〉黄疸）

ソブゾキサン（ペラゾリン®細粒）　⚠
抗がん薬／トポイソメラーゼⅡ阻害薬

血 RBC・Hb↓（貧血，汎血球減少，骨髄抑制），WBC・好中球↓（汎血球減少，顆粒球減少症，骨髄抑制），Plt↓

電 Fe↓（鉄欠乏性貧血）

肝 AST・ALT・γ-GTP・T-Bil・ALP↑（肝障害，〈T-Bil〉黄疸）

腎 Cre・BUN↑・GFR↓（腎障害）

ソホスブビル（ソバルディ®錠）
抗C型肝炎ウイルス薬／NS5Bポリメラーゼ阻害

血 RBC・Hb↓（貧血）

電 Fe↓（鉄欠乏性貧血）

肝 AST・ALT・γ-GTP・T-Bil・ALP↑（肝障害，〈T-Bil〉黄疸）

腎 Cre・BUN↑・GFR↓（腎障害）

ソマトロピン（ジェノトロピン®ゴークイック注用）
成長ホルモン

糖 Glu・HbA1c↑（高血糖）

腎 Cre・BUN↑・GFR↓（腎障害）

下 TSH↑↓

蛋 Alb↓（低Alb血症）

ソラフェニブトシル酸塩（ネクサバール®錠） ⚠

抗がん薬／分子標的薬

🩸RBC・Hb↓（貧血），WBC・好中球↓（汎血球減少，顆粒球減少症），Plt↓

🩹PT↑（出血傾向，易出血）

⚡Na↓，K↑↓，Ca↓，Fe↓（鉄欠乏性貧血）

🫀AST・ALT・γ-GTP・T-Bil・ALP↑（肝障害，〈T-Bil〉黄疸）

🫘Cre・BUN↑・GFR↓（腎障害，急性腎不全）

🫓アミラーゼ↑（膵炎）

他CK・ミオグロビン↑（横紋筋融解症）

ゾルピデム酒石酸塩（マイスリー®錠）

睡眠薬／非ベンゾジアゼピン系

🫀AST・ALT・γ-GTP・T-Bil・ALP↑（肝障害，〈T-Bil〉黄疸）

🫘Cre・BUN↑・GFR↓（腎障害）

ゾルミトリプタン（ゾーミッグ®錠）

片頭痛・慢性頭痛治療薬／トリプタン系

🫀AST・ALT・γ-GTP・ALP↑（肝障害）

ダイオウ・センナ配合剤（セチロ®配合錠）

下剤／大腸刺激性

⚡K↓

🫘Cre・BUN↑・GFR↓（腎障害）

タカルシトール水和物（ボンアルファ®軟膏）

皮膚科用剤／角化症・乾癬治療薬

⚡Ca↑

ダクラタスビル塩酸塩（ダクルインザ®錠）

抗C型肝炎ウイルス薬／NS5A阻害

🩸RBC・Hb↓（貧血），好酸球↑，Plt↓

🩹PT↑（出血傾向，易出血）

⚡Fe↓（鉄欠乏性貧血）

🫀AST・ALT・γ-GTP・T-Bil・ALP↑（肝障害，〈T-Bil〉黄疸）

🥚Alb↓（低Alb血症）

タクロリムス水和物（プログラフ®カプセル） ⚠

免疫抑制薬／カルシニューリン阻害薬

- 🩸 RBC・Hb↓（貧血, 汎血球減少）, WBC・好中球↓（汎血球減少, 顆粒球減少症）, Plt↑↓
- 糖 Glu↑（高血糖）
- 脂 T-Cho↑（高Cho血症）, TG↑（高TG血症）
- 電 Na↓, K↑↓, Ca↑↓, Mg↓, Fe↓（鉄欠乏性貧血）
- 肝 AST・ALT・γ-GTP・T-Bil・ALP↑（肝障害,〈T-Bil〉黄疸）
- 腎 Cre・BUN↑・GFR↓・尿酸↑（腎障害, 急性腎不全）
- 膵 アミラーゼ↑（膵炎）
- 蛋 Alb↓（低Alb血症）
- 他 CK↑（筋炎, 薬剤性筋障害）

ダサチニブ水和物（スプリセル®錠） ⚠

抗がん薬／分子標的薬

- 🩸 RBC・Hb↓（貧血, 汎血球減少, 骨髄抑制）, WBC・好中球↓（汎血球減少, 顆粒球減少症, 骨髄抑制）, Plt↓
- 電 K↓, Ca↓, Mg↓, Fe↓（鉄欠乏性貧血）
- 肝 AST・ALT・γ-GTP・T-Bil・ALP↑（肝障害,〈T-Bil〉黄疸）
- 腎 Cre・BUN↑・GFR↓・尿酸↑（腎障害, 急性腎不全）
- 炎 CRP↑（炎症増加）
- 他 CK↑（筋炎, 薬剤性筋障害）

タダラフィル（アドシルカ®錠）

血管拡張薬／PDE-5阻害薬

- 🩸 RBC・Hb↓（貧血）
- 電 Fe↓（鉄欠乏性貧血）
- 肝 AST・ALT・γ-GTP・T-Bil・ALP↑（肝障害,〈T-Bil〉黄疸）
- 腎 Cre・BUN↑・GFR↓・尿酸↑（腎障害）

ダナゾール（ボンゾール®錠）

子宮内膜症治療薬

- 肝 AST・ALT・γ-GTP・T-Bil・ALP↑（肝障害, 劇症肝炎,〈T-Bil〉黄疸）
- 腎 Cre・BUN↑・GFR↓（腎障害）

ダパグリフロジンプロピレングリコール水和物（フォシーガ®錠）

糖尿病治療薬／SGLT-2 阻害薬

- 糖 Glu↓（低血糖），HbA1c↓，ケトン体↑（ケトアシドーシス）
- 肝 AST・ALT・γ-GTP・ALP↑（肝障害）
- 腎 Cre・BUN↑・GFR↓（腎障害）

ダビガトランエテキシラートメタンスルホン酸塩（プラザキサ®カプセル）

抗血栓薬／NOAC

- 血 RBC・Hb↓（貧血），WBC↓（顆粒球減少症），好酸球↑，Plt↓
- 電 Fe↓（鉄欠乏性貧血）
- 肝 AST・ALT・γ-GTP・T-Bil・ALP↑（肝障害，〈T-Bil〉黄疸）
- 腎 Cre・BUN↑・GFR↓（腎障害）

タファミジスメグルミン（ビンダケル®カプセル）

家族性アミロイドニューロパチー関連疾患薬

- 肝 AST・ALT・γ-GTP・ALP↑（肝障害）

タフルプロスト・チモロールマレイン酸塩（タプコム®配合点眼液）

緑内障治療薬

- 糖 Glu↑↓（高血糖，低血糖）

タペンタドール塩酸塩（タペンタ®錠）

麻薬／オピオイド

- 肝 AST・ALT・γ-GTP・ALP↑（肝障害）
- 腎 Cre・BUN↑・GFR↓（腎障害）

タミバロテン（アムノレイク®錠）

抗がん薬／レチノイド

- 血 Hb↓（貧血），WBC↑
- 脂 T-Cho↑（高 Cho 血症），TG↑（高 TG 血症）
- 電 Na↓
- 肝 AST・ALT・γ-GTP・T-Bil・ALP・LDH↑（肝障害，〈T-Bil〉黄疸）
- 腎 Cre・BUN↑・GFR↓（腎障害）
- 炎 CRP↑（炎症増加）
- 蛋 Alb↓（低 Alb 血症）

タムスロシン塩酸塩（ハルナール®D錠）

排尿障害治療薬

- 肝 AST・ALT・γ-GTP・T-Bil・ALP↑（肝障害，〈T-Bil〉黄疸）
- 腎 Cre・BUN↑・GFR↓（腎障害）

タモキシフェンクエン酸塩（ノルバデックス®錠）

抗がん薬／抗エストロゲン薬

- 血 RBC・Hb↓（貧血），WBC・好中球↓（汎血球減少，顆粒球減少症），Plt↓
- 電 Ca↑，Fe↓（鉄欠乏性貧血）
- 肝 AST・ALT・γ-GTP↑（肝障害，劇症肝炎）

タリペキソール塩酸塩（ドミン®錠）

パーキンソン病治療薬／ドパミン受容体刺激薬

- 血 RBC↓（貧血），WBC↓（顆粒球減少症）
- 肝 AST・ALT・γ-GTP・T-Bil・ALP・LDH↑（肝障害，〈T-Bil〉黄疸）
- 腎 Cre・BUN↑・GFR↓（腎障害）
- 他 CK・ミオグロビン↑（悪性症候群）

タルチレリン水和物（セレジスト®錠）

TRH 誘導体

- 血 RBC・Hb↓（貧血），Plt↓
- 肝 AST・ALT・γ-GTP・ALP・LDH↑（肝障害）
- 腎 Cre・BUN↑・GFR↓（腎障害）
- 下 TSH↑↓
- 甲 T_3↑，T_4↑

ダルナビルエタノール付加物（プリジスタ®錠）
抗 HIV 薬／HIV プロテアーゼ阻害薬

- 糖 Glu↑（高血糖）
- 脂 T-Cho↑（高 Cho 血症），TG↑（高 TG 血症）
- 電 Na↓
- 肝 AST・ALT・γ-GTP・T-Bil・ALP↑（肝障害，〈T-Bil〉黄疸）
- 腎 Cre・BUN↑・GFR↓（腎障害，急性腎不全）

炭酸水素ナトリウム（炭酸水素ナトリウム原末）
制酸剤

- 電 Na↑
- 腎 Cre・BUN↑・GFR↓（腎障害）

炭酸水素ナトリウム・ゲンチアナ末配合剤（重散）
健胃薬

- 電 Na↑

炭酸水素ナトリウム・ニガキ（健胃散）
健胃薬

- 電 Na↑
- 腎 Cre・BUN↑・GFR↓（腎障害）

炭酸マグネシウム（炭酸マグネシウム原末）
制酸剤

- 腎 Cre・BUN↑・GFR↓（腎障害）

炭酸ランタン水和物（ホスレノール®顆粒）
腎疾患用剤／高リン血症治療薬

- 血 RBC・Hb↓（貧血）
- 電 Ca↑↓，Fe↓（鉄欠乏性貧血）
- 肝 AST・ALT・γ-GTP・ALP↑（肝障害）
- 腎 Cre↑（腎障害）

炭酸リチウム（リーマス®錠）
気分安定薬 ⚠

電 Ca↑

肝 AST・ALT・γ-GTP・T-Bil・ALP↑（肝障害，〈T-Bil〉黄疸）

腎 Cre・BUN↑・GFR↓（腎障害，急性腎不全，間質性腎炎）

下 TSH↑

甲 T₃↑，T₄↑

タンドスピロンクエン酸塩（セディール®錠）
抗不安薬／セロトニン1A部分作動薬

血 WBC・好酸球↑

肝 AST・ALT・γ-GTP・T-Bil・ALP↑（肝障害，〈T-Bil〉黄疸）

腎 Cre・BUN↑・GFR↓（腎障害），NAG↑（尿細管障害性薬剤による腎機能低下）

他 CK・ミオグロビン↑（悪性症候群）

ダントロレンナトリウム水和物（ダントリウム®カプセル）
筋弛緩薬／末梢性

血 好酸球↑

肝 AST・ALT・γ-GTP・T-Bil・ALP↑（肝障害，〈T-Bil〉黄疸）

腎 Cre・BUN↑・GFR↓（腎障害）

タンニン酸アルブミン（タンナルビン末）
腸疾患治療薬／収斂薬

肝 AST・ALT・γ-GTP・T-Bil・ALP↑（肝障害，〈T-Bil〉黄疸）

チアプリド塩酸塩（グラマリール®錠）
抗精神病薬／ベンザミド系

血 WBC↑

電 K↓

腎 Cre・BUN↑・GFR↓（腎障害）

他 CK・ミオグロビン↑（悪性症候群）

チアプロフェン酸 (スルガム®錠)

NSAIDs／プロピオン酸系

🩸WBC↓（顆粒球減少症），Plt↓

🩹PT↑（出血傾向，易出血）

🫀AST・ALT・γ-GTP・T-Bil・ALP↑（肝障害，〈T-Bil〉黄疸）

🫘Cre・BUN↑・GFR↓（腎障害）

チアマゾール (メルカゾール®錠)

甲状腺疾患治療薬／抗甲状腺薬

🩸RBC・Hb↓（貧血，汎血球減少），WBC・好中球↓（汎血球減少，顆粒球減少症），Plt↓

🍬Glu↓（低血糖）

🔋Fe↓（鉄欠乏性貧血）

🫀AST・γ-GTP・T-Bil・ALP↑（肝障害，〈T-Bil〉黄疸）

🫘Cre・BUN↑・GFR↓（腎障害，急性腎不全）

🔵CK・ミオグロビン↑（横紋筋融解症）

チアラミド塩酸塩 (ソランタール®錠)

NSAIDs／塩基性

🫀AST・ALT・γ-GTP・T-Bil・ALP↑（肝障害，〈T-Bil〉黄疸）

🫘Cre・BUN↑・GFR↓（腎障害）

チオトロピウム臭化物水和物 (スピリーバ®吸入用カプセル)

気管支喘息治療薬／抗コリン薬

🩸WBC↓（顆粒球減少症）

🫘Cre・BUN↑（腎障害），尿酸↑（高尿酸血症）

チオトロピウム臭化物水和物・オロダテロール塩酸塩 (スピオルト®レスピマット)

気管支拡張薬／抗コリン薬・β₂刺激薬配合剤

🩸WBC↓（顆粒球減少症）

🫘Cre・BUN↑（腎障害），尿酸↑（高尿酸血症）

チオプロニン (チオラ®錠)

肝疾患治療薬／肝機能改善薬

🩸RBC・WBC・好中球↓（汎血球減少），Plt↓

🫀AST・ALT・γ-GTP・T-Bil・ALP↑（肝障害）

🫘Cre・BUN↑・GFR↓（腎障害）

チキジウム臭化物（チアトン®カプセル）

消化性潰瘍治療薬／選択的ムスカリン受容体拮抗薬

肝 AST・ALT・γ-GTP・T-Bil・ALP↑（肝障害，〈T-Bil〉黄疸）

チクロピジン塩酸塩（パナルジン®錠） ⚠

抗血栓薬／抗血小板薬

血 RBC・Hb↓（貧血，汎血球減少），WBC・好中球↓（汎血球減少，顆粒球減少症），Plt↓

脂 T-Cho↑（高Cho血症）

電 Fe↓（鉄欠乏性貧血）

肝 AST・ALT・γ-GTP・T-Bil・ALP↑（肝障害）

腎 Cre・BUN↑・GFR↓（腎障害，急性腎不全）

チザニジン塩酸塩（テルネリン®錠）

筋弛緩薬／中枢性

肝 AST・ALT・γ-GTP・T-Bil・ALP↑（肝障害，〈T-Bil〉黄疸）

腎 Cre・BUN↑・GFR↓（腎障害）

チミペロン（トロペロン®錠） ⚠

抗精神病薬／ブチロフェノン系

血 WBC・好中球↓（顆粒球減少症，無顆粒球症）

電 Na↓

肝 AST・ALT・γ-GTP・T-Bil・ALP↑（肝障害，〈T-Bil〉黄疸）

腎 BUN↑・GFR↓（腎障害）

他 CK・ミオグロビン↑（悪性症候群）

チモロールマレイン酸塩（チモプトール®点眼液）

眼科用剤／緑内障治療薬

糖 Glu↑↓（高血糖，低血糖）

鎮咳去たん配合剤（オピセゾール®A液）

鎮咳薬／去痰薬配合

肝 AST・ALT・γ-GTP・T-Bil・ALP↑（肝障害，〈T-Bil〉黄疸）

腎 Cre・BUN↑・GFR↓（腎障害）

鎮咳配合剤（フスコデ®配合錠）
鎮咳薬／去痰薬配合

⎕血 RBC・Hb↓（貧血），好中球↓（無顆粒球症）

⎕電 Fe↓（鉄欠乏性貧血）

⎕肝 AST・ALT・γ-GTP・T-Bil・ALP↑（肝障害，〈T-Bil〉黄疸）

⎕腎 Cre・BUN↑・GFR↓（腎障害）

沈降炭酸カルシウム（沈降炭酸カルシウム末）
消化性潰瘍治療薬／制酸剤／高リン血症治療薬

⎕電 Ca↑

⎕腎 Cre・BUN↑（腎障害）

沈降炭酸カルシウム・コレカルシフェロール・炭酸マグネシウム（デノタス®チュアブル配合錠）
骨・Ca代謝薬

⎕電 Ca↑↓

⎕腎 Cre・BUN↑・GFR↓（腎障害）

ツロブテロール塩酸塩（ホクナリン®錠／テープ）
気管支喘息治療薬／β_2刺激薬

⎕電 K↓

テオフィリン（アプネカット®経口液）　⚠
気管支喘息治療薬／キサンチン誘導体

⎕血 RBC・Hb↓（貧血）

⎕電 Fe↓（鉄欠乏性貧血）

⎕肝 AST・ALT・γ-GTP・T-Bil・ALP↑（肝障害，〈T-Bil〉黄疸）

⎕腎 Cre・BUN↑・GFR↓（腎障害，急性腎不全）

⎕他 CK・ミオグロビン↑（横紋筋融解症）

テガフール（フトラフール®カプセル）　⚠
抗がん薬／代謝拮抗薬

⎕血 RBC・Hb↓（貧血，汎血球減少，骨髄抑制），WBC・好中球↓（汎血球減少，顆粒球減少症，骨髄抑制），Plt↓

⎕電 Fe↓（鉄欠乏性貧血）

⎕肝 AST・ALT・γ-GTP・T-Bil・ALP↑（肝障害，〈T-Bil〉黄疸）

⎕腎 Cre・BUN↑・GFR↓（腎障害，急性腎不全）

⎕膵 アミラーゼ↑（膵炎）

テガフール・ウラシル
（ユーエフティ®配合カプセル） ⚠

抗がん薬／代謝拮抗薬

- 血 RBC・Hb↓（貧血，汎血球減少，骨髄抑制），WBC・好中球↓（汎血球減少，顆粒球減少症，骨髄抑制），Plt↓
- 止 PT↑
- 電 Fe↓（鉄欠乏性貧血）
- 肝 AST・ALT・γ-GTP・T-Bil・ALP↑（肝障害，劇症肝炎，〈T-Bil〉黄疸）
- 腎 Cre・BUN↑・GFR↓（腎障害，急性腎不全）
- 膵 アミラーゼ↑（膵炎）
- 蛋 Alb↓（低Alb血症）

テガフール・ギメラシル・オテラシルカリウム配合剤
（ティーエスワン®配合カプセル） ⚠

抗がん薬／代謝拮抗薬

- 血 RBC・Hb↓（貧血，汎血球減少，骨髄抑制），WBC・好中球↓（汎血球減少，顆粒球減少症，骨髄抑制），Plt↓
- 止 PT↑
- 電 Fe↓（鉄欠乏性貧血）
- 肝 AST・ALT・γ-GTP・T-Bil・ALP↑（肝障害，〈T-Bil〉黄疸）
- 腎 Cre・BUN↑・GFR↓（腎障害，急性腎不全）
- 膵 アミラーゼ↑（膵炎）
- 蛋 Alb↓（低Alb血症）
- 他 CK・ミオグロビン↑（横紋筋融解症）

デキサメタゾン（レナデックス®錠） ⚠

抗がん薬／ステロイド

- 糖 Glu↑（高血糖）
- 肝 AST・ALT・γ-GTP・T-Bil・ALP↑（肝障害，〈T-Bil〉黄疸）

デキサメタゾンシペシル酸エステル
（エリザス®点鼻粉末）

耳鼻咽喉科用剤／副腎皮質ステロイド

- 肝 AST・ALT↑（肝障害）

デキストラン硫酸エステルナトリウム（MDS コーワ錠）
脂質異常症治療薬

🫘Cre・BUN↑・GFR↓（腎障害）

デスモプレシン酢酸塩水和物
（ミニリン®メルト OD 錠／デスモプレシンスプレー）
下垂体後葉ホルモン

⚡Na↓

🫀AST・ALT↑（肝障害）

🫘Cre・BUN↑・GFR↓（腎障害）

テトラサイクリン塩酸塩
（アクロマイシン®Ｖ カプセル／軟膏）
抗菌薬／テトラサイクリン系

🫀AST・ALT・γ-GTP・ALP↑（肝障害），ALT・T-Bil・ALP↑（まれに急性妊娠脂肪肝（妊婦），アレルギー性肝炎，自己免疫性肝炎様肝障害）

🫘Cre・BUN↑・GFR↓（腎障害）

テトラベナジン（コレアジン®錠）
ハンチントン病不随意運動治療薬

🩸WBC↑

⚡K↓，Mg↓

🫀AST・ALT・γ-GTP・ALP↑（肝障害）

🫘Cre・BUN↑・GFR↓（腎障害）

⊕CK・ミオグロビン↑（悪性症候群）

テネリグリプチン臭化水素酸塩水和物
（テネリア®錠）⚠

糖尿病治療薬／DPP-4 阻害薬

🍬Glu↓（低血糖），HbA1c↓，ケトン体↑（ケトアシドーシス）

⚡K↓

🫀AST・ALT・γ-GTP・ALP↑（肝障害）

デノパミン（カルグート®錠）
昇圧薬／カテコラミン系

🫀AST・ALT↑（肝障害）

テノホビルジソプロキシルフマル酸塩 (ビリアード®錠) ⚠

抗 HIV 薬／ヌクレオシド系逆転写酵素阻害薬

- 血 好中球↓（汎血球減少，顆粒球減少症）
- 脂 TG↑（高 TG 血症）
- 電 K↓
- 肝 AST・ALT・γ-GTP・T-Bil・ALP↑（肝障害，〈T-Bil〉黄疸）
- 腎 Cre・BUN↑・GFR↓（腎障害，急性腎不全）
- 膵 アミラーゼ↑（膵炎）
- 他 CK↑

テビペネムピボキシル (オラペネム®小児用細粒)

抗菌薬／カルバペネム系

- 血 RBC・Hb↓（貧血，汎血球減少），WBC・好中球↓（汎血球減少，顆粒球減少症），Plt↑
- 糖 Glu↓（低血糖），カルニチン↓（低カルニチン血症，低血糖）
- 電 Fe↓（鉄欠乏性貧血）
- 肝 AST・ALT・γ-GTP・T-Bil・ALP↑（肝障害，〈T-Bil〉黄疸）
- 腎 Cre・BUN↑・GFR↓（腎障害，急性腎不全）

デフェラシロクス (エクジェイド®懸濁用錠)

中毒治療薬／鉄過剰症治療薬

- 血 RBC・Hb↓
- 肝 AST・ALT・γ-GTP・T-Bil・ALP↑（肝障害，〈T-Bil〉黄疸）
- 腎 Cre・BUN↑・GFR↓（腎障害，急性腎不全）

テプレノン (セルベックス®カプセル)

消化性潰瘍治療薬／防御因子増強薬

- 肝 AST・ALT・γ-GTP・T-Bil・ALP↑（肝障害，〈T-Bil〉黄疸）

デメチルクロルテトラサイクリン塩酸塩 (レダマイシン®カプセル)

抗菌薬／テトラサイクリン系

- 肝 AST・ALT・γ-GTP・T-Bil・ALP↑（肝障害，〈T-Bil〉黄疸）
- 腎 Cre・BUN↑・GFR↓（腎障害）

テモカプリル塩酸塩（エースコール®錠）

降圧薬／ACE 阻害薬

- 糖 Glu↓（低血糖）
- 電 K↑
- 肝 AST・ALT・γ-GTP・T-Bil・ALP↑（肝障害，〈T-Bil〉黄疸）
- 腎 Cre・BUN↑・GFR↓（腎障害）

テモゾロミド（テモダール®カプセル） ⚠

抗がん薬／アルキル化薬

- 血 RBC・Hb↓（貧血，汎血球減少），WBC・好中球↓（汎血球減少，顆粒球減少症），Plt↓
- 電 Fe↓（鉄欠乏性貧血）
- 肝 AST・ALT・γ-GTP・T-Bil・ALP↑（肝障害，〈T-Bil〉黄疸）
- 腎 Cre・BUN↑・GFR↓（腎障害）

デュタステリド（アボルブ®カプセル）

排尿障害治療薬

- 肝 AST・ALT・γ-GTP・ALP↑（肝障害）

デュロキセチン塩酸塩（サインバルタ®カプセル） ⚠

抗うつ薬／SNRI

- 血 RBC・Hb↓（貧血），WBC↓（顆粒球減少症）
- 糖 Glu・HbA1c↑（高血糖）
- 脂 T-Cho↑（高 Cho 血症）
- 電 Na↓，K↑
- 肝 AST・ALT・γ-GTP・T-Bil・ALP↑（肝障害，〈T-Bil〉黄疸）
- 腎 Cre・BUN↑・GFR↓（腎障害，急性腎不全）
- 他 CK・ミオグロビン↑（悪性症候群）

テラゾシン塩酸塩水和物（ハイトラシン®錠）

降圧薬／α遮断薬

- 血 RBC・Hb↓（貧血）
- 電 Fe↓（鉄欠乏性貧血）
- 肝 AST・ALT・γ-GTP・T-Bil・ALP↑（肝障害，〈T-Bil〉黄疸）
- 腎 Cre・BUN↑・GFR↓（腎障害）

デラプリル塩酸塩（アデカット®錠）
降圧薬／ACE 阻害薬

電 K↑

腎 Cre・BUN↑・GFR↓（腎障害，急性腎不全）

テラプレビル（テラビック®錠）
抗C型肝炎ウイルス薬／NS3・4A プロテアーゼ阻害

血 RBC・Hb↓（貧血，汎血球減少），WBC・好中球↓（汎血球減少，顆粒球減少症），Plt↓

糖 Glu↓（低血糖）

脂 T-Cho↑（高Cho血症），HDL-C↓，TG↑（高TG血症）

電 Na↓，K↑↓，Ca↓，Mg↓，Fe↓（鉄欠乏性貧血）

肝 AST・ALT・γ-GTP・T-Bil・ALP↑（肝障害，〈T-Bil〉黄疸）

腎 Cre・BUN↑・GFR↓・尿酸↑（腎障害，急性腎不全）

膵 アミラーゼ↑（膵炎）

炎 CRP↑（炎症増加）

蛋 Alb↓（低Alb血症）

他 CK・ミオグロビン↑（横紋筋融解症）

デラマニド（デルティバ®錠）
抗結核薬

電 K↓，Ca↓，Mg↓

肝 AST・ALT・γ-GTP・ALP↑（肝障害）

テリパラチド（フォルテオ®皮下注キット）
副甲状腺ホルモン

血 WBC↑

電 K↑，Ca↑

肝 AST・ALT・γ-GTP・T-Bil・ALP↑（肝障害，〈T-Bil〉黄疸）

腎 Cre・BUN↑・GFR↓・尿酸↑（腎障害）

テルグリド（テルロン®錠）
視床下部向下垂体ホルモン

肝 AST・ALT・γ-GTP・T-Bil・ALP↑（肝障害，〈T-Bil〉黄疸）

腎 Cre・BUN↑・GFR↓（腎障害）

テルビナフィン塩酸塩（ラミシール®錠）
深在性・表在性抗真菌薬／アリルアミン系

⎰血⎰ RBC・WBC・好中球↓（汎血球減少）, Plt↓

⎰肝⎰ AST・ALT・γ-GTP・T-Bil・ALP↑（肝障害,〈T-Bil〉黄疸）

⎰腎⎰ Cre・BUN↑・GFR↓（腎障害）

⎰他⎰ CK・ミオグロビン↑（横紋筋融解症）

テルミサルタン（ミカルディス®錠）
降圧薬／ARB

⎰糖⎰ Glu↓（低血糖）

⎰電⎰ K↑

⎰肝⎰ AST・ALT・γ-GTP・T-Bil・ALP・LDH↑（肝障害,〈T-Bil〉黄疸）

⎰腎⎰ Cre・BUN↑・GFR↓（腎障害, 急性腎不全）

⎰他⎰ CK・ミオグロビン↑（横紋筋融解症）

テルミサルタン・アムロジピンベシル酸塩（ミカムロ®配合錠）
降圧薬／ARB・Ca拮抗薬配合剤

⎰血⎰ WBC↓（顆粒球減少症）, Plt↓

⎰糖⎰ Glu↓（低血糖）

⎰電⎰ K↑, Fe↓（鉄欠乏性貧血）

⎰肝⎰ AST・ALT・γ-GTP・T-Bil・ALP・LDH↑（肝障害,〈T-Bil〉黄疸）

⎰腎⎰ Cre・BUN↑・GFR↓・尿酸↑（腎障害）

⎰他⎰ CK・ミオグロビン↑（横紋筋融解症）

テルミサルタン・ヒドロクロロチアジド（ミコンビ®配合錠）
降圧薬／ARB・利尿薬配合剤

⎰血⎰ RBC・Hb↓（貧血）, WBC↓（顆粒球減少症）, Plt↓

⎰糖⎰ Glu↓（低血糖）

⎰電⎰ Na↓, K↑↓, Ca↑, Mg↓, Fe↓（鉄欠乏性貧血）

⎰肝⎰ AST・ALT・γ-GTP・T-Bil・ALP・LDH↑（肝障害,〈T-Bil〉黄疸）

⎰腎⎰ Cre・BUN↑・GFR↓・尿酸↑（腎障害）

⎰他⎰ CK・ミオグロビン↑（横紋筋融解症）

天然ケイ酸アルミニウム（アドソルビン®原末）
腸疾患治療薬／吸着薬

- 血 RBC・Hb↓
- 電 Ca↑↓, P↓
- 腎 Cre・BUN↑・GFR↓（腎障害）

ドカルパミン（タナドーパ®顆粒）
昇圧薬／カテコラミン

- 肝 AST・ALT・γ-GTP・ALP↑（肝障害）

ドキサゾシンメシル酸塩（カルデナリン®錠）
降圧薬／α遮断薬

- 血 WBC・好中球↓（顆粒球減少症，無顆粒球症），Plt↓
- 肝 AST・ALT・γ-GTP・T-Bil・ALP↑（肝障害，〈T-Bil〉黄疸）

ドキシサイクリン塩酸塩水和物（ビブラマイシン®錠）
抗菌薬／テトラサイクリン系

- 肝 AST・ALT・γ-GTP・T-Bil・ALP↑（肝障害，〈T-Bil〉黄疸）

ドキシフルリジン（フルツロン®カプセル） ⚠

抗がん薬／代謝拮抗薬

- 血 RBC・Hb↓（貧血，汎血球減少），WBC・好中球↓（汎血球減少，顆粒球減少症），Plt↓
- 電 Fe↓（鉄欠乏性貧血）
- 肝 AST・ALT・γ-GTP・T-Bil・ALP↑（肝障害，〈T-Bil〉黄疸）
- 腎 Cre・BUN↑・GFR↓（腎障害）
- 膵 アミラーゼ↑（膵炎）

トスフロキサシントシル酸塩水和物（オゼックス®錠）
抗菌薬／ニューキノロン系

- 血 RBC・Hb↓（貧血），WBC↓（顆粒球減少症），Plt↓
- 糖 Glu↓（低血糖）
- 肝 AST・ALT・γ-GTP・T-Bil・ALP↑（肝障害，〈T-Bil〉黄疸）
- 腎 Cre・BUN↑・GFR↓（腎障害，急性腎不全，間質性腎炎）
- 他 CK・ミオグロビン↑（横紋筋融解症）

ドスレピン塩酸塩（プロチアデン®錠） ⚠

抗うつ薬／三環系

- 血 好中球↓（無顆粒球症）
- 電 Na↓
- 腎 Cre・BUN↑・GFR↓（腎障害）
- 他 CK・ミオグロビン↑（悪性症候群）

ドネペジル塩酸塩（アリセプト®錠）

抗認知症薬／コリンエステラーゼ阻害薬

- 血 Plt↓
- 電 K↓
- 肝 AST・ALT・γ-GTP・T-Bil・ALP↑（肝障害，〈T-Bil〉黄疸）
- 腎 Cre・BUN↑・GFR↓（腎障害，急性腎不全）
- 他 CK・ミオグロビン↑（悪性症候群，横紋筋融解症）

トピラマート（トピナ®錠） ⚠

抗てんかん薬

- 電 Cl↑
- 肝 AST・ALT・γ-GTP・T-Bil・ALP・LDH↑（肝障害，〈T-Bil〉黄疸）
- 腎 Cre・BUN↑・GFR↓（腎障害）
- 他 CK↑（筋炎，薬剤性筋障害）

トピロキソスタット（トピロリック®錠）

尿酸生成抑制薬

- 肝 AST・ALT・γ-GTP・ALP↑（肝障害）
- 腎 Cre・BUN↑・GFR↓（腎障害），尿酸↓

トファシチニブクエン酸塩（ゼルヤンツ®錠）

抗リウマチ薬／免疫抑制薬

- 血 RBC・Hb↓（貧血），WBC・好中球↓（汎血球減少，顆粒球減少症）
- 脂 T-Cho↑（高Cho血症），HDL-C↑
- 電 Fe↓（鉄欠乏性貧血）
- 肝 AST・ALT・γ-GTP・T-Bil・ALP↑（肝障害，〈T-Bil〉黄疸）
- 腎 Cre・BUN↑・GFR↓（腎障害）

トフィソパム（グランダキシン®錠）
自律神経調節薬

肝 AST・ALT↑（肝障害）

トホグリフロジン水和物（デベルザ®錠）　⚠
糖尿病治療薬／SGLT-2阻害薬

糖 Glu↓（低血糖），HbA1c↓，ケトン体↑（ケトアシドーシス）

肝 AST・ALT・γ-GTP・ALP↑（肝障害）

腎 Cre・BUN↑・GFR↓（腎障害）

トラセミド（ルプラック®錠）
利尿薬／ループ利尿薬

血 Plt↓

電 K↑↓

肝 AST・ALT・γ-GTP・T-Bil・ALP↑（肝障害，〈T-Bil〉黄疸）

腎 Cre・BUN↑・GFR↓・尿酸↑（腎障害）

トラゾドン塩酸塩（レスリン®錠）　⚠
抗うつ薬

血 WBC↑，好中球↓（無顆粒球症）

腎 Cre・BUN↑・GFR↓（腎障害）

他 CK・ミオグロビン↑（悪性症候群）

トラニラスト（リザベン®カプセル）
抗アレルギー薬／メディエーター遊離抑制薬

血 WBC↓，Plt↓

肝 AST・ALT・γ-GTP・T-Bil・ALP↑（肝障害，〈T-Bil〉黄疸）

腎 Cre・BUN↑・GFR↓（腎障害）

トラネキサム酸（トランサミン®錠）
止血薬／抗プラスミン薬

腎 Cre・BUN↑・GFR↓（腎障害）

トラピジル（ロコルナール®錠）
狭心症治療薬／冠拡張薬

肝 AST・γ-GTP・T-Bil・ALP↑（肝障害，〈T-Bil〉黄疸）

トラボプロスト・チモロールマレイン酸塩（デュオトラバ®配合点眼液）

緑内障治療薬

糖 Glu↑↓（高血糖，低血糖）

トラマドール塩酸塩（トラマール®OD錠）

麻薬類似薬／オピオイド

肝 AST・ALT・γ-GTP・T-Bil・ALP↑（肝障害，〈T-Bil〉黄疸）

腎 Cre・BUN↑・GFR↓（腎障害）

トラマドール塩酸塩・アセトアミノフェン（トラムセット®配合錠）

麻薬類似薬／オピオイド

血 好中球↓（顆粒球減少症），Plt↓

肝 AST・ALT・γ-GTP・T-Bil・ALP↑（肝障害，〈T-Bil〉黄疸）

腎 Cre・BUN↑・GFR↓（腎障害，急性腎不全，間質性腎炎）

トランドラプリル（オドリック®錠）

降圧薬／ACE阻害薬

糖 Glu↓（低血糖）

電 K↑

肝 AST・ALT・γ-GTP・T-Bil・ALP↑（肝障害，〈T-Bil〉黄疸）

腎 Cre・BUN↑・GFR↓（腎障害，急性腎不全）

他 CK・ミオグロビン↑（横紋筋融解症）

トリアゾラム（ハルシオン®錠）

睡眠薬／ベンゾジアゼピン系

肝 AST・ALT・γ-GTP・T-Bil・ALP↑（肝障害，〈T-Bil〉黄疸）

腎 Cre・BUN↑・GFR↓（腎障害）

トリアムシノロン（レダコート®錠） ⚠

副腎皮質ステロイド

電 Na↑，K↓

肝 AST・ALT・γ-GTP・T-Bil・ALP↑（肝障害，〈T-Bil〉黄疸）

トリアムテレン（トリテレン®カプセル）
降圧薬／K保持性利尿薬

電 Na↓, K↑

肝 AST・ALT・γ-GTP・T-Bil・ALP↑（肝障害，〈T-Bil〉黄疸）

腎 Cre・BUN↑・GFR↓（腎障害，急性腎不全）

トリクロホスナトリウム（トリクロリール®シロップ）
睡眠薬

肝 AST・ALT・γ-GTP・T-Bil・ALP↑（肝障害，〈T-Bil〉黄疸）

腎 Cre・BUN↑・GFR↓（腎障害）

トリパミド（ノルモナール®錠）
利尿薬／サイアザイド類似

電 Na↓, K↓, Ca↑, Cl↓

肝 AST・ALT・γ-GTP・T-Bil・ALP↑（肝障害，〈T-Bil〉黄疸）

腎 Cre・BUN↑・GFR↓（腎障害）

トリフルリジン・チピラシル塩酸塩
（ロンサーフ®配合錠）⚠
抗がん薬／代謝拮抗薬

血 RBC・Hb↓（貧血，骨髄抑制），WBC↓（顆粒球減少症，骨髄抑制），好中球↓（汎血球減少，顆粒球減少症，骨髄抑制），Plt↓

電 Fe↓（鉄欠乏性貧血）

肝 AST・ALT・γ-GTP・T-Bil・ALP↑（肝障害）

腎 Cre・BUN↑・GFR↓（腎障害）

トリヘキシフェニジル塩酸塩（アーテン®錠）
パーキンソン病治療薬／抗コリン薬

腎 Cre・BUN↑・GFR↓（腎障害）

他 CK・ミオグロビン↑（悪性症候群）

トリミプラミンマレイン酸塩（スルモンチール®錠）⚠
抗うつ薬／三環系

血 WBC↑

電 Na↓

腎 BUN↑・GFR↓（腎障害）

他 CK・ミオグロビン↑（悪性症候群）

トリメタジオン（ミノアレ®散） ⚠

抗てんかん薬／オキサゾリジン系

🩸 RBC・Hb↓（貧血，汎血球減少），WBC・好中球↓（汎血球減少，顆粒球減少症）

🔋 Fe↓（鉄欠乏性貧血）

🫀 AST・ALT・γ-GTP・T-Bil・ALP↑（肝障害，〈T-Bil〉黄疸）

🫘 Cre・BUN↑・GFR↓（腎障害）

トリメタジジン塩酸塩（バスタレル®F錠）

狭心症治療薬／冠拡張薬

🫘 Cre・BUN↑・GFR↓（腎障害）

トリメトキノール塩酸塩水和物（イノリン®錠／吸入液）

気管支喘息治療薬／β刺激薬

🔋 K↓

トリメブチンマレイン酸塩（セレキノン®錠）

胃腸機能調整薬／オピアト作動薬

🫀 AST・ALT・γ-GTP・T-Bil・ALP・LDH↑（肝障害，〈T-Bil〉黄疸）

トリロスタン（デソパン®錠）

副腎皮質ホルモン合成阻害薬

🫀 AST・ALT・γ-GTP・T-Bil・ALP↑（肝障害，〈T-Bil〉黄疸）

🫘 Cre・BUN↑・GFR↓（腎障害）

ドルゾラミド塩酸塩（トルソプト®点眼液）

眼科用剤／緑内障治療薬

🫀 AST・ALT・γ-GTP・ALP↑（肝障害）

🫘 Cre・BUN↑・GFR↓（腎障害）

ドルゾラミド塩酸塩・チモロールマレイン酸塩（コソプト®配合点眼液）

緑内障治療薬

🍬 Glu↓（低血糖）

🫀 AST・ALT・γ-GTP・ALP↑（肝障害）

ドルテグラビルナトリウム（テビケイ®錠）
抗HIV薬／HIVインテグラーゼ阻害薬

- 肝 AST・ALT・γ-GTP・T-Bil・ALP↑ （肝障害，〈T-Bil〉黄疸）

ドルテグラビルナトリウム・アバカビル硫酸塩・ラミブジン（トリーメク®配合錠）
抗HIV薬／HIVインテグラーゼ阻害薬

- 血 RBC・Hb↓ （貧血，汎血球減少），WBC・好中球↓ （汎血球減少，顆粒球減少症），Plt↓
- 電 Fe↓ （鉄欠乏性貧血）
- 肝 AST・ALT・γ-GTP・T-Bil・ALP↑ （肝障害，〈T-Bil〉黄疸）
- 膵 アミラーゼ↑ （膵炎）
- 他 CK・ミオグロビン↑ （横紋筋融解症）

トルバプタン（サムスカ®錠）
V₂受容体拮抗薬

- 血 WBC・好中球↓ （汎血球減少），Plt↓
- 電 Na↑，K↑
- 肝 AST・ALT・γ-GTP・T-Bil・ALP↑ （肝障害，〈T-Bil〉黄疸）
- 腎 Cre・BUN↑・GFR↓ （腎障害）

トレチノイン（ベサノイド®カプセル）
抗がん薬／レチノイド

- 血 WBC↑，Plt↓
- 肝 AST・ALT・γ-GTP・T-Bil・ALP↑ （肝障害，〈T-Bil〉黄疸）
- 腎 Cre・BUN↑・GFR↓ （腎障害）

トレミフェンクエン酸塩（フェアストン®錠）
抗がん薬／抗エストロゲン薬

- 血 RBC↓ （骨髄抑制），Hb↓ （貧血），WBC・好中球↓ （骨髄抑制）
- 脂 T-Cho↑ （高Cho血症），TG↑ （高TG血症）
- 電 K↓
- 肝 AST・ALT・γ-GTP・T-Bil・ALP↑ （肝障害，〈T-Bil〉黄疸）

トレラグリプチンコハク酸塩（ザファテック®錠） ⚠

糖尿病治療薬／DPP-4阻害薬

- 糖 Glu↓（低血糖）
- 肝 AST・ALT・γ-GTP↑（肝障害）
- 腎 Cre・BUN↑・GFR↓（腎障害）
- 膵 アミラーゼ↑（膵炎）

ドロキシドパ（ドプス®OD錠）

パーキンソン病治療薬／昇圧薬／カテコラミン系

- 血 WBC・好中球↓（汎血球減少，顆粒球減少症），Plt↓
- 肝 ALP・LDH↑（肝機能低下）
- 腎 Cre・BUN↑・GFR↓（腎障害）
- 他 CK↑（悪性症候群）

トロキシピド（アプレース®錠）

消化性潰瘍治療薬／防御因子増強薬

- 肝 AST・ALT・γ-GTP・T-Bil・ALP・LDH↑（肝障害，〈T-Bil〉黄疸）

ドロスピレノン・エチニルエストラジオール（ヤーズ®配合錠）

卵胞ホルモン・黄体ホルモン配合剤

- 血 RBC・Hb↓（貧血），WBC↓（顆粒球減少症），Plt↓
- 止 PT↓
- 脂 T-Cho↑（高Cho血症），TG↑（高TG血症）
- 肝 AST・ALT・γ-GTP・T-Bil・ALP↑（肝障害，〈T-Bil〉黄疸）
- 腎 Cre・BUN↑・GFR↓（腎障害，急性腎不全）

トロンビン（トロンビン経口／外用）

止血薬／局所止血薬

- 肝 AST・ALT・γ-GTP・T-Bil・ALP↑（肝障害，〈T-Bil〉黄疸）

ドンペリドン（ナウゼリン®錠）

胃腸機能調整薬／ドパミン受容体拮抗薬

- 肝 AST・ALT・γ-GTP・T-Bil・ALP・LDH↑（肝障害，〈T-Bil〉黄疸）
- 腎 Cre・BUN↑・GFR↓（腎障害）

ナテグリニド（ファスティック®錠） ⚠

糖尿病治療薬／速効型インスリン分泌促進薬

糖 Glu↓（低血糖）

肝 AST・ALT・γ-GTP・T-Bil・ALP↑（肝障害，〈T-Bil〉黄疸）

腎 Cre・BUN↑・GFR↓（腎障害）

ナトリウム・カリウム・マグネシウム配合剤（ソリタ®-T 配合顆粒2号／3号）

内服用複合電解質

腎 Cre・BUN↑・GFR↓（腎障害）

ナドロール（ナディック®錠） ⚠

降圧薬／β遮断薬

糖 Glu↓（低血糖）

肝 AST・ALT・γ-GTP・T-Bil・ALP↑（肝障害，〈T-Bil〉黄疸）

腎 Cre・BUN↑・GFR↓（腎障害）

ナフトピジル（フリバス®錠）

排尿障害治療薬

肝 AST・ALT・γ-GTP・T-Bil・ALP↑（肝障害，〈T-Bil〉黄疸）

ナブメトン（レリフェン®錠）

NSAIDs／アリール酢酸系

肝 AST・ALT・γ-GTP・T-Bil・ALP↑（肝障害，〈T-Bil〉黄疸）

腎 Cre・BUN↑・GFR↓（腎障害）

ナプロキセン（ナイキサン®錠）

NSAIDs／プロピオン酸系

血 Plt↓

止 PT↑

肝 AST・ALT・γ-GTP・T-Bil・ALP↑（肝障害，〈T-Bil〉黄疸）

腎 Cre・BUN↑・GFR↓（腎障害）

ナラトリプタン塩酸塩（アマージ®錠）

片頭痛・慢性頭痛治療薬／トリプタン系

肝 AST・ALT・γ-GTP↑（肝障害）

腎 Cre・BUN↑・GFR↓（腎障害）

ナリジクス酸（ウイントマイロン®錠）

抗菌薬／キノロン系

血 RBC↓, Hb↓, Plt↓

肝 AST・ALT・γ-GTP・T-Bil・ALP↑（肝障害,〈T-Bil〉黄疸）, AST・ALT↑（アレルギー性肝障害）

腎 Cre・BUN↑・GFR↓（腎障害）

ナルトグラスチム（ノイアップ®注）

造血薬／G-CSF

血 好中球↑

肝 AST・ALT・γ-GTP・T-Bil・ALP・LDH↑（肝障害）

蛋 Alb↓（低 Alb 血症）

ナルフラフィン塩酸塩（レミッチ®カプセル）

そう痒症治療薬

肝 AST・ALT・γ-GTP・T-Bil・ALP↑（肝障害,〈T-Bil〉黄疸）

腎 Cre・BUN↑・GFR↓（腎障害）

ニカルジピン塩酸塩（ペルジピン®錠）

降圧薬／Ca 拮抗薬（ジヒドロピリジン系）

血 Plt↓

肝 AST・ALT・γ-GTP・T-Bil・ALP↑（肝障害,〈T-Bil〉黄疸）

腎 Cre・BUN↑・GFR↓（腎障害）

ニコチン（ニコチネル®TTS®）

中毒治療薬／ニコチン依存症治療薬

肝 AST・ALT・γ-GTP・T-Bil・ALP↑（肝障害,〈T-Bil〉黄疸）

ニコチン酸（ナイクリン®錠）

ビタミン製剤／ニコチン酸

肝 AST・ALT・γ-GTP・T-Bil・ALP↑（肝障害,〈T-Bil〉黄疸）

ニコモール（コレキサミン®錠）

脂質異常症治療薬／ニコチン酸系

肝 AST・ALT・γ-GTP・ALP↑（肝障害）

ニコランジル（シグマート®錠）

狭心症治療薬／冠拡張薬

血 Plt↓

肝 AST・ALT・γ-GTP・T-Bil・ALP↑（肝障害,〈T-Bil〉黄疸）

ニザチジン（アシノン®錠）
消化性潰瘍治療薬／H_2 受容体拮抗薬

[血] RBC・Hb↓（貧血，汎血球減少），WBC・好中球↓（汎血球減少，顆粒球減少症），Plt↓

[電] Fe↓（鉄欠乏性貧血）

[肝] AST・ALT・γ-GTP・T-Bil↑（肝障害，〈T-Bil〉黄疸）

[腎] Cre・BUN↑・GFR↓（腎障害）

ニセリトロール（ペリシット®錠）
脂質異常症治療薬／ニコチン酸系

[血] Plt↓

[肝] AST・ALT・γ-GTP・T-Bil・ALP↑（肝障害，〈T-Bil〉黄疸）

ニソルジピン（バイミカード®錠）
降圧薬／Ca 拮抗薬（ジヒドロピリジン系）

[肝] AST・ALT・γ-GTP↑

ニチシノン（オーファディン®カプセル）
先天性代謝異常症治療薬

[血] WBC↓，好中球↓，Plt↓

ニトラゼパム（ベンザリン®錠） ⚠
睡眠薬／ベンゾジアゼピン系

[肝] AST・ALT・γ-GTP・T-Bil・ALP↑（肝障害，〈T-Bil〉黄疸）

[腎] Cre・BUN↑・GFR↓（腎障害）

ニトレンジピン（バイロテンシン®錠）
降圧薬／Ca 拮抗薬（ジヒドロピリジン系）

[肝] AST・ALT・γ-GTP・T-Bil・ALP↑（肝障害，〈T-Bil〉黄疸）

[腎] Cre・BUN↑・GFR↓（腎障害）

ニトログリセリン
（ニトログリセリン舌下錠／ミリステープ®）
狭心症治療薬／降圧薬／硝酸薬

[血] RBC・Hb↓（貧血）

[電] Fe↓（鉄欠乏性貧血）

ニフェジピン（アダラート®カプセル）
降圧薬／Ca拮抗薬（ジヒドロピリジン系）

血 Plt↓

肝 AST・ALT・γ-GTP・T-Bil・ALP↑（肝障害，〈T-Bil〉黄疸）

腎 Cre・BUN↑・GFR↓（腎障害）

ニプラジロール（ハイパジール®コーワ錠）
降圧薬／β遮断薬

糖 Glu↓（低血糖）

肝 AST・ALT・γ-GTP・T-Bil・ALP・LDH↑（肝障害，〈T-Bil〉黄疸）

腎 Cre・BUN↑・GFR↓・尿酸↑（腎障害）

ニメタゼパム（エリミン®錠）
睡眠薬／ベンゾジアゼピン系

肝 AST・ALT・γ-GTP・T-Bil・ALP↑（肝障害，〈T-Bil〉黄疸）

腎 Cre・BUN↑・GFR↓（腎障害）

乳酸カルシウム水和物（乳酸カルシウム水和物原末）
Ca製剤

電 Ca↑

腎 Cre・BUN↑・GFR↓（腎障害）

ニルバジピン（ニバジール®錠）
降圧薬／Ca拮抗薬（ジヒドロピリジン系）

肝 AST・ALT・γ-GTP↑（肝障害）

ニロチニブ塩酸塩水和物（タシグナ®カプセル）⚠
抗がん薬／分子標的薬

血 RBC・Hb↓（貧血，汎血球減少，骨髄抑制），WBC・好中球↓（汎血球減少，顆粒球減少症，骨髄抑制），Plt↓

糖 Glu↑（高血糖）

電 K↓，Mg↓，Fe↓（鉄欠乏性貧血）

肝 AST・ALT・γ-GTP・T-Bil・ALP↑（肝障害，〈T-Bil〉黄疸）

腎 尿酸↑

ニンテダニブエタンスルホン酸塩（オフェブ®カプセル）
呼吸障害改善薬／肺線維化抑制薬

[肝] AST・ALT・γ-GTP・T-Bil・ALP↑（肝障害）

ネビラピン（ビラミューン®錠）

抗HIV薬／非ヌクレオシド系逆転写酵素阻害薬

[肝] AST・ALT・γ-GTP・T-Bil・ALP↑（肝障害,〈T-Bil〉黄疸）
[腎] Cre・BUN↑・GFR↓（腎障害）

ネモナプリド（エミレース®錠）

抗精神病薬／ベンザミド系

[血] WBC・好中球↓（無顆粒球症）
[肝] AST・ALT・γ-GTP・T-Bil・ALP↑（肝障害,〈T-Bil〉黄疸）
[腎] BUN↑・GFR↓（腎障害）
[他] CK・ミオグロビン↑（悪性症候群）

ネルフィナビルメシル酸塩（ビラセプト®錠）

抗HIV薬／HIVプロテアーゼ阻害薬

[糖] Glu↑（高血糖），ケトン体↑（ケトアシドーシス）
[脂] TG↑（高TG血症）
[肝] AST・ALT・γ-GTP・ALP↑（肝障害）

ノルエチステロン（ノアルテン®錠）

黄体ホルモン

[肝] AST・ALT・γ-GTP・T-Bil・ALP↑（肝障害,〈T-Bil〉黄疸）
[腎] Cre・BUN↑・GFR↓（腎障害）

ノルエチステロン・エチニルエストラジオール（ルナベル®配合錠）

卵胞ホルモン・黄体ホルモン配合剤

[止] PT↓（凝固能亢進）
[肝] AST・ALT・γ-GTP・T-Bil・ALP↑（肝障害,〈T-Bil〉黄疸）
[腎] Cre・BUN↑・GFR↓（腎障害）

ノルエチステロン・メストラノール（ソフィア®A配合錠）

卵胞ホルモン・黄体ホルモン配合剤

止 PT↓（凝固能亢進）

肝 AST・ALT・γ-GTP・T-Bil・ALP↑（肝障害，〈T-Bil〉黄疸）

腎 Cre・BUN↑・GFR↓（腎障害）

ノルゲストレル・エチニルエストラジオール（プラノバール®配合錠）

卵胞ホルモン・黄体ホルモン配合剤

血 RBC・Hb↓（貧血）

止 PT↓（凝固能亢進）

電 Fe↓（鉄欠乏性貧血）

肝 AST・ALT・γ-GTP・T-Bil・ALP↑（肝障害，〈T-Bil〉黄疸）

腎 Cre・BUN↑・GFR↓（腎障害）

ノルフロキサシン（バクシダール®錠）

抗菌薬／ニューキノロン系

血 RBC・Hb↓（貧血）

糖 Glu↓（低血糖）

電 Fe↓（鉄欠乏性貧血）

肝 AST・ALT・γ-GTP・T-Bil・ALP・LDH↑（肝障害）

腎 Cre・BUN↑・GFR↓（腎障害，急性腎不全）

他 CK・ミオグロビン↑（横紋筋融解症）

バカンピシリン塩酸塩（ペングッド®錠）

抗菌薬／広範囲ペニシリン系

肝 AST・ALT・γ-GTP・T-Bil・ALP↑（肝障害，〈T-Bil〉黄疸）

腎 Cre・BUN↑・GFR↓（腎障害，急性腎不全）

バクロフェン（リオレサール®錠）

筋弛緩薬／中枢性

肝 AST・ALT・γ-GTP・T-Bil・ALP↑（肝障害，〈T-Bil〉黄疸）

腎 Cre・BUN↑・GFR↓（腎障害）

バシトラシン・フラジオマイシン硫酸塩（バラマイシン®軟膏）

抗菌薬／ポリペプチド系

腎 Cre・BUN↑・GFR↓（腎障害）

バゼドキシフェン酢酸塩（ビビアント®錠）

骨・Ca 代謝薬

脂 TG↑ （高 TG 血症）

肝 AST・ALT・γ-GTP・ALP↑ （肝障害）

腎 Cre・BUN↑・GFR↓ （腎障害）

パゾパニブ塩酸塩（ヴォトリエント®錠） ⚠

抗がん薬／分子標的薬

血 RBC・Hb↓ （貧血）, 好中球↓ （汎血球減少, 顆粒球減少症）, Plt↓

電 Fe↓ （鉄欠乏性貧血）

肝 AST・ALT・γ-GTP・ALP↑ （肝障害）

腎 Cre・BUN↑・GFR↓ （腎障害）

バニプレビル（バニヘップ®カプセル）

抗 C 型肝炎ウイルス薬／NS3・4A プロテアーゼ阻害

血 RBC・Hb↓ （貧血）, WBC・好中球↓ （汎血球減少, 顆粒球減少症）, Plt↓

電 Fe↓ （鉄欠乏性貧血）

肝 AST・ALT・γ-GTP・T-Bil・ALP↑ （肝障害, 〈T-Bil〉黄疸）

パノビノスタット乳酸塩（ファリーダック®カプセル） ⚠

抗がん薬／ヒストン脱アセチル化酵素阻害薬

血 RBC・Hb↓ （貧血, 骨髄抑制）, WBC・好中球↓ （汎血球減少, 顆粒球減少症, 骨髄抑制）, Plt↓

電 Fe↓ （鉄欠乏性貧血）

肝 AST・ALT・γ-GTP・T-Bil↑ （肝障害, 〈T-Bil〉黄疸）

腎 Cre・BUN↑・GFR↓ （腎障害）

パラアミノサリチル酸カルシウム水和物（ニッパスカルシウム®錠）

抗結核薬

血 RBC・Hb↓ （貧血）, WBC・好中球↓ （顆粒球減少症, 無顆粒球症）, Plt↓

電 Ca↑, Fe↓ （鉄欠乏性貧血）

肝 AST・ALT・γ-GTP・T-Bil・ALP↑ （肝障害, 〈T-Bil〉黄疸）

腎 Cre・BUN↑・GFR↓ （腎障害）

バラシクロビル塩酸塩水和物（バルトレックス®錠）
抗ヘルペスウイルス薬

[血] RBC・WBC・好中球↓（汎血球減少），Plt↓

[肝] AST・ALT・γ-GTP・T-Bil・ALP↑（肝障害，〈T-Bil〉黄疸）

[腎] Cre・BUN↑・GFR↓（腎障害，急性腎不全）

パリペリドン（インヴェガ®錠） ⚠
抗精神病薬／SDA

[血] WBC・好中球↓（無顆粒球症）

[糖] Glu↑↓（高血糖，低血糖），ケトン体↑（ケトアシドーシス）

[電] Na↓

[肝] AST・ALT・γ-GTP・T-Bil・ALP↑（肝障害，〈T-Bil〉黄疸）

[腎] Cre・BUN↑・GFR↓（腎障害，急性腎不全）

[他] CK・ミオグロビン↑（横紋筋融解症）

バルガンシクロビル塩酸塩（バリキサ®錠）
抗サイトメガロウイルス薬

[血] RBC・Hb↓（貧血，汎血球減少，骨髄抑制），WBC・好中球↓
（汎血球減少，顆粒球減少症，骨髄抑制），Plt↓

[糖] Glu↓（低血糖）

[電] Na↓，K↓，Ca↓，Fe↓（鉄欠乏性貧血）

[肝] AST・ALT・γ-GTP・T-Bil・ALP↑（肝障害，〈T-Bil〉黄疸）

[腎] Cre・BUN↑・GFR↓（腎障害）

[蛋] Alb↓（低Alb血症）

[他] CK↑（横紋筋融解症）

バルサルタン（ディオバン®錠）
降圧薬／ARB

[血] WBC・好中球↓（顆粒球減少症，無顆粒球症），Plt↓

[糖] Glu↓（低血糖）

[電] K↑

[肝] AST・ALT・γ-GTP・T-Bil・ALP↑（肝障害，〈T-Bil〉黄疸）

[腎] Cre・BUN↑・GFR↓（腎障害）

[他] CK・ミオグロビン↑（横紋筋融解症）

バルサルタン・アムロジピンベシル酸塩
（エックスフォージ®配合錠）

降圧薬／ARB・Ca拮抗薬配合剤

⾎ RBC・Hb↓（貧血），WBC・好中球↓（顆粒球減少症，無顆粒球症），Plt↓

糖 Glu↓（低血糖）

電 Na↓，K↑，Ca↑，Fe↓（鉄欠乏性貧血）

肝 AST・ALT・γ-GTP・T-Bil・ALP・LDH↑（肝障害，〈T-Bil〉黄疸）

腎 Cre・BUN↑・GFR↓・尿酸↑（腎障害，急性腎不全）

他 CK・ミオグロビン↑（横紋筋融解症）

バルサルタン・シルニジピン（アテディオ®配合錠）

降圧薬／ARB・Ca拮抗薬配合剤

⾎ RBC・Hb↓（貧血），WBC・好中球↓（顆粒球減少症，無顆粒球症），好酸球↓（汎血球減少，無顆粒球症），Plt↓

糖 Glu↓（低血糖）

電 Na↓，K↑，Ca↑，Fe↓（鉄欠乏性貧血）

肝 AST・ALT・γ-GTP・T-Bil・ALP・LDH↑（肝障害，〈T-Bil〉黄疸）

腎 Cre・BUN↑・GFR↓・尿酸↑（腎障害）

他 CK・ミオグロビン↑（横紋筋融解症）

バルサルタン・ヒドロクロロチアジド
（コディオ®配合錠）

降圧薬／ARB・利尿薬配合剤

⾎ RBC・Hb↓（貧血），WBC・好中球↓（顆粒球減少症，無顆粒球症），Plt↓

糖 Glu↓（低血糖）

電 Na↓，K↑↓，Ca↑，Fe↓（鉄欠乏性貧血）

肝 AST・ALT・γ-GTP・T-Bil・ALP・LDH↑（肝障害，〈T-Bil〉黄疸）

腎 Cre・BUN↑・GFR↓・尿酸↑（腎障害）

他 CK・ミオグロビン↑（横紋筋融解症）

バルデナフィル塩酸塩水和物（レビトラ®錠）

勃起不全改善薬／PDE-5阻害薬

肝 AST・ALT・γ-GTP・T-Bil・ALP↑（肝障害，〈T-Bil〉黄疸）

腎 Cre・BUN↑・GFR↓（腎障害）

は

バル～バル

217

バルニジピン塩酸塩（ヒポカ®カプセル）
降圧薬／Ca拮抗薬（ジヒドロピリジン系）

肝 AST・ALT・γ-GTP・T-Bil・ALP↑ （肝障害，〈T-Bil〉黄疸）

腎 Cre・BUN↑・GFR↓ （腎障害）

バルビタール（バルビタール末）
睡眠薬／バルビツール酸系

肝 AST・ALT・γ-GTP・T-Bil・ALP↑ （肝障害，〈T-Bil〉黄疸）

腎 Cre・BUN↑・GFR↓ （腎障害）

バルプロ酸ナトリウム（デパケン®錠）　⚠
抗てんかん薬／分枝脂肪酸系

血 RBC・Hb↓ （貧血，汎血球減少），WBC↑↓，好中球↓ （汎血球減少，顆粒球減少症），Plt↓

電 Na↓，Fe↓ （鉄欠乏性貧血）

肝 AST・ALT・γ-GTP・T-Bil・ALP↑ （肝障害，劇症肝炎）

膵 アミラーゼ↑ （膵炎）

蛋 Alb↓ （低Alb血症）

他 CK・ミオグロビン↑ （横紋筋融解症）

バレニクリン酒石酸塩（チャンピックス®錠）
禁煙補助薬

肝 AST・ALT・γ-GTP・T-Bil・ALP↑ （肝障害，〈T-Bil〉黄疸）

腎 Cre・BUN↑・GFR↓ （腎障害）

ハロキサゾラム（ソメリン®錠）
睡眠薬／ベンゾジアゼピン系

肝 AST・ALT・γ-GTP・T-Bil・ALP↑ （肝障害，〈T-Bil〉黄疸）

腎 Cre・BUN↑・GFR↓ （腎障害）

パロキセチン塩酸塩水和物（パキシル®錠）　⚠
抗うつ薬／SSRI

血 RBC・WBC・好中球↓ （汎血球減少），Plt↓

肝 AST・ALT・γ-GTP・T-Bil・ALP↑ （肝障害，〈T-Bil〉黄疸）

腎 Cre・BUN↑・GFR↓ （腎障害，急性腎不全）

他 CK・ミオグロビン↑ （横紋筋融解症）

ハロペリドール（セレネース®錠） ⚠

抗精神病薬／ブチロフェノン系

🩸 WBC・好中球↓（顆粒球減少症，無顆粒球症），Plt↓

⚡ Na↓，K↓

🫀 AST・ALT・γ-GTP・T-Bil・ALP↑（肝障害，〈T-Bil〉黄疸）

🫘 Cre・BUN↑・GFR↓（腎障害，急性腎不全）

他 CK・ミオグロビン↑（悪性高熱症，横紋筋融解症）

パロモマイシン硫酸塩（アメパロモ®カプセル）

抗原虫薬

🫘 Cre・BUN↑・GFR↓（腎障害）

パンクレリパーゼ（リパクレオン®カプセル）

胃腸機能調整薬／消化酵素

🩸 WBC↑

糖 Glu↑（高血糖）

脂 TG↑（高TG血症）

🫀 AST・ALT・γ-GTP・T-Bil・ALP↑（肝障害，〈T-Bil〉黄疸）

🫘 Cre・BUN↑（腎障害）

他 CK↑

バンコマイシン塩酸塩（塩酸バンコマイシン散）

抗菌薬／グリコペプチド系

🩸 RBC・WBC・好中球↓（汎血球減少），Plt↓

🫀 AST・ALT・γ-GTP・T-Bil・ALP↑（肝障害，〈T-Bil〉黄疸）

🫘 Cre・BUN↑・GFR↓（腎障害，急性腎不全，間質性腎炎）

バンデタニブ（カプレルサ®錠） ⚠

抗がん薬／分子標的薬

⚡ K↓，Ca↓，Mg↓

🫀 AST・ALT・γ-GTP・T-Bil・ALP↑（肝障害，〈T-Bil〉黄疸）

🫘 Cre・BUN↑・GFR↓（腎障害）

は

ハロ〜バン

ピオグリタゾン塩酸塩（アクトス®錠） ⚠

糖尿病治療薬／チアゾリジン誘導体

[糖] Glu↓（低血糖），HbA1c↓，ケトン体↑（ケトアシドーシス）

[肝] AST・ALT・γ-GTP・T-Bil・ALP・LDH↑（肝障害，〈T-Bil〉黄疸）

[腎] Cre・BUN↑・GFR↓（腎障害）

[他] CK・ミオグロビン↑（横紋筋融解症）

ピオグリタゾン塩酸塩・グリメピリド（ソニアス®配合錠） ⚠

糖尿病治療薬

[血] RBC・Hb↓（貧血，汎血球減少），WBC・好中球↓（汎血球減少，顆粒球減少症），Plt↓

[糖] Glu↓（低血糖），HbA1c↓，ケトン体↑（ケトアシドーシス）

[電] Fe↓（鉄欠乏性貧血）

[肝] AST・ALT・γ-GTP・T-Bil・ALP・LDH↑（肝障害，〈T-Bil〉黄疸）

[腎] Cre・BUN↑・GFR↓（腎障害）

[他] CK・ミオグロビン↑（横紋筋融解症）

ピオグリタゾン塩酸塩・メトホルミン塩酸塩（メタクト®配合錠） ⚠

糖尿病治療薬

[血] RBC・Hb↓（貧血），WBC↓（顆粒球減少症），Plt↓

[糖] Glu↓（低血糖），HbA1c↓

[電] Fe↓（鉄欠乏性貧血）

[肝] AST・ALT・γ-GTP・T-Bil・ALP・LDH↑（肝障害，〈T-Bil〉黄疸）

[腎] Cre・BUN↑・GFR↓・尿酸↑（腎障害）

[他] CK・ミオグロビン↑（横紋筋融解症）

ビオヂアスターゼ・生薬配合剤（YM散）

健胃薬

[電] Na↑，Ca↑，P↓

[腎] Cre・BUN↑・GFR↓（腎障害）

ビカルタミド（カソデックス®錠）　⚠

抗がん薬／抗アンドロゲン薬

🩸WBC↓（顆粒球減少症），Plt↓

🫀AST・ALT・γ-GTP・T-Bil・ALP・LDH↑（肝障害，劇症肝炎，〈T-Bil〉黄疸）

ビキサロマー（キックリン®カプセル）

高リン血症治療薬

🔋Ca↑↓，P↓

🫀AST・ALT・γ-GTP・ALP↑（肝障害）

🔶PTH↑↓

ビソプロロールフマル酸塩（メインテート®錠／ビソノ®テープ）　⚠

降圧薬／β遮断薬

🍬Glu↓（低血糖）

🫘Cre・BUN↑・GFR↓（腎障害）

ピタバスタチンカルシウム（リバロ®錠）

脂質異常症治療薬／スタチン

🩸Plt↓

🫀AST・ALT・γ-GTP・T-Bil・ALP↑（肝障害，〈T-Bil〉黄疸）

🫘Cre・BUN↑・GFR↓（腎障害，急性腎不全）

🔶CK・ミオグロビン↑（横紋筋融解症）

ヒト下垂体性性腺刺激ホルモン（HMG 筋注用）

性腺刺激ホルモン

🩹PT・APTT・PT-INR↓（凝固能亢進，血栓傾向）

ヒト絨毛性性腺刺激ホルモン（HCG モチダ筋注用）

性腺刺激ホルモン

🩹PT・APTT・PT-INR↓（凝固能亢進，血栓傾向）

🫘Cre・BUN↑・GFR↓（腎障害）

ヒドララジン塩酸塩（アプレゾリン®錠）

降圧薬／血管拡張薬

🩸RBC・Hb↓

🫀AST・ALT・γ-GTP・T-Bil・ALP↑（肝障害，〈T-Bil〉黄疸）

🫘Cre・BUN↑・GFR↓（腎障害）

ひ

ビカ〜ヒド

ヒドロキシカルバミド（ハイドレア®カプセル） ⚠

抗がん薬／代謝拮抗薬

- 血 RBC・Hb↓（貧血，汎血球減少），WBC・好中球↓（汎血球減少，顆粒球減少症），Plt↓
- 電 Fe↓（鉄欠乏性貧血）
- 肝 AST・ALT・γ-GTP・T-Bil・ALP↑（肝障害，〈T-Bil〉黄疸）
- 腎 Cre・BUN↑・GFR↓（腎障害）

ヒドロキシクロロキン硫酸塩（プラケニル®錠）

免疫抑制薬

- 血 RBC・Hb↓（貧血，骨髄抑制），WBC・好中球↓（顆粒球減少症，無顆粒球症，骨髄抑制），Plt↓
- 糖 Glu↓（低血糖）
- 電 Fe↓（鉄欠乏性貧血）
- 肝 AST・ALT・γ-GTP・ALP↑（肝障害）
- 腎 Cre・BUN↑・GFR↓（腎障害）

ヒドロキシジン塩酸塩（アタラックス®錠） ⚠

抗アレルギー薬／H₁受容体拮抗薬（第一世代）

- 電 K↓
- 肝 AST・ALT・γ-GTP・T-Bil・ALP↑（肝障害，〈T-Bil〉黄疸）
- 腎 Cre・BUN↑・GFR↓（腎障害）

ヒドロクロロチアジド（ヒドロクロロチアジド錠）

降圧薬／サイアザイド利尿薬

- 血 RBC・Hb↓（貧血），WBC↓（顆粒球減少症），Plt↓
- 糖 Glu↑（高血糖）
- 電 Na↓，K↓，Ca↑，Mg↓，Fe↓（鉄欠乏性貧血）
- 肝 AST・ALT・γ-GTP・T-Bil・ALP↑（肝障害，〈T-Bil〉黄疸）
- 腎 Cre・BUN↑・GFR↓（腎障害），尿酸↑（高尿酸血症）

ヒドロコルチゾン（コートリル®錠） ⚠

副腎皮質ステロイド

- 糖 Glu↑（高血糖）
- 電 K↓
- 肝 AST・ALT・γ-GTP・T-Bil・ALP↑（肝障害，〈T-Bil〉黄疸）

ひ

ヒドロ〜ヒド

ピパンペロン塩酸塩（プロピタン®錠） ⚠

抗精神病薬／ブチロフェノン系

🩸 WBC・好中球↓（無顆粒球症）

🫀 AST・ALT・γ-GTP・T-Bil↑（肝障害，〈T-Bil〉黄疸）

🫘 Cre・BUN↑・GFR↓（腎障害）

他 CK・ミオグロビン↑（悪性症候群）

非ピリン系感冒剤（ペレックス®配合顆粒）

鎮痛薬

🩸 RBC・Hb↓（貧血），好中球↓（無顆粒球症），Plt↓

電 Fe↓（鉄欠乏性貧血）

🫀 AST・ALT・γ-GTP・T-Bil・ALP↑（肝障害，劇症肝炎，〈T-Bil〉黄疸）

🫘 Cre・BUN↑・GFR↓（腎障害，急性腎不全，間質性腎炎）

他 CK・ミオグロビン↑（横紋筋融解症）

ピペタナート塩酸塩含有配合剤（エピサネート®G配合顆粒）

消化性潰瘍治療薬

電 K↓, Ca↑↓, P↑↓

🫘 Cre・BUN↑・GFR↓（腎障害）

ピペミド酸水和物（ドルコール®錠）

抗菌薬／キノロン系

🫘 Cre・BUN↑・GFR↓（腎障害，急性腎不全）

ピペリジノアセチルアミノ安息香酸エチル配合剤（スルカイン®錠）

麻酔薬／エステル型

🫘 Cre・BUN↑・GFR↓（腎障害）

ピペリデン塩酸塩（アキネトン®錠）

パーキンソン病治療薬／抗コリン薬

🫀 AST・ALT・γ-GTP・T-Bil・ALP↑（肝障害，〈T-Bil〉黄疸）

🫘 Cre・BUN↑・GFR↓（腎障害）

他 CK・ミオグロビン↑（悪性症候群）

ひ

ピパ〜ピペ

ピペリドレート塩酸塩（ダクチル®錠）
子宮収縮抑制薬／痙攣性疼痛緩和薬

肝 AST・ALT・γ-GTP・T-Bil↑（肝障害，〈T-Bil〉黄疸）

ピモジド（オーラップ®錠） ⚠

抗精神病薬

血 WBC・好中球↓（無顆粒球症）

電 Na↓，K↓，Mg↓

肝 AST・ALT・γ-GTP・T-Bil・ALP↑（肝障害，〈T-Bil〉黄疸）

腎 Cre・BUN↑・GFR↓（腎障害）

他 CK・ミオグロビン↑（悪性症候群）

ピモベンダン（アカルディ®カプセル）
心不全治療薬／PDEⅢ阻害薬

肝 AST・ALT・γ-GTP・T-Bil・ALP↑（肝障害，〈T-Bil〉黄疸）

腎 Cre・BUN↑・GFR↓（腎障害）

ピラジナミド（ピラマイド®原末）
抗結核薬

肝 AST・ALT・γ-GTP・T-Bil・ALP↑（肝障害，〈T-Bil〉黄疸）

腎 Cre・BUN↑・GFR↓・尿酸↑（腎障害）

ピラセタム（ミオカーム®内服液）
ミオクローヌス治療薬

血 WBC↓（顆粒球減少症），Plt↓

肝 AST・ALT・γ-GTP・T-Bil・ALP↑（肝障害，〈T-Bil〉黄疸）

腎 Cre・BUN↑・GFR↓（腎障害）

ピラゾロン系解熱鎮痛消炎配合剤（SG配合顆粒）
鎮痛薬／ピラゾロン系

血 RBC・Hb↓（貧血），WBC↓（顆粒球減少症），Plt↓

電 Fe↓（鉄欠乏性貧血）

肝 AST・ALT・γ-GTP・T-Bil・ALP↑（肝障害，劇症肝炎，〈T-Bil〉黄疸）

腎 Cre・BUN↑・GFR↓（腎障害，急性腎不全，間質性腎炎）

ビランテロールトリフェニル酢酸塩・フルチカゾンフランカルボン酸エステル（レルベア®吸入用）

気管支拡張薬／吸入ステロイド・β_2刺激薬配合剤

肝 AST・ALT・γ-GTP・T-Bil・ALP↑（肝障害，〈T-Bil〉黄疸）

ピリドキサールリン酸エステル水和物（ピドキサール®錠）

ビタミン製剤／ビタミン B_6

腎 Cre・BUN↑・GFR↓（腎障害，急性腎不全）

他 CK・ミオグロビン↑（横紋筋融解症）

ピリドキシン塩酸塩（アデロキシン®散）

ビタミン製剤／ビタミン B_6

腎 Cre・BUN↑・GFR↓（腎障害，急性腎不全）

他 CK・ミオグロビン↑（横紋筋融解症）

ピリドスチグミン臭化物（メスチノン®錠）

コリンエステラーゼ阻害薬

腎 Cre・BUN↑・GFR↓（腎障害）

ピルシカイニド塩酸塩水和物（サンリズム®カプセル） ⚠

抗不整脈薬／Na チャネル遮断薬（クラス Ic 群）

電 K↓

肝 AST・ALT・γ-GTP・ALP↑（肝障害）

腎 Cre・BUN↑・GFR↓（腎障害，急性腎不全）

ビルダグリプチン（エクア®錠） ⚠

糖尿病治療薬／DPP-4 阻害薬

糖 Glu↓（低血糖）

肝 AST・ALT・γ-GTP・T-Bil・ALP↑（肝障害，〈T-Bil〉黄疸）

腎 Cre・BUN↑・GFR↓（腎障害）

他 CK・ミオグロビン↑（横紋筋融解症）

ひ

ビラ〜ビル

ビルダグリプチン・メトホルミン塩酸塩（エクメット®配合錠）⚠

糖尿病治療薬

- 糖 Glu↓（低血糖），ケトン体↑（ケトアシドーシス）
- 肝 AST・ALT・γ-GTP・T-Bil・ALP↑（肝障害，〈T-Bil〉黄疸）
- 腎 Cre・BUN↑・GFR↓（腎障害）
- 膵 アミラーゼ↑（膵炎）
- 他 CK・ミオグロビン↑（横紋筋融解症）

ピルフェニドン（ピレスパ®錠）

呼吸障害改善薬／肺線維化抑制薬

- 血 WBC・好中球↓（汎血球減少，無顆粒球症），Plt↓
- 肝 AST・ALT・γ-GTP・T-Bil・ALP↑（肝障害，〈T-Bil〉黄疸）
- 腎 Cre・BUN↑・GFR↓（腎障害）

ピルメノール塩酸塩水和物（ピメノール®カプセル）⚠

抗不整脈薬／Naチャネル遮断薬（クラスIa群）

- 糖 Glu↓（低血糖）
- 電 K↓
- 肝 AST・ALT・γ-GTP・ALP↑（肝障害）
- 腎 Cre・BUN↑・GFR↓（腎障害）

ピレタニド（アレリックス®錠）

利尿薬／ループ利尿薬

- 電 Na↓，K↓
- 肝 AST・ALT・γ-GTP・T-Bil・ALP↑（肝障害，〈T-Bil〉黄疸）
- 腎 Cre・BUN↑・GFR↓（腎障害），尿酸↑（高尿酸血症）

ピレンゼピン塩酸塩水和物（ガストロゼピン®錠）

消化性潰瘍治療薬／選択的ムスカリン受容体拮抗薬

- 血 WBC↓
- 肝 AST・ALT↑（肝障害）

ピロキシカム（バキソ®カプセル／フェルデン®坐剤）
NSAIDs／オキシカム系

🩸 RBC・Hb↓（貧血），WBC↑，好中球↓（汎血球減少，顆粒球減少症），Plt↓

🩸 PT↑（出血傾向，易出血）

🔋 K↑，Fe↓（鉄欠乏性貧血）

🫀 AST・ALT・γ-GTP・T-Bil・ALP↑（肝障害，〈T-Bil〉黄疸）

🫘 Cre・BUN↑・GFR↓（腎障害，急性腎不全）

🥚 Alb↓（低Alb血症）

ピロヘプチン塩酸塩（トリモール®錠）
パーキンソン病治療薬／抗コリン薬

🫘 Cre・BUN↑・GFR↓（腎障害）

ピンドロール（カルビスケン®錠） ⚠
降圧薬／β遮断薬

🍬 Glu↓（低血糖）

🫀 AST・ALT↑（肝障害）

🫘 Cre・BUN↑・GFR↓（腎障害）

ファムシクロビル（ファムビル®錠）
抗ヘルペスウイルス薬

🩸 RBC・Hb↓（貧血），WBC・好中球↓（汎血球減少，顆粒球減少症），Plt↓

🫀 AST・ALT・γ-GTP・T-Bil・ALP・LDH↑（肝障害，〈T-Bil〉黄疸）

🫘 Cre・BUN↑・GFR↓（腎障害，急性腎不全）

🫃 アミラーゼ↑（膵炎）

他 CK・ミオグロビン↑（横紋筋融解症）

ファモチジン（ガスター®錠）
消化性潰瘍治療薬／H₂受容体拮抗薬

🩸 RBC・Hb↓（貧血，汎血球減少），WBC・好中球↓（汎血球減少，顆粒球減少症），Plt↓

🔋 K↑，Fe↓（鉄欠乏性貧血）

🫀 AST・ALT・γ-GTP・T-Bil・ALP↑（肝障害，〈T-Bil〉黄疸）

🫘 Cre・BUN↑・GFR↓（腎障害，急性腎不全，間質性腎炎）

他 CK・ミオグロビン↑（横紋筋融解症）

ふ　ピロ〜ファ

ファレカルシトリオール（ホーネル®錠）
活性型ビタミンD$_3$製剤

🩸 好中球・好酸球 ↑

⚡ Ca↑，P↑

🫀 AST・ALT・γ-GTP・T-Bil・ALP↑（肝障害，〈T-Bil〉黄疸）

ファロペネムナトリウム水和物（ファロム®錠）
抗菌薬／ペネム系

🫀 AST・ALT・γ-GTP・T-Bil・ALP↑（肝障害，〈T-Bil〉黄疸）

🫘 Cre・BUN↑・GFR↓（腎障害，急性腎不全）

他 CK・ミオグロビン↑（横紋筋融解症）

フィナステリド（プロペシア®錠）
皮膚科用剤／脱毛治療薬

🫀 AST・ALT・γ-GTP・ALP↑（肝障害）

フィンゴリモド塩酸塩（イムセラ®カプセル）
多発性硬化症再発予防薬

🩸 WBC↓

⚡ K↓

🫀 AST・ALT・γ-GTP・T-Bil・ALP↑（肝障害，〈T-Bil〉黄疸）

フェキソフェナジン塩酸塩（アレグラ®錠）
抗アレルギー薬／H$_1$受容体拮抗薬（第二世代）

🩸 WBC・好中球↓（汎血球減少，顆粒球減少症）

🫀 AST・ALT・γ-GTP・T-Bil・ALP・LDH↑（肝障害，〈T-Bil〉黄疸）

フェキソフェナジン塩酸塩・塩酸プソイドエフェドリン（ディレグラ®錠）
抗アレルギー薬／H$_1$受容体拮抗薬（第二世代）

🩸 WBC・好中球↓（汎血球減少，顆粒球減少症）

🫀 AST・ALT・γ-GTP・T-Bil・ALP・LDH↑（肝障害，〈T-Bil〉黄疸）

🫘 Cre・BUN↑・GFR↓（腎障害）

フェソテロジンフマル酸塩（トビエース®錠）
頻尿・過活動膀胱治療薬

肝 AST・ALT・γ-GTP・T-Bil・ALP↑（肝障害，〈T-Bil〉黄疸）

腎 Cre・BUN↑・GFR↓（腎障害）

フェニトイン（アレビアチン®錠） ⚠

抗てんかん薬／ヒダントイン系

血 RBC・Hb↓（貧血，汎血球減少），WBC・好中球↓（汎血球減少，顆粒球減少症），Plt↓

電 Ca↓，P↓，Fe↓（鉄欠乏性貧血）

肝 AST・ALT・γ-GTP・T-Bil・ALP↑（肝障害，劇症肝炎，〈T-Bil〉黄疸）

腎 Cre・BUN↑・GFR↓（腎障害，急性腎不全，間質性腎炎）

他 CK・ミオグロビン↑（横紋筋融解症）

フェニトイン・フェノバルビタール（複合アレビアチン®配合錠） ⚠

抗てんかん薬／ヒダントイン系薬配合

血 RBC・Hb↓（貧血，汎血球減少），WBC・好中球↓（汎血球減少，顆粒球減少症），Plt↓

電 Ca↓，P↓，Fe↓（鉄欠乏性貧血）

肝 AST・ALT・γ-GTP・T-Bil・ALP↑（肝障害，〈T-Bil〉黄疸）

腎 Cre・BUN↑・GFR↓（腎障害，急性腎不全，間質性腎炎）

他 CK・ミオグロビン↑（横紋筋融解症）

フェニル酪酸ナトリウム（ブフェニール®錠）
先天性代謝異常症治療薬

電 Na↑

腎 Cre・BUN↑（腎障害）

フェノテロール臭化水素酸塩（ベロテック®錠／エロゾル）
気管支喘息治療薬／β₂刺激薬

電 K↓

フェノトリン（スミスリン®ローション）
皮膚科用剤

肝 AST・ALT↑（肝障害）

フェノバルビタール（フェノバール®錠） ⚠

抗てんかん薬／バルビツール酸系

血 WBC↑，好中球↓（汎血球減少，顆粒球減少症），Plt↓

電 Ca↓，P↓

肝 AST・ALT・γ-GTP・T-Bil・ALP↑（肝障害，〈T-Bil〉黄疸）

腎 Cre・BUN↑・GFR↓（腎障害）

フェノバルビタールナトリウム（ルピアール®坐剤）⚠

抗てんかん薬／バルビツール酸系

血 WBC↑，好中球↓（汎血球減少，顆粒球減少症），Plt↓

電 Ca↓，P↓

肝 AST・ALT・γ-GTP・T-Bil・ALP↑（肝障害，〈T-Bil〉黄疸）

腎 Cre・BUN↑・GFR↓（腎障害）

フェノフィブラート（リピディル®錠）

脂質異常症治療薬／フィブラート系

血 RBC・Hb↓（貧血），WBC↓（顆粒球減少症），Plt↑↓

糖 Glu↓（低血糖）

電 Fe↓（鉄欠乏性貧血）

肝 AST・ALT・γ-GTP・T-Bil・ALP↑（肝障害，〈T-Bil〉黄疸）

腎 Cre・BUN↑・GFR↓（腎障害，急性腎不全）

膵 アミラーゼ↑（膵炎）

他 CK・ミオグロビン↑（横紋筋融解症）

フェブキソスタット（フェブリク®錠）

尿酸生成抑制薬

血 RBC・Hb↓（貧血），WBC↓（顆粒球減少症）

脂 TG↑（高TG血症）

電 Fe↓（鉄欠乏性貧血）

肝 AST・ALT・γ-GTP・ALP↑（肝障害）

腎 Cre・BUN↑・GFR↓（腎障害）

下 TSH↑

他 CK↑

フェロジピン（ムノバール®錠）

降圧薬／Ca拮抗薬（ジヒドロピリジン系）

肝 AST・ALT・γ-GTP・ALP↑（肝障害）

フェンタニルクエン酸塩
（アブストラル®舌下錠／フェントス®テープ）
麻薬／フェニルピペリジン系オピオイド

肝 AST・ALT・γ-GTP・T-Bil・ALP↑（肝障害，〈T-Bil〉黄疸）

腎 Cre・BUN↑・GFR↓（腎障害）

副腎エキス・ヘパリン類似物質配合剤
（ゼスタック®ローション）
鎮痛薬

血 Plt↓

ブコローム（パラミヂン®カプセル）
尿酸排泄促進薬

血 RBC↓, Hb↓, WBC↓, Plt↓

肝 AST・ALT・γ-GTP・T-Bil・ALP↑（肝障害，〈T-Bil〉黄疸）

腎 Cre・BUN↑・GFR↓（腎障害）

ブシラミン（リマチル®錠）
抗リウマチ薬／免疫調節薬

血 RBC・Hb↓（貧血，汎血球減少），WBC・好中球↓（汎血球減少，顆粒球減少症），Plt↓

電 Fe↓（鉄欠乏性貧血）

肝 AST・ALT・γ-GTP・T-Bil・ALP↑（肝障害，〈T-Bil〉黄疸）

腎 Cre・BUN↑・GFR↓（腎障害，急性腎不全）

ブスルファン（マブリン®散）⚠
抗がん薬／アルキル化薬

血 RBC・Hb・WBC・好中球↓（骨髄抑制），Plt↓

電 Fe↓（鉄欠乏性貧血）

肝 AST・ALT・γ-GTP・T-Bil・ALP↑（肝障害，〈T-Bil〉黄疸）

腎 Cre・BUN↑・GFR↓（腎障害）

ブセレリン酢酸塩（スプレキュア®点鼻液）
GnRH誘導体

血 WBC↓（顆粒球減少症），Plt↓

糖 Glu↑（高血糖）

肝 AST・ALT・γ-GTP・T-Bil・ALP↑（肝障害，〈T-Bil〉黄疸）

ふ

フェ～ブセ

ブデソニド（パルミコート®吸入用）
気管支喘息治療薬／吸入ステロイド

血 好酸球↑↓

肝 AST・ALT・γ-GTP↑（肝障害）

ブデソニド・ホルモテロールフマル酸塩水和物（シムビコート®吸入）
気管支喘息治療薬／吸入ステロイド・β_2刺激薬配合剤

血 好酸球↑↓

電 K↓

肝 AST・ALT・γ-GTP↑（肝障害）

フドステイン（クリアナール®錠）
去痰薬／気道分泌細胞正常化薬

肝 AST・ALT・γ-GTP・T-Bil・ALP・LDH↑（肝障害，〈T-Bil〉黄疸）

ブナゾシン塩酸塩（デタントール®錠）
降圧薬／α遮断薬

肝 AST・ALT・γ-GTP↑（肝障害，〈T-Bil〉黄疸）

腎 Cre・BUN↑・GFR↓（腎障害）

ブフェトロール塩酸塩（アドビオール®錠）　⚠

狭心症治療薬／β遮断薬

糖 Glu↓（低血糖）

肝 AST・ALT・γ-GTP↑（肝障害，〈T-Bil〉黄疸）

腎 Cre・BUN↑・GFR↓（腎障害）

ブプレノルフィン塩酸塩（レペタン®坐剤）
麻薬類似薬／モルフィナン系オピオイド

肝 AST・ALT↑（肝障害）

ブホルミン塩酸塩（ジベトス®錠）　⚠
糖尿病治療薬／BG類

糖 Glu↓（低血糖）

肝 AST・ALT・γ-GTP・T-Bil・ALP↑（肝障害，〈T-Bil〉黄疸）

腎 Cre・BUN↑・GFR↓（腎障害）

ブメタニド（ルネトロン®錠）
利尿薬／ループ利尿薬

電 Na↓, K↓

肝 AST・ALT・γ-GTP・T-Bil・ALP↑（肝障害，〈T-Bil〉黄疸）

腎 Cre・BUN↑・GFR↓・尿酸↑（腎障害）

フラジオマイシン硫酸塩（ソフラチュール®貼付剤）
抗菌薬／アミノグリコシド系

腎 Cre・BUN↑・GFR↓（腎障害）

フラジオマイシン硫酸塩・トリプシン（フランセチン®・T・パウダー）
抗菌薬／アミノグリコシド系

止 PT↑（凝固能異常）

肝 AST・ALT・γ-GTP・T-Bil・ALP↑（肝障害，〈T-Bil〉黄疸）

腎 Cre・BUN↑・GFR↓（腎障害）

プラジカンテル（ビルトリシド®錠）
抗吸虫薬

肝 AST・ALT・γ-GTP・ALP↑（肝障害）

腎 Cre・BUN↑・GFR↓（腎障害）

プラスグレル塩酸塩（エフィエント®錠）　⚠
抗血栓薬／抗血小板薬

血 RBC・Hb↓（貧血，汎血球減少），WBC・好中球↓（汎血球減少，顆粒球減少症），Plt↓（出血傾向）

電 Fe↓（鉄欠乏性貧血）

肝 AST・ALT・γ-GTP・T-Bil・ALP↑（肝障害，〈T-Bil〉黄疸）

腎 Cre・BUN↑・GFR↓（腎障害）

プラゾシン塩酸塩（ミニプレス®錠）
降圧薬／排尿障害治療薬／α遮断薬

肝 AST・ALT・γ-GTP・T-Bil・ALP↑（肝障害，〈T-Bil〉黄疸）

プラノプロフェン（ニフラン®錠）
NSAIDs／プロピオン酸系

血 Plt↓

肝 AST・ALT・γ-GTP・T-Bil・ALP↑（肝障害，〈T-Bil〉黄疸）

腎 Cre・BUN↑・GFR↓（腎障害，急性腎不全）

プラバスタチンナトリウム（メバロチン®錠）

脂質異常症治療薬／スタチン

血 Plt↓

脂 T-Cho↓

肝 AST・ALT・γ-GTP・T-Bil・ALP↑（肝障害，〈T-Bil〉黄疸）

腎 Cre・BUN↑・GFR↓（腎障害，急性腎不全）

他 CK・ミオグロビン↑（横紋筋融解症）

フラボキサート塩酸塩（ブラダロン®錠）

頻尿・過活動膀胱治療薬

肝 AST・ALT・γ-GTP・T-Bil・ALP↑（肝障害，〈T-Bil〉黄疸）

プラミペキソール塩酸塩水和物（ビ・シフロール®錠）

パーキンソン病治療薬／ドパミン受容体刺激薬

糖 Glu↑（高血糖）

脂 TG↑（高 TG 血症）

電 Na↓

肝 AST・ALT・γ-GTP・T-Bil・ALP↑（肝障害，〈T-Bil〉黄疸）

腎 Cre・BUN↑・GFR↓（腎障害，急性腎不全）

他 CK・ミオグロビン↑（悪性症候群，横紋筋融解症）

プランルカスト水和物（オノン®カプセル）

抗アレルギー薬／LT 受容体拮抗薬

肝 AST・ALT・γ-GTP↑（肝障害）

腎 Cre・BUN↑・GFR↓（腎障害，急性腎不全）

他 CK・ミオグロビン↑（横紋筋融解症）

プリミドン（プリミドン錠）　⚠

抗てんかん薬／バルビツール酸系

血 RBC・Hb↓（貧血）

電 Ca↓, P↓, Fe↓（鉄欠乏性貧血）

肝 AST・ALT・γ-GTP・T-Bil・ALP↑（肝障害，〈T-Bil〉黄疸）

腎 Cre・BUN↑・GFR↓（腎障害）

ブリモニジン酒石酸塩（アイファガン®点眼液）

眼科用剤／緑内障治療薬

- 血 RBC・Hb ↓（貧血）
- 脂 T-Cho ↑（高 Cho 血症），TG ↑（高 TG 血症）
- 電 Fe ↓（鉄欠乏性貧血）
- 肝 T-Bil ↑（肝機能低下）
- 腎 尿酸 ↑（腎機能低下）

ブリンゾラミド（エイゾプト®懸濁性点眼液）

眼科用剤／緑内障治療薬

- 肝 AST・ALT・γ-GTP・T-Bil・ALP ↑（肝障害，〈T-Bil〉黄疸）
- 腎 Cre・BUN ↑・GFR ↓（腎障害）

ブリンゾラミド・チモロールマレイン酸塩（アゾルガ®配合懸濁性点眼液）

眼科用剤／緑内障治療薬

- 糖 Glu ↓（低血糖）
- 肝 AST・ALT・γ-GTP・T-Bil・ALP ↑（肝障害，〈T-Bil〉黄疸）

フルオロウラシル（5-FU 錠） ⚠

抗がん薬／代謝拮抗薬

- 血 RBC・Hb ↓（貧血，汎血球減少），WBC・好中球 ↓（汎血球減少，顆粒球減少症），Plt ↓
- 電 Fe ↓（鉄欠乏性貧血）
- 肝 AST・ALT・γ-GTP・T-Bil・ALP ↑（肝障害，〈T-Bil〉黄疸）
- 腎 Cre・BUN ↑・GFR ↓（腎障害，急性腎不全）
- 膵 アミラーゼ ↑（膵炎）

フルコナゾール（ジフルカン®カプセル）

深在性抗真菌薬／トリアゾール系

- 血 RBC・Hb ↓（貧血，汎血球減少），WBC・好中球 ↓（汎血球減少，顆粒球減少症），Plt ↓
- 電 K ↑↓，Fe ↓（鉄欠乏性貧血）
- 肝 AST・ALT・γ-GTP・T-Bil・ALP ↑（肝障害，〈T-Bil〉黄疸）
- 腎 Cre・BUN ↑・GFR ↓（腎障害，急性腎不全）

ふ

ブリ〜フル

フルジアゼパム（エリスパン®錠）
抗不安薬／ベンゾジアゼピン系

肝 AST・ALT・γ-GTP・T-Bil・ALP↑（肝障害，〈T-Bil〉黄疸）
腎 Cre・BUN↑・GFR↓（腎障害）

フルシトシン（アンコチル®錠）
深在性抗真菌薬／フルオロピリミジン系

血 RBC・WBC・好中球↓（汎血球減少）
肝 AST・ALT・γ-GTP・T-Bil・ALP↑（肝障害，〈T-Bil〉黄疸）
腎 Cre・BUN↑・GFR↓（腎障害）

フルタゾラム（コレミナール®錠）
抗不安薬／ベンゾジアゼピン系

肝 AST・ALT・γ-GTP・T-Bil・ALP↑（肝障害，〈T-Bil〉黄疸）
腎 Cre・BUN↑・GFR↓（腎障害）

フルタミド（オダイン®錠）　⚠
抗がん薬／抗アンドロゲン薬

肝 AST・ALT・γ-GTP・T-Bil・ALP↑（肝障害，〈T-Bil〉黄疸）

フルダラビンリン酸エステル（フルダラ®錠）　⚠
抗がん薬／代謝拮抗薬

血 RBC・Hb↓（貧血，汎血球減少，骨髄抑制），WBC↓・好中球
↓（汎血球減少，顆粒球減少症，骨髄抑制），Plt↓
電 Na↓，K↑，Ca↓，Fe↓（鉄欠乏性貧血）
肝 AST・ALT・γ-GTP・T-Bil・ALP↑（肝障害，〈T-Bil〉黄疸）
腎 Cre・BUN↑・GFR↓（腎障害），尿酸↑（高尿酸血症）
蛋 Alb↓（低Alb血症）

フルチカゾンプロピオン酸エステル・ホルモテロールフ マル酸塩水和物（フルティフォーム®吸入用）
気管支拡張薬／吸入ステロイド・β_2刺激薬配合剤

電 K↓
肝 AST・ALT・γ-GTP・ALP↑（肝障害）

フルトプラゼパム（レスタス®錠）
抗不安薬／ベンゾジアゼピン系

肝 AST・ALT・γ-GTP・T-Bil・ALP↑（肝障害，〈T-Bil〉黄疸）
腎 Cre・BUN↑・GFR↓（腎障害）

フルドロコルチゾン酢酸エステル（フロリネフ®錠）⚠

副腎皮質ステロイド／鉱質コルチコイド

電 Na↑, K↓

肝 AST・ALT・γ-GTP・T-Bil・ALP↑（肝障害,〈T-Bil〉黄疸）

フルニトラゼパム（サイレース®錠）

睡眠薬／ベンゾジアゼピン系

肝 AST・ALT・γ-GTP・T-Bil・ALP↑（肝障害,〈T-Bil〉黄疸）

腎 Cre・BUN↑・GFR↓（腎障害, 急性腎不全）

他 CK・ミオグロビン↑（横紋筋融解症）

フルバスタチンナトリウム（ローコール®錠）

脂質異常症治療薬／スタチン

血 RBC・Hb↓（貧血）, WBC↓（顆粒球減少症）, Plt↓

脂 T-Cho↓

電 K↑, Fe↓（鉄欠乏性貧血）

肝 AST・ALT・γ-GTP・T-Bil・ALP↑（肝障害,〈T-Bil〉黄疸）, Ch-E↑（慢性肝炎, 肝硬変）

腎 Cre・BUN↑・GFR↓（腎障害, 急性腎不全）

他 CK・ミオグロビン↑（横紋筋融解症）

フルフェナジンマレイン酸塩（フルメジン®糖衣錠）⚠

抗精神病薬／フェノチアジン系

血 WBC・好中球↓（顆粒球減少症, 無顆粒球症）

電 Na↓

肝 AST・ALT・γ-GTP・T-Bil・ALP↑（肝障害,〈T-Bil〉黄疸）

腎 Cre・BUN↑・GFR↓（腎障害）

他 CK・ミオグロビン↑（悪性症候群）

フルフェナム酸アルミニウム（オパイリン®錠）

NSAIDs／アントラニル酸系

血 RBC・Hb↓（貧血）, WBC↓（顆粒球減少症）, Plt↓

止 PT↑（出血傾向, 易出血）

電 Fe↓（鉄欠乏性貧血）

肝 AST・ALT・γ-GTP・T-Bil・ALP↑（肝障害,〈T-Bil〉黄疸）

腎 Cre・BUN↑・GFR↓（腎障害）

フルボキサミンマレイン酸塩（ルボックス®錠）⚠
抗うつ薬／SSRI

- 血 RBC・Hb↓（貧血），WBC↓（顆粒球減少症），Plt↓
- 電 Na↓，K↑↓，Fe↑↓
- 肝 AST・ALT・γ-GTP・T-Bil・ALP↑（肝障害，〈T-Bil〉黄疸）
- 腎 Cre・BUN↑・GFR↓（腎障害）
- 他 CK・ミオグロビン↑（悪性症候群）

フルラゼパム塩酸塩（ダルメート®カプセル）
睡眠薬／ベンゾジアゼピン系

- 肝 AST・ALT・γ-GTP・T-Bil・ALP↑（肝障害，〈T-Bil〉黄疸）
- 腎 Cre・BUN↑・GFR↓（腎障害）

プルリフロキサシン（スオード®錠）
抗菌薬／ニューキノロン系

- 血 RBC・Hb↓（貧血，汎血球減少），WBC・好中球↓（汎血球減少，顆粒球減少症），Plt↓
- 糖 Glu↓（低血糖）
- 電 Fe↓（鉄欠乏性貧血）
- 肝 AST・ALT・γ-GTP・T-Bil・ALP・LDH↑（肝障害，〈T-Bil〉黄疸）
- 腎 Cre・BUN↑・GFR↓（腎障害，急性腎不全）
- 他 CK・ミオグロビン↑（横紋筋融解症）

フルルビプロフェン（フロベン®錠）
NSAIDs／プロピオン酸系

- 血 RBC・Hb↓（貧血），Plt↓
- 電 K↑，Fe↓（鉄欠乏性貧血）
- 肝 AST・ALT・γ-GTP・T-Bil・ALP↑（肝障害，〈T-Bil〉黄疸）
- 腎 Cre・BUN↑・GFR↓（腎障害，急性腎不全）
- 蛋 Alb↓（低 Alb 血症）

ブレオマイシン硫酸塩（ブレオ®S 軟膏）⚠
抗がん薬／抗生物質

- 肝 AST・ALT・γ-GTP・T-Bil・ALP↑（肝障害，〈T-Bil〉黄疸）
- 腎 Cre・BUN↑・GFR↓（腎障害）

フレカイニド酢酸塩（タンボコール®錠）
抗不整脈薬／Naチャネル遮断薬（クラス Ic 群）
- 電 K↓
- 肝 AST・ALT・γ-GTP・T-Bil・ALP↑（肝障害，〈T-Bil〉黄疸）
- 腎 Cre・BUN↑・GFR↓（腎障害）

プレガバリン（リリカ®カプセル）
神経障害性疼痛緩和薬
- 血 WBC・好中球↓（汎血球減少，顆粒球減少症），Plt↓
- 糖 Glu↓（低血糖）
- 肝 AST・ALT・γ-GTP・T-Bil・ALP↑（肝障害，〈T-Bil〉黄疸）
- 腎 Cre・BUN↑・GFR↓，尿酸↑（腎障害，急性腎不全）
- 他 CK・ミオグロビン↑（横紋筋融解症）

プレドニゾロン（プレドニゾロン錠）
副腎皮質ステロイド
- 肝 AST・ALT・γ-GTP・T-Bil・ALP↑（肝障害，〈T-Bil〉黄疸）

プレドニゾロンリン酸エステルナトリウム（プレドネマ®注腸）
副腎皮質ステロイド
- 肝 AST・ALT・γ-GTP・T-Bil・ALP↑（肝障害，〈T-Bil〉黄疸）

プロカインアミド塩酸塩（アミサリン®錠）
抗不整脈薬／Naチャネル遮断薬（クラス Ia 群）
- 血 RBC・Hb↓（貧血），WBC↓（顆粒球減少症），Plt↓
- 電 K↓，Fe↓（鉄欠乏性貧血）
- 肝 AST・ALT・γ-GTP・T-Bil・ALP↑（肝障害，〈T-Bil〉黄疸）
- 腎 Cre・BUN↑・GFR↓（腎障害）

プロカテロール塩酸塩水和物（メプチン®錠／吸入液）
気管支喘息治療薬／β₂刺激薬
- 電 K↓

プロカルバジン塩酸塩（塩酸プロカルバジンカプセル）
抗がん薬／アルキル化薬
- 肝 AST・ALT・γ-GTP・T-Bil・ALP↑（肝障害，〈T-Bil〉黄疸）
- 腎 Cre・BUN↑・GFR↓（腎障害）

プロキシフィリン（モノフィリン®錠）

気管支喘息治療薬／キサンチン誘導体

他 CK・ミオグロビン↑（横紋筋融解症）

プロキシフィリン・エフェドリン
（アストモリジン®配合胃溶錠）

気管支喘息治療薬／テオフィリン薬配合剤

血 WBC↑, 好中球↓（汎血球減少, 顆粒球減少症）, Plt↓

電 K↓, Ca↓, P↓

肝 AST・ALT・γ-GTP・T-Bil・ALP↑（肝障害,〈T-Bil〉黄疸）

腎 Cre・BUN↑・GFR↓（腎障害, 急性腎不全）

他 CK・ミオグロビン↑（横紋筋融解症）

プログルメタシンマレイン酸塩（ミリダシン®錠）

NSAIDs／アリール酢酸系

血 RBC・Hb↓（貧血, 骨髄抑制）, WBC↓（顆粒球減少症, 骨髄抑制）, 好中球↓（骨髄抑制）, Plt↓

電 Fe↓（鉄欠乏性貧血）

肝 AST・ALT・γ-GTP・T-Bil・ALP↑（肝障害,〈T-Bil〉黄疸）

腎 Cre・BUN↑・GFR↓（腎障害, 急性腎不全, 間質性腎炎）

プロクロルペラジンマレイン酸塩（ノバミン®錠） ⚠

抗精神病薬／フェノチアジン系

電 Na↓

肝 AST・ALT・γ-GTP・T-Bil・ALP↑（肝障害,〈T-Bil〉黄疸）

腎 BUN↑・GFR↓（腎障害）

他 CK・ミオグロビン↑（悪性症候群）

フロセミド（ラシックス®錠）

利尿薬／ループ利尿薬

血 RBC・Hb↓（貧血, 汎血球減少）, WBC・好中球↓（汎血球減少, 顆粒球減少症）, Plt↓

糖 Glu↑

脂 T-Cho↑（高 Cho 血症）, TG↑（高 TG 血症）

電 Na↓, K↓, Ca↓, Fe↓（鉄欠乏性貧血）

肝 AST・ALT・γ-GTP・T-Bil・ALP↑（肝障害,〈T-Bil〉黄疸）

腎 Cre・BUN↑・GFR↓・尿酸↑（腎障害）

膵 アミラーゼ↑（膵炎）

ブロチゾラム（レンドルミン®錠）
睡眠薬／ベンゾジアゼピン系

肝 AST・ALT・γ-GTP・T-Bil・ALP↑（肝障害，〈T-Bil〉黄疸）

腎 Cre・BUN↑・GFR↓（腎障害）

ブロナンセリン（ロナセン®錠）　⚠

抗精神病薬／SDA

血 RBC・Hb↓（貧血），WBC・好中球↓（顆粒球減少症，無顆粒球症），Plt↑↓

糖 Glu↑（高血糖），ケトン体↑（ケトアシドーシス）

脂 T-Cho↑（高Cho血症）

電 Na↓，K↑，P↑，Fe↓（鉄欠乏性貧血）

肝 AST・ALT・γ-GTP・T-Bil・ALP↑（肝障害，〈T-Bil〉黄疸）

腎 Cre・BUN↑・GFR↓（腎障害，急性腎不全）

他 CK・ミオグロビン↑（横紋筋融解症）

プロパゲルマニウム（セロシオン®カプセル）
肝疾患治療薬／肝免疫賦活薬

肝 AST・ALT・γ-GTP・T-Bil・ALP↑（肝障害，〈T-Bil〉黄疸）

腎 Cre・BUN↑・GFR↓（腎障害）

プロパフェノン塩酸塩（プロノン®錠）　⚠

抗不整脈薬／Naチャネル遮断薬（クラスIc群）

電 K↓

肝 AST・ALT・γ-GTP・T-Bil・ALP↑（肝障害，〈T-Bil〉黄疸）

腎 Cre・BUN↑・GFR↓（腎障害）

プロパンテリン臭化物・クロロフィル配合剤（メサフィリン®配合錠）
消化性潰瘍治療薬

電 Mg↑

腎 Cre・BUN↑・GFR↓（腎障害）

プロピベリン塩酸塩（バップフォー®錠）
頻尿・過活動膀胱治療薬

血 WBC↓（顆粒球減少症），Plt↓

肝 AST・ALT・γ-GTP・T-Bil・ALP↑（肝障害，〈T-Bil〉黄疸）

腎 Cre・BUN↑・GFR↓（腎障害）

他 CK・ミオグロビン↑（横紋筋融解症）

プロピルチオウラシル（チウラジール®錠）
甲状腺疾患治療薬／抗甲状腺薬

⾎ RBC・Hb↓（貧血），WBC・好中球↓（顆粒球減少症，無顆粒球症），Plt↓

電 Fe↓（鉄欠乏性貧血）

肝 AST・ALT・γ-GTP・T-Bil・ALP↑（肝障害，〈T-Bil〉黄疸）

他 CK↑

プロフェナミン塩酸塩（パーキン®糖衣錠）
パーキンソン病治療薬／抗コリン薬

腎 GFR↓（腎障害）

他 CK・ミオグロビン↑（悪性症候群）

プロブコール（シンレスタール®錠）
脂質異常症治療薬／プロブコール

⾎ RBC・Hb↓（貧血），WBC↓（顆粒球減少症），Plt↓

脂 T-Cho↓

電 K↓，Fe↓（鉄欠乏性貧血）

肝 AST・ALT・ALP・LDH↑（肝障害）

腎 Cre・BUN↑・GFR↓（腎機能低下）

他 CK・ミオグロビン↑（横紋筋融解症）

プロプラノロール塩酸塩（インデラル®錠）⚠
降圧薬／β遮断薬

⾎ 好中球↓（無顆粒球症），Plt↓

糖 Glu↓（低血糖）

腎 Cre・BUN↑・GFR↓（腎障害）

プロベネシド（ベネシッド®錠）
尿酸排泄促進薬

⾎ RBC・Hb↓（貧血）

電 Fe↓（鉄欠乏性貧血）

腎 Cre・BUN↑・GFR↓（腎障害）

プロペリシアジン（ニューレプチル®錠） ⚠

抗精神病薬／フェノチアジン系

- 電 Na↓
- 肝 AST・ALT・γ-GTP・T-Bil・ALP↑（肝障害，〈T-Bil〉黄疸）
- 腎 BUN↑・GFR↓（腎障害）
- 他 CK・ミオグロビン↑（悪性症候群）

ブロマゼパム（レキソタン®錠）

抗不安薬／ベンゾジアゼピン系

- 肝 AST・ALT・γ-GTP・T-Bil・ALP↑（肝障害，〈T-Bil〉黄疸）
- 腎 Cre・BUN↑・GFR↓（腎障害）

ブロムフェナクナトリウム水和物（ブロナック®点眼液）

眼科用剤／非ステロイド抗炎症薬

- 肝 AST・ALT・γ-GTP・T-Bil・ALP↑（肝障害，〈T-Bil〉黄疸）

ブロムペリドール（インプロメン®錠） ⚠

抗精神病薬／ブチロフェノン系

- 血 WBC・好中球↓（顆粒球減少症，無顆粒球症）
- 電 Na↓，K↓
- 肝 AST・ALT・γ-GTP・T-Bil・ALP↑（肝障害，〈T-Bil〉黄疸）
- 他 CK・ミオグロビン↑（悪性症候群）

プロメタジン塩酸塩（ピレチア®錠）

抗アレルギー薬／H₁受容体拮抗薬（第一世代）

- 肝 AST・ALT・γ-GTP・T-Bil・ALP↑（肝障害，〈T-Bil〉黄疸）
- 腎 BUN↑・GFR↓（腎障害）
- 他 CK・ミオグロビン↑（悪性症候群）

ブロメライン・トコフェロール酢酸エステル（ヘモナーゼ®配合錠）

痔疾患治療薬／抗炎症薬

- 血 Plt↓
- 止 PT↑
- 肝 AST・ALT・γ-GTP・T-Bil・ALP↑（肝障害，〈T-Bil〉黄疸）
- 腎 Cre・BUN↑・GFR↓（腎障害）

ブロモクリプチンメシル酸塩（パーロデル®錠）

視床下部向下垂体ホルモン／パーキンソン病治療薬

- 血 RBC・Hb↓（貧血）
- 電 Fe↓（鉄欠乏性貧血）
- 肝 AST・ALT・γ-GTP・T-Bil・ALP↑（肝障害，〈T-Bil〉黄疸）
- 腎 Cre・BUN↑・GFR↓（腎障害）
- 他 CK・ミオグロビン↑（悪性症候群）

ブロモバレリル尿素（ブロバリン®原末）

睡眠薬

- 肝 AST・ALT・γ-GTP・T-Bil・ALP↑（肝障害，〈T-Bil〉黄疸）
- 腎 Cre・BUN↑・GFR↓（腎障害）

ヘキサシアノ鉄（Ⅱ）酸鉄（Ⅲ）酸鉄水和物（ラディオガルダーゼ®カプセル）

中毒治療薬／放射性セシウム体内除去薬

- 電 K↓

ベザフィブラート（ベザトール®SR錠）

脂質異常症治療薬／フィブラート系

- 糖 Glu↓（低血糖）
- 肝 AST・ALT・γ-GTP・T-Bil・ALP↑（肝障害，〈T-Bil〉黄疸）
- 腎 Cre・BUN↑・GFR↓（腎障害，急性腎不全）
- 他 CK・ミオグロビン↑（横紋筋融解症）

ベタキソロール塩酸塩（ケルロング®錠）

降圧薬／β遮断薬

- 糖 Glu↓（低血糖）
- 肝 AST・ALT・γ-GTP・ALP↑（肝障害）
- 腎 Cre・BUN↑・GFR↓（腎障害）

ベタキソロール塩酸塩（ベトプティック®点眼液）

緑内障治療薬

- 糖 Glu↓（低血糖）

ベタメタゾン（リンデロン®錠） ⚠

副腎皮質ステロイド

- 肝 AST・ALT・γ-GTP・T-Bil・ALP↑（肝障害，〈T-Bil〉黄疸）

ベタメタゾン・d-クロルフェニラミンマレイン酸塩 （セレスタミン®配合錠） ⚠
副腎皮質ステロイド

肝 AST・ALT・γ-GTP・T-Bil・ALP↑（肝障害，〈T-Bil〉黄疸）

腎 Cre・BUN↑・GFR↓（腎障害）

ベタメタゾンリン酸エステルナトリウム （ステロネマ®注腸） ⚠
腸疾患治療薬／炎症性腸疾患治療薬

肝 AST・ALT・γ-GTP・T-Bil・ALP↑（肝障害，〈T-Bil〉黄疸）

ペチジン塩酸塩（オピスタン®原末）
麻薬／フェニルピペリジン系オピオイド

肝 AST・ALT・γ-GTP・T-Bil・ALP↑（肝障害，〈T-Bil〉黄疸）

腎 Cre・BUN↑・GFR↓（腎障害）

ベナゼプリル塩酸塩（チバセン®錠）
降圧薬／ACE阻害薬

血 好中球↓（汎血球減少，顆粒球減少症）

電 K↑

肝 AST・ALT・γ-GTP・T-Bil・ALP↑（肝障害，〈T-Bil〉黄疸）

腎 Cre・BUN↑・GFR↓（腎障害，急性腎不全）

ベニジピン塩酸塩（コニール®錠）
降圧薬／Ca拮抗薬（ジヒドロピリジン系）

肝 AST・ALT・γ-GTP・T-Bil・ALP↑（肝障害，〈T-Bil〉黄疸）

ペニシラミン（メタルカプターゼ®カプセル）
抗リウマチ薬／免疫調節薬

血 RBC・Hb↓（貧血，汎血球減少），WBC・好中球↓（汎血球減少，顆粒球減少症），Plt↓

電 Fe↓（鉄欠乏性貧血）

肝 AST・ALT・γ-GTP・T-Bil・ALP↑（肝障害，〈T-Bil〉黄疸）

腎 Cre・BUN↑・GFR↓（腎障害）

ヘパリンカルシウム（ヘパリンCa皮下注）
抗血栓薬／ヘパリン

血 Plt↓（出血傾向）

肝 AST・ALT・γ-GTP・T-Bil・ALP↑（肝障害，〈T-Bil〉黄疸）

腎 Cre・BUN↑・GFR↓（腎障害）

ヘパリンナトリウム（ヘパリンZ軟膏）
抗血栓薬／ヘパリン

血 Plt↓（出血傾向）

ヘパリン類似物質（ヒルドイド®ソフト軟膏）
血行促進・皮膚保湿剤

血 Plt↓

ベバントロール塩酸塩（カルバン®錠）
降圧薬／αβ遮断薬

糖 Glu↓（低血糖）

肝 AST・ALT・γ-GTP・ALP↑（肝障害）

腎 Cre・BUN↑・GFR↓（腎障害）

ベプリジル塩酸塩水和物（ベプリコール®錠）　⚠
抗不整脈薬／Ca拮抗薬（クラスⅣ群）

血 RBC・Hb↓（貧血），好中球↓（無顆粒球症）

電 K↓，Fe↓（鉄欠乏性貧血）

肝 AST・ALT・γ-GTP・T-Bil・ALP↑（肝障害，〈T-Bil〉黄疸）

腎 Cre・BUN↑・GFR↓（腎障害）

ベポタスチンベシル酸塩（タリオン®錠）
抗アレルギー薬／H₁受容体拮抗薬（第二世代）

腎 Cre・BUN↑・GFR↓（腎障害）

ベムラフェニブ（ゼルボラフ®錠）　⚠
抗がん薬／分子標的薬

血 RBC・Hb↓（貧血），WBC・好中球↓（汎血球減少，顆粒球減少症），好酸球↑，Plt↓

肝 AST・ALT・γ-GTP・T-Bil・ALP↑（肝障害，〈T-Bil〉黄疸）

腎 Cre・BUN↑・GFR↓（腎障害，急性腎不全）

ペモリン（ベタナミン®錠） ⚠

精神刺激薬

肝 AST・ALT・γ-GTP・T-Bil・ALP↑（肝障害，〈T-Bil〉黄疸）

腎 Cre・BUN↑・GFR↓（腎障害）

ベラパミル塩酸塩（ワソラン®錠） ⚠

抗不整脈薬／Ca拮抗薬（クラスⅣ群）

肝 AST・ALT・γ-GTP・T-Bil・ALP↑（肝障害，〈T-Bil〉黄疸）

腎 Cre↑（腎障害）

ベラプロストナトリウム（ドルナー®錠）

抗血栓薬／抗血小板薬

血 RBC・Hb↓（貧血），WBC↓（顆粒球減少症），Plt↓（出血傾向）

肝 AST・ALT・γ-GTP・T-Bil・ALP↑（肝障害）

腎 Cre・BUN↑・GFR↓（腎障害）

ペリンドプリルエルブミン（コバシル®錠）

降圧薬／ACE阻害薬

血 RBC・Hb↓（貧血），WBC↓（顆粒球減少症），Plt↓

糖 Glu↓（低血糖）

脂 T-Cho↑（高Cho血症），TG↑（高TG血症）

電 K↑

腎 Cre・BUN↑・GFR↓（腎障害，急性腎不全）

ペルゴリドメシル酸塩（ペルマックス®錠）

パーキンソン病治療薬／ドパミン受容体刺激薬

血 RBC・Hb↓（貧血），WBC↓（顆粒球減少症），Plt↓

肝 AST・ALT・γ-GTP・T-Bil・ALP↑（肝障害，〈T-Bil〉黄疸）

腎 Cre・BUN↑・GFR↓（腎障害）

他 CK・ミオグロビン↑（悪性症候群）

ペルフェナジン（トリラホン®錠） ⚠

抗精神病薬／フェノチアジン系

血 WBC・好中球↓（汎血球減少，顆粒球減少症），Plt↓

電 Na↓

肝 AST・ALT・γ-GTP・T-Bil・ALP↑（肝障害，〈T-Bil〉黄疸）

腎 Cre・BUN↑・GFR↓（腎障害）

他 CK・ミオグロビン↑（悪性症候群）

ペルフェナジンフェンジゾ酸塩（ピーゼットシー®糖衣錠）

抗精神病薬／フェノチアジン系

- 🩸 WBC・好中球↓（顆粒球減少症，無顆粒球症）
- ⚡ Na↓
- 🫀 AST・ALT・γ-GTP・T-Bil・ALP↑（肝障害，〈T-Bil〉黄疸）
- 🫘 Cre・BUN↑・GFR↓（腎障害）
- 🔵 CK・ミオグロビン↑（悪性症候群）

ペロスピロン塩酸塩水和物（ルーラン®錠） ⚠

抗精神病薬／SDA

- 🩸 RBC・Hb↓（貧血），WBC・好中球↓（顆粒球減少症，無顆粒球症），Plt↓
- 🍬 Glu↑，ケトン体↑（ケトアシドーシス）
- ⚡ Na↓，Cl↓
- 🫀 AST・ALT・γ-GTP・T-Bil・ALP・LDH↑（肝障害，〈T-Bil〉黄疸）
- 🫘 Cre・BUN↑・GFR↓（腎障害，急性腎不全）
- 🔵 CK・ミオグロビン↑（悪性症候群，横紋筋融解症）

ベンジルペニシリンベンザチン水和物（バイシリン®G顆粒）

抗菌薬／ペニシリン系

- 🩸 RBC・Hb↓（貧血）
- ⚡ Fe↓（鉄欠乏性貧血）
- 🫘 Cre・BUN↑・GFR↓（腎障害，急性腎不全，間質性腎炎）

ベンズブロマロン（ユリノーム®錠）

尿酸排泄促進薬

- 🫀 AST・ALT・γ-GTP・T-Bil・ALP↑（肝障害，劇症肝炎，〈T-Bil〉黄疸）
- 🫘 Cre・BUN↑・GFR↓・尿酸↑（腎障害）

ベンチルヒドロクロロチアジド（ベハイド®錠）

降圧薬／サイアザイド系利尿薬

- 🩸 RBC・Hb↓（貧血）
- ⚡ Na↓，K↓，Fe↓（鉄欠乏性貧血）
- 🫀 AST・ALT・γ-GTP・T-Bil・ALP↑（肝障害，〈T-Bil〉黄疸）
- 🫘 Cre・BUN↑・GFR↓（腎障害）

ベンチルヒドロクロロチアジド・レセルピン配合剤（ベハイド®RA 配合錠）
降圧薬／レセルピン配合

- 血 RBC・Hb ↓ （貧血）
- 電 Na ↓, K ↓, Fe ↓ （鉄欠乏性貧血）
- 肝 AST・ALT・γ-GTP・T-Bil・ALP ↑ （肝障害,〈T-Bil〉黄疸）
- 腎 Cre・BUN ↑・GFR ↓ （腎障害）

ペントバルビタールカルシウム（ラボナ®錠）
睡眠薬／バルビツール酸系

- 血 RBC・Hb ↓ （貧血）
- 電 Ca ↓, Fe ↓

ベンラファキシン塩酸塩（イフェクサー®SR カプセル）
抗うつ薬／SNRI

- 血 RBC・Hb ↓ （貧血, 汎血球減少）, WBC ↑↓, 好中球 ↓ （汎血球減少, 顆粒球減少症）
- 脂 T-Cho ↑ （高 Cho 血症）
- 電 Na ↓, K ↓, Fe ↓
- 肝 AST・ALT・γ-GTP・T-Bil・ALP ↑ （肝障害,〈T-Bil〉黄疸）
- 腎 Cre・BUN ↑・GFR ↓ （腎障害, 急性腎不全）
- 他 CK・ミオグロビン ↑ （横紋筋融解症）

抱水クロラール（エスクレ®坐剤）
抗不安薬

- 肝 AST・ALT・γ-GTP・T-Bil・ALP ↑ （肝障害,〈T-Bil〉黄疸）
- 腎 Cre・BUN ↑・GFR ↓ （腎障害）

ボグリボース（ベイスン®錠）
糖尿病治療薬／αGI

- 糖 Glu ↓ （低血糖）, HbA1c ↓, ケトン体 ↑ （ケトアシドーシス）
- 肝 AST・ALT・γ-GTP・T-Bil・ALP ↑ （肝障害,〈T-Bil〉黄疸）
- 腎 Cre・BUN ↑・GFR ↓ （腎障害）

ホスアンプレナビルカルシウム水和物（レクシヴァ®錠） ⚠

抗HIV薬／HIVプロテアーゼ阻害薬

糖 Glu↑（高血糖），ケトン体↑（ケトアシドーシス）

肝 AST・ALT・γ-GTP・T-Bil・ALP↑（肝障害，〈T-Bil〉黄疸）

他 CK・ミオグロビン↑（横紋筋融解症）

ボスチニブ水和物（ボシュリフ®錠） ⚠

抗がん薬／分子標的薬

血 RBC・Hb↓（貧血，骨髄抑制），WBC・好中球↓（汎血球減少，顆粒球減少症，骨髄抑制），Plt↓

電 Fe↓（鉄欠乏性貧血）

肝 AST・ALT・γ-GTP・T-Bil・ALP↑（肝障害，〈T-Bil〉黄疸）

腎 Cre・BUN↑・GFR↓・尿酸↑（腎障害）

ホスホマイシンカルシウム水和物（ホスミシン®錠）

抗菌薬／ホスホマイシン

肝 AST・ALT・γ-GTP・T-Bil・ALP↑（肝障害，〈T-Bil〉黄疸）

ボセンタン水和物（トラクリア®錠）

血管拡張薬／エンドセリン受容体拮抗薬

血 Hb↓（貧血），Plt↓

止 PT↑↓

肝 AST・ALT・γ-GTP・T-Bil・ALP↑（肝障害，〈T-Bil〉黄疸）

ボノプラザンフマル酸塩（タケキャブ®錠）

消化性潰瘍治療薬／プロトンポンプ阻害薬

肝 AST・ALT・γ-GTP・T-Bil・ALP↑（肝障害，〈T-Bil〉黄疸）

腎 Cre・BUN↑・GFR↓（腎障害）

ポマリドミド（ポマリスト®カプセル） ⚠

抗がん薬／サリドマイド関連薬

血 RBC・Hb・WBC・好中球↓（汎血球減少，骨髄抑制），Plt↓

電 Fe↓（鉄欠乏性貧血）

肝 AST・ALT・γ-GTP・T-Bil・ALP↑（肝障害，〈T-Bil〉黄疸）

腎 Cre・BUN↑・GFR↓（腎障害，急性腎不全）

ポラプレジンク（プロマック®顆粒）

消化性潰瘍治療薬／防御因子増強薬

肝 AST・ALT・γ-GTP・T-Bil・ALP↑（肝障害，〈T-Bil〉黄疸）

ポリカルボフィルカルシウム（コロネル®錠）

腸疾患治療薬／過敏性腸症候群治療薬

電 Ca↑

腎 Cre・BUN↑・GFR↓（腎障害）

ボリコナゾール（ブイフェンド®錠）

深在性抗真菌薬／トリアゾール系

血 RBC・Hb↓（貧血，汎血球減少，骨髄抑制），WBC・好中球↓（汎血球減少，顆粒球減少症，骨髄抑制），Plt↓

糖 Glu↑↓（高血糖，低血糖）

電 Na↓，K↑↓，Ca↑，Fe↓（鉄欠乏性貧血）

肝 AST・ALT・γ-GTP・T-Bil・ALP・LDH↑（肝障害，〈T-Bil〉黄疸）

腎 Cre・BUN↑・GFR↓（腎障害，急性腎不全）

他 CK・ミオグロビン↑（横紋筋融解症）

ポリスチレンスルホン酸ナトリウム（ケイキサレート®散）

腎疾用剤／高K血症治療薬

電 Na↓，K↓，Ca↓

ホリナートカルシウム（ロイコボリン®錠） ⚠

抗がん薬／代謝拮抗薬

腎 BUN↑・GFR↓（腎障害）

ボリノスタット（ゾリンザ®カプセル） ⚠

抗がん薬／ヒストン脱アセチル化酵素阻害薬

血 RBC・Hb↓（貧血），WBC・好中球↓（汎血球減少，顆粒球減少症），Plt↓

糖 Glu↑（高血糖）

脂 TG↑（高TG血症）

電 Na↓，K↓，Mg↑，Fe↓（鉄欠乏性貧血）

肝 AST・ALT・γ-GTP・T-Bil・ALP↑（肝障害，〈T-Bil〉黄疸）

腎 Cre・BUN↑・GFR↓（腎障害）

ポリミキシン B 硫酸塩（硫酸ポリミキシン B 錠）
抗菌薬／ポリペプチド系

腎 Cre・BUN↑・GFR↓（腎障害）

ホルモテロールフマル酸塩水和物（オーキシス®吸入）
気管支拡張薬／β_2 刺激薬

電 K↓

肝 AST・ALT・γ-GTP・ALP↑（肝障害）

マキサカルシトール（オキサロール®軟膏）
活性型ビタミン D_3 製剤

血 WBC↓（顆粒球減少症）

電 Ca↑

腎 Cre・BUN↑・GFR↓（腎障害，急性腎不全）

マザチコール塩酸塩水和物（ペントナ®錠）
パーキンソン病治療薬／抗コリン薬

血 WBC↑

肝 AST・ALT・γ-GTP・T-Bil・ALP↑（肝障害，〈T-Bil〉黄疸）

腎 Cre・BUN↑・GFR↓（腎障害）

他 CK・ミオグロビン↑（悪性症候群）

マシテンタン（オプスミット®錠）
血管拡張薬／エンドセリン受容体拮抗薬

血 RBC・Hb↓（貧血）

電 Fe↓（鉄欠乏性貧血）

肝 AST・ALT・γ-GTP・T-Bil・ALP↑（肝障害，〈T-Bil〉黄疸）

腎 Cre・BUN↑・GFR↓（腎障害）

マジンドール（サノレックス®錠）
肥満症治療薬

肝 AST・ALT・γ-GTP・T-Bil・ALP↑（肝障害，〈T-Bil〉黄疸）

腎 Cre・BUN↑・GFR↓（腎障害）

マニジピン塩酸塩（カルスロット®錠）
降圧薬／Ca 拮抗薬（ジヒドロピリジン系）

血 好中球↓（無顆粒球症），Plt↓

肝 AST・ALT・γ-GTP・ALP↑（肝障害）

マプロチリン塩酸塩（ルジオミール®錠） ⚠

抗うつ薬／四環系

🩸 WBC↑, 好中球↓（無顆粒球症）

🫘 AST・ALT・γ-GTP・T-Bil・ALP↑（肝障害,〈T-Bil〉黄疸）

🫘 Cre・BUN↑・GFR↓（腎障害, 急性腎不全）

他 CK・ミオグロビン↑（横紋筋融解症）

マラビロク（シーエルセントリ®錠）

CCR5受容体拮抗薬

🩸 RBC・Hb↓（貧血, 汎血球減少）, WBC・好中球↓（汎血球減少, 顆粒球減少症）, 好酸球↑

電 Fe↓（鉄欠乏性貧血）

🫘 AST・ALT・γ-GTP・T-Bil・ALP↑（肝障害,〈T-Bil〉黄疸）

🫘 Cre・BUN↑・GFR↓（腎障害）

マロチラート（カンテック®錠）

肝疾患治療薬／肝蛋白代謝改善薬

🫘 AST・ALT・γ-GTP・T-Bil↑（肝障害,〈T-Bil〉黄疸）

ミアンセリン塩酸塩（テトラミド®錠） ⚠

抗うつ薬／四環系

🩸 WBC↓, 好中球↓

電 K↓

🫘 AST・ALT・γ-GTP・T-Bil・ALP↑（肝障害,〈T-Bil〉黄疸）

🫘 Cre・BUN↑・GFR↓（腎障害）

他 CK・ミオグロビン↑（悪性症候群）

ミグリトール（セイブル®錠） ⚠

糖尿病治療薬／αGI

糖 Glu↓（低血糖）, HbA1c↓, ケトン体↑（ケトアシドーシス）

🫘 AST・ALT・γ-GTP・T-Bil・ALP↑（肝障害,〈T-Bil〉黄疸）

🫘 Cre・BUN↑・GFR↓（腎障害）

ミグルスタット（ブレーザベス®カプセル）

先天性代謝異常症治療薬

🩸 RBC↓, WBC↓, Plt↓

🫘 AST・ALT・γ-GTP・ALP↑（肝障害）

🫘 Cre・BUN↑・GFR↓（腎障害）

ミグレニン（ミグレニン末）

鎮痛薬／ピラゾロン系

[肝] AST・ALT・γ-GTP・T-Bil↑ （肝障害，〈T-Bil〉黄疸）

[腎] Cre・BUN↑・GFR↓ （腎障害）

ミコフェノール酸モフェチル（セルセプト®カプセル） ⚠

免疫抑制薬／代謝拮抗薬

[血] RBC・Hb↓ （貧血，汎血球減少），WBC・好中球↓ （汎血球減少，顆粒球減少症），Plt↓

[止] PT↑ （出血傾向，易出血）

[電] K↑，Ca↑↓，Mg↓，Fe↓ （鉄欠乏性貧血）

[肝] AST・ALT・γ-GTP・T-Bil・ALP・LDH↑ （肝障害，〈T-Bil〉黄疸）

[腎] Cre・BUN↑・GFR↓ （腎障害），尿酸↑ （高尿酸血症）

[炎] CRP↑ （炎症増加）

[蛋] Alb↓ （低Alb血症）

ミソプロストール（サイトテック®錠）

消化性潰瘍治療薬／プロスタグランジン製剤

[肝] AST・ALT・γ-GTP・ALP↑ （肝障害）

ミゾリビン（ブレディニン®錠） ⚠

免疫抑制薬／代謝拮抗薬

[血] RBC↓ （貧血，汎血球減少），WBC・好中球↓ （汎血球減少，顆粒球減少症），Plt↓

[糖] Glu↑ （高血糖）

[肝] AST・ALT・γ-GTP・T-Bil・ALP↑ （肝障害，〈T-Bil〉黄疸）

[腎] Cre・BUN↑・GFR↓・尿酸↑ （腎障害）

[膵] アミラーゼ↑ （膵炎）

ミチグリニドカルシウム水和物（グルファスト®錠）⚠

糖尿病治療薬／速効型インスリン分泌促進薬

[糖] Glu↓ （低血糖）

[肝] AST・ALT・γ-GTP↑ （肝障害）

[腎] Cre・BUN↑・GFR↓ （腎障害）

ミチグリニドカルシウム水和物・ボグリボース（グルベス®配合錠） ⚠

糖尿病治療薬

糖 Glu↓（低血糖）

肝 AST・ALT・γ-GTP・T-Bil・ALP↑（肝障害，〈T-Bil〉黄疸）

腎 Cre・BUN↑・GFR↓（腎障害）

ミトタン（オペプリム®カプセル） ⚠

副腎皮質ホルモン合成阻害薬

糖 Glu↓（低血糖）

脂 T-Cho↑（高 Cho 血症）

肝 AST・ALT・γ-GTP・T-Bil・ALP↑（肝障害，〈T-Bil〉黄疸）

腎 Cre・BUN↑・GFR↓（腎障害）

ミドドリン塩酸塩（メトリジン®錠）

昇圧薬／カテコラミン系

肝 AST・ALT・γ-GTP・ALP↑（肝障害）

腎 Cre・BUN↑・GFR↓（腎障害）

ミノサイクリン塩酸塩（ミノマイシン®錠）

抗菌薬／テトラサイクリン系

血 RBC・Hb↓（貧血，汎血球減少），WBC・好中球↓（汎血球減少，顆粒球減少症），Plt↓

電 Fe↓（鉄欠乏性貧血）

肝 AST・ALT・γ-GTP・T-Bil・ALP↑（肝障害，〈T-Bil〉黄疸）

腎 Cre・BUN↑・GFR↓（腎障害，急性腎不全，間質性腎炎）

ミノドロン酸水和物（リカルボン®錠）

ビスホスホネート製剤

血 RBC↓（貧血），WBC↓（顆粒球減少症），Plt↓

電 Ca↓，P↑

肝 AST・ALT・γ-GTP・T-Bil・ALP↑（肝障害，〈T-Bil〉黄疸）

腎 Cre・BUN↑・GFR↓（腎障害）

ミラベグロン（ベタニス®錠）

頻尿・過活動膀胱治療薬

電 K↓

肝 AST・ALT・γ-GTP・ALP↑（肝障害）

腎 Cre・BUN↑・GFR↓（腎障害）

ミルタザピン(リフレックス®錠) ⚠

抗うつ薬／NaSSA

- 血 RBC・Hb↓（貧血），WBC↓（顆粒球減少症），好中球↑↓（汎血球減少，顆粒球減少症），Plt↓
- 電 Na↓，K↓，Fe↓（鉄欠乏性貧血）
- 肝 AST・ALT・γ-GTP・T-Bil・ALP↑（肝障害,〈T-Bil〉黄疸）
- 腎 Cre・BUN↑・GFR↓（腎障害）

ミルナシプラン塩酸塩(トレドミン®錠) ⚠

抗うつ薬／SNRI

- 血 WBC↓（顆粒球減少症）
- 電 Na↓
- 肝 AST・ALT・γ-GTP・T-Bil・ALP↑（肝障害,〈T-Bil〉黄疸）
- 腎 Cre・BUN↑・GFR↓（腎障害）

メカセルミン(ソマゾン®注射用)

糖尿病治療薬／ソマトメジンC

- 糖 Glu↓（低血糖）
- 腎 Cre・BUN↑・GFR↓（腎障害）

メキサゾラム(メレックス®錠)

抗不安薬／ベンゾジアゼピン系

- 肝 AST・ALT・γ-GTP・T-Bil・ALP↑（肝障害,〈T-Bil〉黄疸）
- 腎 Cre・BUN↑・GFR↓（腎障害）

メキシレチン塩酸塩(メキシチール®カプセル)

抗不整脈薬／糖尿病性神経障害改善薬

- 電 K↓
- 肝 AST・ALT・γ-GTP・T-Bil・ALP↑（肝障害,〈T-Bil〉黄疸）
- 腎 Cre・BUN↑・GFR↓（腎障害）

メキタジン(ゼスラン®錠)

抗アレルギー薬／H₁受容体拮抗薬（第二世代）

- 血 Plt↓
- 腎 Cre・BUN↑・GFR↓（腎障害）

メサドン塩酸塩（メサペイン®錠）

麻薬／オピオイド

血 Plt↓

電 K↓，Ca↓，Mg↓

肝 AST・ALT・γ-GTP・T-Bil・ALP↑（肝障害，〈T-Bil〉黄疸）

腎 Cre・BUN↑・GFR↓（腎障害）

メサラジン（ペンタサ®錠／坐剤）

腸疾患治療薬／炎症性腸疾患治療薬

血 RBC・Hb↓（貧血，汎血球減少），WBC・好中球↓（汎血球減少，顆粒球減少症），Plt↓

電 K↑，Fe↓（鉄欠乏性貧血）

肝 AST・ALT・γ-GTP・T-Bil・ALP↑（肝障害，〈T-Bil〉黄疸）

腎 Cre・BUN↑・GFR↓（腎障害，急性腎不全，間質性腎炎）

膵 アミラーゼ↑（膵炎）

メシル酸ガレノキサシン水和物（ジェニナック®錠）

抗菌薬／ニューキノロン系

血 RBC・Hb↓（貧血，汎血球減少），WBC・好中球↓（汎血球減少，顆粒球減少症），Plt↓

糖 Glu↓（低血糖）

肝 AST・ALT・γ-GTP・T-Bil・ALP・LDH↑（肝障害，〈T-Bil〉黄疸）

腎 Cre・BUN↑・GFR↓（腎障害，急性腎不全，間質性腎炎）

膵 アミラーゼ↑（膵炎）

他 CK・ミオグロビン↑（横紋筋融解症）

メダゼパム（レスミット®錠）

抗不安薬／ベンゾジアゼピン系

肝 AST・ALT・γ-GTP・T-Bil・ALP↑（肝障害，〈T-Bil〉黄疸）

腎 Cre・BUN↑・GFR↓（腎障害）

メチオニン・メタケイ酸アルミン酸マグネシウム配合剤（キャベジン®Uコーワ配合散）

消化性潰瘍治療薬

電 Ca↑，P↓，Mg↑

腎 Cre・BUN↑・GFR↓（腎障害）

メチクラン（アレステン®錠）
抗圧利尿薬／サイアザイド類似

- 血 Plt↓
- 糖 Glu↑（高血糖）
- 電 Na↓，K↓，Ca↑
- 肝 AST・ALT・γ-GTP・T-Bil・ALP↑（肝障害，〈T-Bil〉黄疸）
- 腎 Cre・BUN↑・GFR↓（腎障害），尿酸↑（高尿酸血症）

メチラポン（メトピロン®カプセル）
副腎皮質ホルモン合成阻害薬

- 血 RBC・Hb↓（貧血，汎血球減少，骨髄抑制），WBC・好中球↓（汎血球減少，顆粒球減少症，骨髄抑制），Plt↓
- 電 Fe↓（鉄欠乏性貧血）
- 腎 Cre・BUN↑・GFR↓（腎障害）

dl-メチルエフェドリン塩酸塩（メチエフ®散）
気管支喘息治療薬／β刺激薬

- 電 K↓

メチルエルゴメトリンマレイン酸塩（メチルエルゴメトリン錠）
子宮収縮薬

- 肝 AST・ALT・γ-GTP・T-Bil・ALP↑（肝障害，〈T-Bil〉黄疸）
- 腎 Cre・BUN↑・GFR↓（腎障害）

メチルジゴキシン（ラニラピッド®錠） ⚠
心不全治療薬／ジギタリス製剤

- 電 K↓，Ca↑，Mg↓
- 腎 Cre・BUN↑・GFR↓（腎障害）

メチルテストステロン（エナルモン®錠） ⚠
男性ホルモン

- 電 Ca↑
- 肝 AST・ALT・γ-GTP・T-Bil・ALP↑（肝障害，〈T-Bil〉黄疸）
- 腎 Cre・BUN↑・GFR↓（腎障害）

メチルドパ水和物（アルドメット®錠）
降圧薬／中枢性交感神経抑制薬

- 血 RBC・Hb↓（貧血，骨髄抑制），WBC↓・好中球↓（顆粒球減少症，無顆粒球症，骨髄抑制），Plt↓
- 電 Fe↓（鉄欠乏性貧血）
- 肝 AST・ALT・γ-GTP・T-Bil・ALP↑（肝障害，〈T-Bil〉黄疸），ALT↑（アレルギー性肝障害，慢性肝炎様肝障害）
- 腎 Cre・BUN↑・GFR↓（腎障害）

メチルフェニデート塩酸塩（リタリン®錠）
精神刺激薬

- 他 CK↑（悪性症候群）

メチルプレドニゾロン（メドロール®錠）
副腎皮質ステロイド

- 肝 AST・ALT・γ-GTP・T-Bil・ALP↑（肝障害，〈T-Bil〉黄疸）

メテノロン酢酸エステル（プリモボラン®錠）
蛋白同化ステロイド

- 電 Ca↑
- 肝 AST・ALT・γ-GTP・T-Bil・ALP↑（肝障害，〈T-Bil〉黄疸）
- 腎 Cre・BUN↑・GFR↓（腎障害）

メトカルバモール（ロバキシン®顆粒）
筋弛緩薬／中枢性

- 肝 AST・ALT・γ-GTP↑（肝障害）
- 腎 Cre・BUN↑・GFR↓（腎障害）

メトキサレン（オクソラレン®錠）
皮膚科用剤／白斑治療薬

- 糖 Glu↑（高血糖）
- 肝 AST・ALT・γ-GTP↑（肝障害）

メトキシフェナミン塩酸塩
（メトキシフェナミン塩酸塩錠）
気管支喘息治療薬／β刺激薬

- 電 K↓

メトクロプラミド（プリンペラン®錠）
胃腸機能調整薬／ドパミン受容体拮抗薬

腎 Cre・BUN↑・GFR↓（腎障害）

他 CK・ミオグロビン↑（悪性症候群）

メトトレキサート（メソトレキセート®錠／リウマトレックス®カプセル） ⚠
抗リウマチ薬／抗がん薬／代謝拮抗薬

血 RBC・Hb↓（貧血，汎血球減少，骨髄抑制），WBC・好中球↓（汎血球減少，顆粒球減少症，骨髄抑制），Plt↓

電 Fe↓（鉄欠乏性貧血）

肝 AST・ALT・γ-GTP・T-Bil・ALP・LDH↑（肝障害，劇症肝炎，〈T-Bil〉黄疸）

腎 Cre・BUN↑・GFR↓（腎障害，急性腎不全）

蛋 Alb↓（低 Alb 血症）

メトプロロール酒石酸塩（ロプレソール®錠） ⚠
降圧薬／β遮断薬

糖 Glu↓（低血糖）

肝 AST・ALT・γ-GTP・T-Bil・ALP↑（肝障害，〈T-Bil〉黄疸）

腎 Cre・BUN↑・GFR↓（腎障害）

メトホルミン塩酸塩（メトグルコ®錠） ⚠
糖尿病治療薬／BG 類

血 RBC・Hb↓（貧血），WBC↓（顆粒球減少症），好酸球↑，Plt↓

糖 Glu↓（低血糖）

電 K↑，Fe↓（鉄欠乏性貧血）

肝 AST・ALT・γ-GTP・T-Bil・ALP↑（肝障害，〈T-Bil〉黄疸）

腎 Cre・BUN↑・GFR↓・尿酸↑（腎障害）

他 CK・ミオグロビン↑（横紋筋融解症）

メトレレプチン（メトレレプチン皮下注用）
糖尿病治療薬／脂肪萎縮症治療薬

血 好中球↓（汎血球減少，顆粒球減少症）

糖 Glu↓（低血糖）

腎 Cre・BUN↑・GFR↓（腎障害）

メドロキシプロゲステロン酢酸エステル（ヒスロン®H錠）

抗がん薬／プロゲステロン

肝 AST・ALT・γ-GTP・T-Bil・ALP↑（肝障害，〈T-Bil〉黄疸）

腎 Cre・BUN↑・GFR↓（腎障害）

メトロニダゾール（フラジール®内服錠）

抗原虫薬

血 WBC・好中球↓（汎血球減少，顆粒球減少症）

肝 AST・ALT・γ-GTP・ALP↑（肝障害）

膵 アミラーゼ↑（膵炎）

メピチオスタン（チオデロン®カプセル） ⚠

経口腎性貧血用剤・抗乳腺腫瘍薬

血 RBC・Hb↓（貧血）

電 Ca↑，Fe↓（鉄欠乏性貧血）

腎 Cre・BUN↑・GFR↓（腎障害）

メフェナム酸（ポンタール®錠）

NSAIDs／アントラニル酸系

血 RBC・Hb↓（貧血），好中球↓（汎血球減少，顆粒球減少症），Plt↓

電 Fe↓（鉄欠乏性貧血）

肝 AST・ALT・γ-GTP・T-Bil・ALP↑（肝障害，〈T-Bil〉黄疸）

腎 Cre・BUN↑・GFR↓（腎障害，急性腎不全，間質性腎炎）

メフルシド（バイカロン®錠）

利尿薬／サイアザイド類似

糖 Glu↑（高血糖）

電 Na↓，K↓

肝 AST・ALT・γ-GTP・T-Bil・ALP↑（肝障害，〈T-Bil〉黄疸）

腎 Cre・BUN↑・GFR↓（腎障害，急性腎不全），尿酸↑（高尿酸血症）

メフロキン塩酸塩（メファキン®錠）

抗マラリア薬

血 WBC↓（顆粒球減少症），Plt↓

肝 AST・ALT・γ-GTP・T-Bil・ALP↑（肝障害，〈T-Bil〉黄疸）

腎 Cre・BUN↑・GFR↓（腎障害）

メペンゾラート臭化物・フェノバルビタール（トランコロン®P配合錠）

腸疾患治療薬／過敏性腸症候群治療薬

- 血 好中球↓（汎血球減少，顆粒球減少症），Plt↓
- 電 Ca↓，P↓
- 肝 AST・ALT・γ-GTP・ALP↑（肝障害）
- 腎 Cre・BUN↑・GFR↓（腎障害）

メマンチン塩酸塩（メマリー®錠）

抗認知症薬／NMDA受容体アンタゴニスト

- 肝 AST・ALT・γ-GTP・T-Bil・ALP↑（肝障害，〈T-Bil〉黄疸）
- 腎 Cre・BUN↑・GFR↓（腎障害，急性腎不全）

メルカプトプリン水和物（ロイケリン®散）　⚠

抗がん薬／代謝拮抗薬

- 血 RBC・Hb↓（貧血，汎血球減少，骨髄抑制），WBC・好中球↓（汎血球減少，顆粒球減少症，骨髄抑制），Plt↓
- 電 Fe↓（鉄欠乏性貧血）
- 肝 AST・ALT・γ-GTP・T-Bil・ALP↑（肝障害，〈T-Bil〉黄疸）
- 腎 Cre・BUN↑・GFR↓（腎障害）

メルファラン（アルケラン®錠）　⚠

抗がん薬／アルキル化薬

- 血 RBC・Hb↓（貧血，汎血球減少，骨髄抑制），WBC・好中球↓（汎血球減少，顆粒球減少症，骨髄抑制），Plt↓
- 電 Fe↓（鉄欠乏性貧血）
- 肝 AST・ALT・γ-GTP・T-Bil・ALP↑（肝障害，〈T-Bil〉黄疸）
- 腎 Cre・BUN↑・GFR↓（腎障害）

メロキシカム（モービック®錠）

NSAIDs／オキシカム系

- 血 RBC・Hb↓（貧血），好中球↓（無顆粒球症），Plt↓
- 電 Fe↓（鉄欠乏性貧血）
- 肝 AST・ALT・γ-GTP・T-Bil・ALP↑（肝障害，〈T-Bil〉黄疸）
- 腎 Cre・BUN↑・GFR↓（腎障害，急性腎不全）

l-メントール（ミンクリア®内用散布液）

胃腸機能調整薬

- 血 WBC↑

モキシフロキサシン塩酸塩（アベロックス®錠）
抗菌薬／ニューキノロン系

⒝RBC・Hb↓（貧血），WBC・好中球↓（汎血球減少，顆粒球減少症），好酸球↑，Plt↑↓

⒢Glu↓（低血糖）

⒠K↓，Fe↓（鉄欠乏性貧血）

⒣AST・ALT・γ-GTP・T-Bil・ALP↑（肝障害，〈T-Bil〉黄疸）

⒥Cre・BUN↑・GFR↓（腎障害，急性腎不全），尿酸↑（高尿酸血症）

⒪CK・ミオグロビン↑（横紋筋融解症）

モサプラミン塩酸塩（クレミン®錠） ⚠
抗精神病薬

⒝WBC・好中球↓（顆粒球減少症，無顆粒球症）

⒠Na↓

⒣AST・ALT・γ-GTP・T-Bil・ALP↑（肝障害，〈T-Bil〉黄疸）

⒥Cre・BUN↑・GFR↓（腎障害）

⒪CK・ミオグロビン↑（悪性症候群）

モサプリドクエン酸塩水和物（ガスモチン®錠）
胃腸機能調整薬／セロトニン受容体作動薬

⒣AST・ALT・γ-GTP・T-Bil・ALP↑（肝障害，劇症肝炎，〈T-Bil〉黄疸）

モダフィニル（モディオダール®錠） ⚠
精神刺激薬

⒣AST・ALT・γ-GTP・ALP・LDH↑（肝障害）

⒥Cre・BUN↑・GFR↓（腎障害）

モフェゾラク（ジソペイン®錠）
NSAIDs／アリール酢酸系

⒝Plt↓

⒣AST・ALT・γ-GTP・T-Bil・ALP↑（肝障害，〈T-Bil〉黄疸）

⒥Cre・BUN↑・GFR↓（腎障害）

も
モキ〜モフ

モルヒネ塩酸塩水和物 （オプソ®内用液／アンペック®坐剤）

麻薬／モルフィナン系オピオイド

肝 AST・ALT・γ-GTP・T-Bil・ALP↑ （肝障害，〈T-Bil〉黄疸）

腎 Cre・BUN↑・GFR↓ （腎障害）

モルヒネ硫酸塩水和物 （カディアン®カプセル）

麻薬／モルフィナン系オピオイド

肝 AST・ALT・γ-GTP・T-Bil・ALP↑ （肝障害，〈T-Bil〉黄疸）

腎 Cre・BUN↑・GFR↓ （腎障害）

モンテルカストナトリウム （シングレア®錠）

抗アレルギー薬／LT 受容体拮抗薬

血 好酸球↑, Plt↓

肝 AST・ALT・γ-GTP・T-Bil・ALP↑ （肝障害，〈T-Bil〉黄疸）

ヨウ化カリウム （ヨウ化カリウム末）

甲状腺疾患治療薬／ヨウ素

腎 Cre・BUN↑・GFR↓ （腎障害）

ラタノプロスト・チモロールマレイン酸塩 （ザラカム®配合点眼液）

緑内障治療薬

糖 Glu↓ （低血糖）

ラニチジン塩酸塩 （ザンタック®錠）

消化性潰瘍治療薬／H₂受容体拮抗薬

血 RBC・Hb↓ （貧血, 汎血球減少）, WBC・好中球↓ （汎血球減少, 顆粒球減少症）, Plt↓

電 Fe↓ （鉄欠乏性貧血）

肝 AST・ALT・γ-GTP・T-Bil・ALP↑ （肝障害，〈T-Bil〉黄疸）

腎 Cre・BUN↑・GFR↓ （腎障害, 間質性腎炎）

他 CK・ミオグロビン↑ （横紋筋融解症）

ラニナミビルオクタン酸エステル水和物 （イナビル®吸入粉末剤）

抗インフルエンザウイルス薬／ノイラミニダーゼ阻害薬

肝 AST・ALT・γ-GTP・T-Bil・ALP↑ （肝障害，〈T-Bil〉黄疸）

炎 CRP↑

ラパチニブトシル酸塩水和物（タイケルブ®錠）⚠
抗がん薬／分子標的薬

🝝 AST・ALT・γ-GTP・ALP↑（肝障害）

ラフチジン（プロテカジン®錠）
消化性潰瘍治療薬／H₂ 受容体拮抗薬

🩸 RBC・Hb↓（貧血，汎血球減少），好中球↓（汎血球減少，顆粒球減少症），Plt↓

⚡ Fe↓（鉄欠乏性貧血）

🝝 AST・ALT・γ-GTP・T-Bil・ALP↑（肝障害，〈T-Bil〉黄疸）

🝁 Cre・BUN↑・GFR↓・尿酸↑（腎障害，間質性腎炎）

他 CK・ミオグロビン↑（横紋筋融解症）

ラベタロール塩酸塩（トランデート®錠）
降圧薬／αβ遮断薬

糖 Glu↓（低血糖）

🝝 AST・ALT・γ-GTP・T-Bil・ALP↑（肝障害）

🝁 Cre・BUN↑・GFR↓（腎障害）

ラベプラゾールナトリウム（パリエット®錠）
消化性潰瘍治療薬／プロトンポンプ阻害薬

🩸 RBC・Hb↓（貧血，汎血球減少），WBC・好中球↓（汎血球減少，顆粒球減少症），Plt↓

⚡ Na↓，Mg↓，Fe↓（鉄欠乏性貧血）

🝝 AST・ALT・γ-GTP・T-Bil・ALP・LDH↑（肝障害，〈T-Bil〉黄疸）

🝁 Cre・BUN↑・GFR↓（腎障害，急性腎不全，間質性腎炎）

他 CK・ミオグロビン↑（横紋筋融解症）

ラベプラゾールナトリウム・アモキシシリン水和物・クラリスロマイシン（ラベキュア®パック）
消化性潰瘍治療薬／ヘリコバクター・ピロリ除菌薬

🩸 RBC・Hb↓（貧血，汎血球減少），WBC・好中球↓（汎血球減少，顆粒球減少症），Plt↓

糖 Glu↓（低血糖）

⚡ Na↓，K↓，Mg↓，Fe↓（鉄欠乏性貧血）

🝝 AST・ALT・γ-GTP・T-Bil・ALP↑（肝障害，〈T-Bil〉黄疸）

🝁 Cre・BUN↑・GFR↓（腎障害，急性腎不全，間質性腎炎）

他 CK・ミオグロビン↑（横紋筋融解症）

ら

ラパ〜ラベ

265

ラベプラゾールナトリウム・アモキシシリン水和物・メトロニダゾール（ラベファイン®パック）

消化性潰瘍治療薬／ヘリコバクター・ピロリ除菌薬

- 血 RBC・Hb↓（貧血，汎血球減少），WBC・好中球↓（汎血球減少，顆粒球減少症），Plt↓
- 電 Na↓，Mg↓，Fe↓（鉄欠乏性貧血）
- 肝 AST・ALT・γ-GTP・T-Bil・ALP・LDH↑（肝障害，〈T-Bil〉黄疸）
- 腎 Cre・BUN↑・GFR↓（腎障害，急性腎不全，間質性腎炎）
- 膵 アミラーゼ↑（膵炎）
- 他 CK・ミオグロビン↑（横紋筋融解症）

ラマトロバン（バイナス®錠）

抗アレルギー薬／トロンボキサン A_2 受容体拮抗薬

- 肝 AST・ALT・γ-GTP・T-Bil・ALP↑（肝障害，〈T-Bil〉黄疸）

ラミブジン（エピビル®錠）

抗HIV薬／ヌクレオシド系逆転写酵素阻害薬

- 血 Plt↓
- 肝 AST・ALT・γ-GTP・T-Bil・ALP↑（肝障害，〈T-Bil〉黄疸）
- 腎 Cre・BUN↑・GFR↓（腎障害）
- 膵 アミラーゼ↑（膵炎）
- 他 CK・ミオグロビン↑（横紋筋融解症）

ラミブジン・アバカビル硫酸塩（エプジコム®錠）

抗HIV薬／ヌクレオシド系逆転写酵素阻害薬

- 血 RBC・Hb↓（貧血，汎血球減少），WBC・好中球↓（汎血球減少，顆粒球減少症），Plt↓
- 糖 Glu↑（高血糖）
- 脂 T-Cho↑（高Cho血症），TG↑（高TG血症）
- 電 Fe↓（鉄欠乏性貧血）
- 肝 AST・ALT・γ-GTP・T-Bil・ALP↑（肝障害，〈T-Bil〉黄疸）
- 腎 Cre・BUN↑（腎障害）
- 他 CK・ミオグロビン↑（横紋筋融解症）

ラメルテオン（ロゼレム®錠）
睡眠薬／メラトニン受容体作動薬

🝆 AST・ALT・γ-GTP↑（肝障害）

ラモトリギン（ラミクタール®錠） ⚠

抗てんかん薬

🩸 RBC・Hb↓（貧血, 汎血球減少）, WBC・好中球↓（汎血球減少, 顆粒球減少症）, Plt↓

🔋 Fe↓（鉄欠乏性貧血）

🝆 AST・ALT・γ-GTP・T-Bil・ALP↑（肝障害,〈T-Bil〉黄疸）

ラルテグラビルカリウム（アイセントレス®錠） ⚠

抗HIV薬／HIVインテグラーゼ阻害薬

🝆 AST・ALT・γ-GTP・ALP↑（肝障害）

他 CK・ミオグロビン↑（横紋筋融解症）

ラロキシフェン塩酸塩（エビスタ®錠）

骨・Ca代謝薬

🩸 Hb↓（貧血）

脂 TG↑（高TG血症）

🝆 AST・ALT・γ-GTP・T-Bil・ALP↑（肝障害,〈T-Bil〉黄疸）

腎 Cre・BUN↑・GFR↓（腎障害）

ランソプラゾール（タケプロン®カプセル）

消化性潰瘍治療薬／プロトンポンプ阻害薬

🩸 RBC・Hb↓（貧血, 汎血球減少）, WBC・好中球↓（汎血球減少, 顆粒球減少症）, Plt↓

🔋 Fe↓

🝆 AST・ALT・γ-GTP・T-Bil・ALP↑（肝障害）

腎 Cre・BUN↑・GFR↓（腎障害, 急性腎不全, 間質性腎炎）

ランソプラゾール・アモキシシリン・クラリスロマイシン（ランサップ®）

消化性潰瘍治療薬／ヘリコバクター・ピロリ除菌薬

- 血 RBC・Hb↓（貧血, 汎血球減少）, WBC・好中球↓（汎血球減少, 顆粒球減少症）, Plt↓
- 電 K↓, Fe↓（鉄欠乏性貧血）
- 肝 AST・ALT・γ-GTP・T-Bil・ALP↑（肝障害,〈T-Bil〉黄疸）
- 腎 Cre・BUN↑・GFR↓（腎障害, 急性腎不全, 間質性腎炎）
- 他 CK・ミオグロビン↑（横紋筋融解症）

ランソプラゾール・アモキシシリン・メトロニダゾール（ランピオン®パック）

消化性潰瘍治療薬／ヘリコバクター・ピロリ除菌薬

- 血 RBC・Hb↓（貧血, 汎血球減少）, WBC・好中球↓（汎血球減少, 顆粒球減少症）, Plt↓
- 電 Fe↓（鉄欠乏性貧血）
- 肝 AST・ALT・γ-GTP・T-Bil・ALP↑（肝障害,〈T-Bil〉黄疸）
- 腎 Cre・BUN↑・GFR↓（腎障害, 急性腎不全, 間質性腎炎）
- 膵 アミラーゼ↑（膵炎）

リオシグアト（アデムパス®錠）

血管拡張薬／可溶性グアニル酸シクラーゼ刺激薬

- 肝 AST・ALT・γ-GTP↑（肝障害）
- 腎 Cre・BUN↑・GFR↓（腎障害）

リオチロニンナトリウム（チロナミン®錠）

甲状腺ホルモン製剤

- 糖 Glu↑↓（高血糖, 低血糖）
- 肝 AST・ALT・γ-GTP・T-Bil↑（肝障害,〈T-Bil〉黄疸）

リキシセナチド（リキスミア®皮下注） ⚠

糖尿病治療薬／インクレチン関連薬（GLP-1 アナログ）

- 糖 Glu↓（低血糖）
- 膵 アミラーゼ↑（膵炎）

リザトリプタン安息香酸塩（マクサルト®錠）

片頭痛・慢性頭痛治療薬／トリプタン系

- 肝 AST・ALT・γ-GTP・T-Bil・ALP↑（肝障害,〈T-Bil〉黄疸）
- 他 CK↑（筋炎, 薬剤性筋障害）

リシノプリル水和物（ロンゲス®錠）
降圧薬／ACE 阻害薬

- 血 RBC・Hb↓（貧血），Plt↓
- 糖 Glu↓（低血糖）
- 電 Na↓，K↑，Fe↓
- 肝 AST・ALT・γ-GTP・T-Bil・ALP↑（肝障害，〈T-Bil〉黄疸）
- 腎 Cre・BUN↑・GFR↓（腎障害）

リスペリドン（リスパダール®錠） ⚠
抗精神病薬／SDA

- 糖 Glu↑↓（高血糖，低血糖），ケトン体↑（ケトアシドーシス）
- 脂 TG↑（高 TG 血症）
- 電 Na↓，Fe↓（鉄欠乏性貧血）
- 肝 AST・ALT・γ-GTP・T-Bil・ALP・LDH↑（肝障害，〈T-Bil〉黄疸）
- 腎 Cre・BUN↑・GFR↓（腎障害，急性腎不全），尿酸↑（高尿酸血症）
- 他 CK・ミオグロビン↑（悪性症候群，横紋筋融解症）

リセドロン酸ナトリウム水和物（ベネット®錠）
ビスホスホネート製剤

- 肝 AST・ALT・γ-GTP・T-Bil・ALP・LDH↑（肝障害，〈T-Bil〉黄疸）
- 腎 Cre・BUN↑・GFR↓（腎障害）

リトドリン塩酸塩（ウテメリン®錠）
子宮収縮抑制薬

- 血 RBC・WBC・好中球↓（汎血球減少），Plt↓
- 糖 Glu↑（高血糖）
- 電 K↓
- 肝 AST・ALT・γ-GTP・T-Bil・ALP↑（肝障害，〈T-Bil〉黄疸）
- 他 CK・ミオグロビン↑（横紋筋融解症）

リトナビル（ノービア®錠） ⚠
抗 HIV 薬／HIV プロテアーゼ阻害薬

- 脂 T-Cho↑（高 Cho 血症），TG↑（高 TG 血症）
- 肝 AST・ALT・γ-GTP・T-Bil・ALP↑（肝障害）
- 腎 尿酸↑（高尿酸血症）
- 他 CK↑

リナグリプチン（トラゼンタ®錠） ⚠

糖尿病治療薬／DPP-4 阻害薬

(糖) Glu↓（低血糖），ケトン体↑（ケトアシドーシス）

(肝) AST・ALT・γ-GTP・ALP↑（肝障害）

リネゾリド（ザイボックス®錠）

抗菌薬／抗 MRSA 薬／オキサゾリジノン系

(血) RBC・Hb↓（貧血，汎血球減少，骨髄抑制），WBC・好中球↓（汎血球減少，顆粒球減少症，骨髄抑制），Plt↓

(電) Na↓，Fe↓（鉄欠乏性貧血）

(肝) AST・ALT・γ-GTP・ALP↑（肝障害）

(腎) Cre・BUN↑・GFR↓（腎障害）

リバスチグミン（イクセロン®パッチ）

抗認知症薬／コリンエステラーゼ阻害薬

(電) K↓

(肝) AST・ALT・γ-GTP・T-Bil・ALP↑（肝障害，〈T-Bil〉黄疸）

リバビリン（レベトール®カプセル）

抗 C 型肝炎ウイルス薬／RNA ポリメラーゼ阻害

(血) RBC・Hb↓（貧血，汎血球減少），WBC・好中球↓（汎血球減少，顆粒球減少症），Plt↓

(糖) Glu↑（高血糖），ケトン体↑（ケトアシドーシス）

(電) Fe↑↓

(肝) AST・ALT・γ-GTP・T-Bil・ALP↑（肝障害，〈T-Bil〉黄疸）

(腎) Cre・BUN↑・GFR↓（腎障害，急性腎不全），尿酸↑（高尿酸血症）

(膵) アミラーゼ↑（膵炎）

(炎) CRP↑

(蛋) Alb↓

(他) CK・ミオグロビン↑（横紋筋融解症）

リバーロキサバン（イグザレルト®錠） ⚠

抗血栓薬／NOAC

(血) RBC・Hb↓（貧血），Plt↑↓（出血傾向）

(電) Fe↓（鉄欠乏性貧血）

(肝) AST・ALT・γ-GTP・T-Bil・ALP↑（肝障害，〈T-Bil〉黄疸）

(腎) Cre・BUN↑・GFR↓（腎障害）

リファブチン（ミコブティン®カプセル）
抗結核薬

- 血 WBC↓（顆粒球減少症），Plt↓
- 肝 AST・ALT・γ-GTP・ALP↑（肝障害）
- 腎 Cre・BUN↑・GFR↓（腎障害）

リファンピシン（リファジン®カプセル）
抗結核薬

- 血 RBC・Hb↓（貧血），好中球↓（汎血球減少，顆粒球減少症），Plt↓
- 電 Fe↓（鉄欠乏性貧血）
- 肝 AST・ALT・γ-GTP・T-Bil・ALP↑（肝障害，劇症肝炎，〈T-Bil〉黄疸）
- 腎 Cre・BUN↑（腎障害），GFR↓（間質性腎炎）

リマプロストアルファデクス（オパルモン®錠）
血管拡張薬／プロスタグランジン製剤

- 肝 AST・ALT・γ-GTP・T-Bil↑（肝障害，〈T-Bil〉黄疸）

リラグルチド（ビクトーザ®皮下注）⚠
糖尿病治療薬／インクレチン関連薬（GLP-1アナログ）

- 糖 Glu↓（低血糖），HbA1c↓，ケトン体↑（ケトアシドーシス）
- 肝 AST・ALT・γ-GTP・T-Bil・ALP↑（肝障害，〈T-Bil〉黄疸）
- 腎 Cre・BUN↑・GFR↓（腎障害）
- 膵 アミラーゼ↑（膵炎）

リルゾール（リルテック®錠）
ALS治療薬

- 血 好中球↓（汎血球減少，顆粒球減少症）
- 肝 AST・ALT・γ-GTP・T-Bil・ALP↑（肝障害，〈T-Bil〉黄疸）

リルピビリン塩酸塩（エジュラント®錠）⚠
抗HIV薬／非ヌクレオシド系逆転写酵素阻害薬

- 糖 Glu↑↓（高血糖，低血糖）
- 脂 T-Cho↑（高Cho血症），TG↑（高TG血症）
- 電 Na↑↓，K↓
- 肝 AST・ALT・γ-GTP・T-Bil・ALP↑（肝障害，〈T-Bil〉黄疸）
- 膵 アミラーゼ↑（膵炎）

り
リフ〜リル

リルピビリン塩酸塩・エムトリシタビン・テノホビルジソプロキシルフマル酸塩（コンプレラ®配合錠）⚠

抗HIV薬

電 K↓

肝 AST・ALT・γ-GTP・T-Bil・ALP↑（肝障害，〈T-Bil〉黄疸）

腎 Cre・BUN↑・GFR↓（腎障害，急性腎不全，間質性腎炎）

膵 アミラーゼ↑（膵炎）

リルマザホン塩酸塩水和物（リスミー®錠）

睡眠薬／ベンゾジアゼピン系

肝 AST・ALT・γ-GTP・T-Bil・ALP↑（肝障害，〈T-Bil〉黄疸）

腎 Cre・BUN↑・GFR↓（腎障害）

リンコマイシン塩酸塩水和物（リンコシン®カプセル）

抗菌薬／リンコマイシン系

血 RBC・Hb↓（貧血，汎血球減少），WBC・好中球↓（汎血球減少，顆粒球減少症），Plt↓

電 Fe↓（鉄欠乏性貧血）

肝 AST・ALT・γ-GTP・T-Bil・ALP↑（肝障害，〈T-Bil〉黄疸）

腎 Cre・BUN↑・GFR↓（腎障害）

リン酸ジソピラミド（リスモダン®R錠）⚠

抗不整脈薬／Naチャネル遮断薬（クラスIa群）

血 RBC・Hb↓（貧血），Plt↓

糖 Glu↓（低血糖）

電 K↓，Fe↓（鉄欠乏性貧血）

肝 AST・ALT・γ-GTP・T-Bil・ALP↑（肝障害，〈T-Bil〉黄疸）

腎 Cre・BUN↑・GFR↓（腎障害）

リン酸水素カルシウム水和物（リン酸水素カルシウム末）

Ca製剤

電 Ca↑

腎 Cre↑（腎障害）

ルキソリチニブリン酸塩（ジャカビ®錠） ⚠

抗がん薬／分子標的薬

- 血 RBC・Hb↓（貧血, 骨髄抑制）, WBC↓（骨髄抑制）, 好中球↓（汎血球減少, 顆粒球減少症, 骨髄抑制）, Plt↓
- 電 Fe↓（鉄欠乏性貧血）
- 肝 AST・ALT・γ-GTP・T-Bil・ALP↑（肝障害,〈T-Bil〉黄疸）
- 腎 Cre・BUN↑・GFR↓（腎障害）

ルストロンボパグ（ムルプレタ®錠）

造血薬／血小板減少症治療薬

- 血 WBC↓（顆粒球減少症）, Plt↑（血栓傾向）
- 肝 AST・ALT・γ-GTP・T-Bil・ALP↑（肝障害）

ルセオグリフロジン水和物（ルセフィ®錠） ⚠

糖尿病治療薬／SGLT-2阻害薬

- 糖 ケトン体↑（ケトアシドーシス）
- 肝 AST・ALT・γ-GTP・ALP↑（肝障害）
- 腎 Cre・BUN↑・GFR↓（腎障害）

ルビプロストン（アミティーザ®カプセル）

下剤

- 肝 AST・ALT・γ-GTP・T-Bil・ALP↑（肝障害）
- 腎 Cre・BUN↑・GFR↓（腎障害）

ルフィナミド（イノベロン®錠） ⚠

Lennox-Gastaut症候群治療薬

- 肝 AST・ALT・γ-GTP・ALP↑（肝障害）

レゴラフェニブ水和物（スチバーガ®錠） ⚠

抗がん薬／分子標的薬

- 血 RBC・Hb↓（貧血）, WBC・好中球↓（汎血球減少, 顆粒球減少症）, Plt↓
- 脂 TG↑（高TG血症）
- 電 Na↓, K↓, Ca↓, Mg↓, Fe↓（鉄欠乏性貧血）
- 肝 AST・ALT・γ-GTP・T-Bil・ALP↑（肝障害,〈T-Bil〉黄疸）
- 腎 Cre・BUN↑・GFR↓・尿酸↑（腎障害）
- 蛋 Alb↓（低Alb血症）

レジパスビルアセトン付加物・ソホスブビル （ハーボニー®配合錠）

抗 C 型肝炎ウイルス薬

血 RBC・Hb ↓（貧血）

電 Fe ↓（鉄欠乏性貧血）

肝 AST・ALT・γ-GTP・T-Bil・ALP ↑（肝障害，〈T-Bil〉黄疸）

腎 Cre・BUN ↑・GFR ↓（腎障害）

レセルピン （アポプロン®錠）

降圧薬／末梢性交感神経抑制薬

腎 Cre・BUN ↑・GFR ↓（腎障害）

レトロゾール （フェマーラ®錠） ⚠

抗がん薬／アロマターゼ阻害薬

脂 T-Cho ↑（高 Cho 血症）

肝 AST・ALT・γ-GTP・T-Bil・ALP ↑（肝障害，〈T-Bil〉黄疸）

レナリドミド水和物 （レブラミド®カプセル） ⚠

抗がん薬／サリドマイド関連薬

血 RBC・Hb ↓（貧血，汎血球減少，骨髄抑制），WBC ↓（汎血球減少，骨髄抑制），好中球 ↓（汎血球減少，顆粒球減少症，骨髄抑制），Plt ↓

肝 AST・ALT・γ-GTP・T-Bil・ALP・LDH ↑（肝障害，〈T-Bil〉黄疸）

腎 Cre・BUN ↑・GFR ↓（腎障害）

レパグリニド （シュアポスト®錠） ⚠

糖尿病治療薬／速効型インスリン分泌促進薬

糖 Glu ↓（低血糖），HbA1c ↓

肝 AST・ALT・γ-GTP・T-Bil・ALP ↑（肝障害）

腎 Cre・BUN ↑・GFR ↓（腎障害）

レバミピド （ムコスタ®錠）

消化性潰瘍治療薬／防御因子増強薬

血 WBC ↓（顆粒球減少症），Plt ↓

肝 AST・ALT・γ-GTP・T-Bil・ALP ↑（肝障害，〈T-Bil〉黄疸）

レフルノミド（アラバ®錠）

免疫抑制薬／代謝拮抗薬 ⚠

🩸 RBC・Hb↓（貧血，汎血球減少，骨髄抑制），WBC・好中球↓（汎血球減少，顆粒球減少症，骨髄抑制），Plt↓

電 Fe↓（鉄欠乏性貧血）

肝 AST・ALT・γ-GTP・T-Bil・ALP↑（肝障害，〈T-Bil〉黄疸）

腎 Cre・BUN↑・GFR↓（腎障害）

膵 アミラーゼ↑（膵炎）

炎 CRP↑

レベチラセタム（イーケプラ®錠）

抗てんかん薬 ⚠

🩸 RBC・Hb↓（貧血，汎血球減少），WBC・好中球↓（汎血球減少，顆粒球減少症），Plt↓

糖 ケトン体↑（ケトアシドーシス）

電 Fe↓

肝 AST・ALT・γ-GTP・T-Bil・ALP↑（肝障害，〈T-Bil〉黄疸）

腎 Cre・BUN↑・GFR↓（腎障害）

膵 アミラーゼ↑（膵炎）

他 CK・ミオグロビン↑（横紋筋融解症）

レボカルニチン（エルカルチン®FF 錠）

ビタミン製剤／カルニチン

腎 Cre・BUN↑・GFR↓（腎障害）

レボセチリジン塩酸塩（ザイザル®錠）

抗アレルギー薬／H₁受容体拮抗薬（第二世代）

🩸 Plt↓

肝 AST・ALT・γ-GTP・T-Bil・ALP↑（肝障害，〈T-Bil〉黄疸）

腎 Cre・BUN↑・GFR↓（腎障害）

レボチロキシンナトリウム水和物（チラーヂン®S 錠）

甲状腺ホルモン製剤

肝 AST・ALT・γ-GTP・T-Bil↑（肝障害，〈T-Bil〉黄疸）

レボドパ（ドパストン®カプセル）

パーキンソン病治療薬／レボドパ含有製剤

⾎ RBC・Hb↓（貧血）, Plt↓

電 Fe↓（鉄欠乏性貧血）

肝 AST・ALT・γ-GTP↑（肝障害）

腎 Cre・BUN↑・GFR↓（腎障害）

レボドパ・カルビドパ水和物（ネオドパストン®配合錠）

パーキンソン病治療薬／レボドパ含有製剤

⾎ RBC・Hb↓（貧血）, Plt↓

電 Fe↓

腎 Cre・BUN↑・GFR↓（腎障害）

レボドパ・カルビドパ水和物・エンタカポン（スタレボ®配合錠）

パーキンソン病治療薬／レボドパ含有製剤

⾎ RBC・Hb↓（貧血）, Plt↓

電 Fe↓（鉄欠乏性貧血）

肝 AST・ALT・γ-GTP・T-Bil・ALP↑（肝障害, 〈T-Bil〉黄疸）

腎 Cre・BUN↑・GFR↓（腎障害, 急性腎不全）

他 CK・ミオグロビン↑（横紋筋融解症）

レボドパ・ベンセラジド塩酸塩（マドパー®配合錠）

パーキンソン病治療薬／レボドパ含有製剤

⾎ RBC・Hb↓（貧血）, Plt↓

電 Fe↓（鉄欠乏性貧血）

肝 AST・ALT・γ-GTP・T-Bil・ALP↑（肝障害, 〈T-Bil〉黄疸）

腎 Cre・BUN↑・GFR↓（腎障害）

レボフロキサシン水和物（クラビット®錠）

抗菌薬／ニューキノロン系

⾎ RBC・Hb↓（貧血, 汎血球減少）, WBC・好中球↓（汎血球減少, 顆粒球減少症）, Plt↓

糖 Glu↑↓（高血糖, 低血糖）

電 Fe↓（鉄欠乏性貧血）

肝 AST・ALT・T-Bil↑（肝障害, 〈T-Bil〉黄疸）

腎 Cre・BUN↑・GFR↓（腎障害）

他 CK・ミオグロビン↑（横紋筋融解症）

レボメプロマジンマレイン酸塩（ヒルナミン®錠）
抗精神病薬／フェノチアジン系

- 血 WBC↑
- 電 Na↓
- 肝 AST・ALT・γ-GTP・T-Bil・ALP↑（肝障害,〈T-Bil〉黄疸）
- 腎 BUN↑・GFR↓（腎障害）
- 他 CK・ミオグロビン↑（悪性症候群,横紋筋融解症）

レンバチニブメシル酸塩（レンビマ®カプセル）
抗がん薬／分子標的薬

- 血 RBC・WBC・好中球・Plt↓（骨髄抑制）
- 電 Ca↓
- 肝 AST・ALT・γ-GTP・T-Bil・ALP↑（肝障害,〈T-Bil〉黄疸）

ロキサチジン酢酸エステル塩酸塩（アルタット®カプセル）
消化性潰瘍治療薬／H₂受容体拮抗薬

- 血 RBC・Hb↓（貧血,汎血球減少）, WBC・好中球↓（汎血球減少,顆粒球減少症）, Plt↓
- 電 Fe↓（鉄欠乏性貧血）
- 肝 AST・ALT・γ-GTP・T-Bil・ALP・LDH↑（肝障害,〈T-Bil〉黄疸）
- 腎 Cre・BUN↑・GFR↓（腎障害,間質性腎炎）
- 他 CK・ミオグロビン↑（横紋筋融解症）

ロキシスロマイシン（ルリッド®錠）
抗菌薬／マクロライド系

- 血 Plt↓
- 電 K↓
- 肝 AST・ALT・γ-GTP・ALP↑（肝障害）, ALT・T-Bil・ALP↑（アレルギー性肝障害）

ロキソプロフェンナトリウム水和物
（ロキソニン®錠／パップ）
NSAIDs／プロピオン酸系

🩸 RBC・Hb↓（貧血）, WBC・好中球↓（顆粒球減少症, 無顆粒球症）, Plt↓

🔋 K↑, Fe↓

🫀 AST・ALT・γ-GTP・T-Bil・ALP↑（肝障害,〈T-Bil〉黄疸）

🫘 Cre・BUN↑・GFR↓（腎障害, 急性腎不全, 間質性腎炎）

他 CK・ミオグロビン↑（横紋筋融解症）

ロサルタンカリウム（ニューロタン®錠）
降圧薬／ARB

🩸 RBC・Hb↓（貧血, 汎血球減少）, WBC・好中球↓（汎血球減少, 顆粒球減少症）, Plt↓

糖 Glu↓（低血糖）

脂 T-Cho↑（高Cho血症）

🔋 Na↓, K↑, Fe↓（鉄欠乏性貧血）

🫀 AST・ALT・γ-GTP・T-Bil・ALP↑（肝障害,〈T-Bil〉黄疸）

🫘 Cre・BUN↑・GFR↓・尿酸↑（腎障害, 急性腎不全）

他 CK・ミオグロビン↑（横紋筋融解症）

ロサルタンカリウム・ヒドロクロロチアジド
（プレミネント®配合錠）
降圧薬／ARB・利尿薬配合剤

🩸 RBC・Hb↓（貧血, 汎血球減少）, WBC・好中球↓（汎血球減少, 顆粒球減少症）, Plt↓

糖 Glu↑↓（高血糖, 低血糖）

🔋 Na↓, K↑↓, Ca↑, Mg↓, Fe↓

🫀 AST・ALT・γ-GTP・T-Bil・ALP↑（肝障害,〈T-Bil〉黄疸）

🫘 Cre・BUN↑・GFR↓（腎障害, 急性腎不全）, 尿酸↑（高尿酸血症）

他 CK・ミオグロビン↑（横紋筋融解症）

ロスバスタチンカルシウム（クレストール®錠）
脂質異常症治療薬／スタチン

🩸 Plt↓

🫀 AST・ALT・γ-GTP・T-Bil・ALP↑（肝障害,〈T-Bil〉黄疸）

🫘 Cre・BUN↑・GFR↓（腎障害, 急性腎不全）

他 CK・ミオグロビン↑（横紋筋融解症）

ロチゴチン（ニュープロ®パッチ）

パーキンソン病治療薬／ドパミン受容体刺激薬

肝 AST・ALT・γ-GTP・T-Bil・ALP↑（肝障害，〈T-Bil〉黄疸）

ロピナビル・リトナビル（カレトラ®配合錠）⚠

抗 HIV 薬／HIV プロテアーゼ阻害薬

糖 Glu・HbA1c↑（高血糖）

脂 T-Cho↑（高 Cho 血症），TG↑（高 TG 血症）

肝 AST・ALT・γ-GTP・T-Bil・ALP↑（肝障害，〈T-Bil〉黄疸）

ロピニロール塩酸塩（レキップ®錠）

パーキンソン病治療薬／ドパミン受容体刺激薬

肝 AST・ALT・γ-GTP・T-Bil・ALP↑（肝障害，〈T-Bil〉黄疸）

腎 Cre・BUN↑・GFR↓（腎障害）

他 CK・ミオグロビン↑（悪性症候群）

ロフェプラミン塩酸塩（アンプリット®錠）⚠

抗うつ薬／三環系

血 WBC↑

電 Na↓

腎 Cre・BUN↑・GFR↓（腎障害）

他 CK・ミオグロビン↑（悪性症候群），ミオグロビン↑（薬剤性筋障害，筋炎，横紋筋融解症）

ロフラゼプ酸エチル（メイラックス®錠）

抗不安薬／ベンゾジアゼピン系

肝 AST・ALT・γ-GTP・T-Bil・ALP↑（肝障害，〈T-Bil〉黄疸）

腎 Cre・BUN↑・GFR↓（腎障害）

ロベンザリットニナトリウム（カルフェニール®錠）

抗リウマチ薬／免疫調節薬

血 RBC・Hb↓（貧血）

電 Fe↓（鉄欠乏性貧血）

肝 AST・ALT・γ-GTP・T-Bil・ALP↑（肝障害，〈T-Bil〉黄疸）

腎 Cre・BUN↑・GFR↓（腎障害，急性腎不全，間質性腎炎）

ろ

ロチ〜ロベ

ロラゼパム（ワイパックス®錠）
抗不安薬／ベンゾジアゼピン系

肝 AST・ALT・γ-GTP・T-Bil・ALP↑（肝障害，〈T-Bil〉黄疸）

腎 Cre・BUN↑・GFR↓（腎障害）

ロラタジン（クラリチン®錠）
抗アレルギー薬／H₁受容体拮抗薬（第二世代）

肝 AST・ALT・γ-GTP・T-Bil・ALP↑（肝障害，〈T-Bil〉黄疸）

腎 Cre・BUN↑・GFR↓（腎障害）

ロルノキシカム（ロルカム®錠）
NSAIDs／オキシカム系

血 RBC・Hb↓（貧血），WBC↓（顆粒球減少症），Plt↓

肝 AST・ALT・γ-GTP・T-Bil・ALP↑（肝障害，〈T-Bil〉黄疸）

腎 Cre・BUN↑・GFR↓（腎障害，急性腎不全）

蛋 Alb↓（低 Alb 血症）

ロルメタゼパム（ロラメット®錠）
睡眠薬／ベンゾジアゼピン系

肝 AST・ALT・γ-GTP・T-Bil・ALP↑（肝障害，〈T-Bil〉黄疸）

腎 Cre・BUN↑・GFR↓（腎障害）

ワクシニアウイルス接種家兎炎症皮膚抽出液（ノイロトロピン®錠）
鎮痛薬／生物組織抽出物

肝 AST・ALT・γ-GTP・T-Bil・ALP↑（肝障害，〈T-Bil〉黄疸）

ワルファリンカリウム（ワーファリン®錠）　⚠

抗血栓薬／クマリン系

血 Plt↓（出血傾向）

止 PT・APTT・PT-INR↑

肝 AST・ALT・γ-GTP・T-Bil・ALP↑（肝障害，〈T-Bil〉黄疸）

腎 Cre・BUN↑・GFR↓（腎障害）

薬剤索引

①太字は商品名を示す．
②細字頁数はⅠ章の記載頁，太字頁数はⅡ章の記載頁を示す．
③一般名の語頭に塩酸――，L――などがついた場合，これらのままと，これらを省略したものでも掲載してある．

アイセントレス 267
アイトロール 123
アイピーディ 177
アイファガン 235
アイミクス 126
アカルディ 224
アカルボース 105
アカンプロサートカルシウム 105
アキシチニブ 105
アキネトン 223
アクセノン 135
アクタリット 105
アクトス 220
アグリリン 112
アクロマイシン 196
アコチアミド塩酸塩水和物 105
アコファイド 105
アザチオプリン 5, 52, 86, **106**
アザルフィジンEN 164
アシクロビル 106
アジスロマイシン水和物 106
アシノン 211
アジルサルタン 106
　　――・アムロジピンベシル酸塩 107
アジルバ 106
アストーマ 171
アストモリジン 240
アスナプレビル 107
アスパラ 107
アスパラ-CA 107
アスパラカリウム 107
L-アスパラキナーゼ 21
L-アスパラギン酸カリウム 107

アスパラギン酸カリウム・マグネシウム 107
L-アスパラギン酸カルシウム水和物 107
アスピリン 108
　　――・ダイアルミネート 108
　　――・ランソプラゾール 108
アスピリン 108
アスプール 123
アスペノン 113
アズレンスルホン酸ナトリウム水和物・L-グルタミン 108
アセタゾラミド 44, **108**
アセタノール 109
アセチルシステイン 109
アセチルスピラマイシン 177
アセチルフェネトライド 109
アセトアミノフェン 109
アセトヘキサミド 109
アセブトロール塩酸塩 109
アセメタシン 109
アゼルニジピン 110
アゾセミド 110
アゾルガ 235
アタザナビル硫酸塩 110
アタラックス 222
アダラート 212
アダリムマブ 110
アーチスト 149
アデカット 199
アテディオ 217
アデニン 111
アテノロール 111
アデホビルピボキシル 111
アデムパス 268
アテレック 174
アデロキシン 225

281

薬剤索引

アーテン **205**
アドエア **165**
アドシルカ **187**
アドソルビン **201**
アトバコン **111**
　　——・プログアニル塩酸塩 **111**
アドビオール **232**
アトモキセチン塩酸塩 **111**
アトルバスタチンカルシウム水和物
　80, **112**
アドレナリン **112**
アナグリプチン **112**
アナグレリド塩酸塩水和物 **112**
アナストロゾール **112**
アナフラニール **158**
アバカビル硫酸塩 **112**
アバタセプト **113**
アピキサバン **113**
アピドラ **127**
アビラテロン酢酸エステル **113**
アファチニブマレイン酸塩 **113**
アフィニトール **138**
アプシード **179**
アブストラル **231**
アブネカット **194**
アプリンジン塩酸塩 **113**
アプレース **208**
アプレゾリン **221**
アプレピタント **114**
アベマイド **159**
アベロックス **263**
アヘン・トコン **114**
アヘンアルカロイド塩酸塩 **114**
アポカイン **114**
アボネックス **129**
アポプロン **274**
アポモルヒネ塩酸塩水和物 **114**
アボルブ **198**
アマージ **209**
アマリール **155**
アマンタジン塩酸塩 **114**
アミオダロン塩酸塩 72, 92, 94, 95,
　115
アミサリン **239**
アミティーザ **273**

アミトリプチリン塩酸塩 **115**
アミノグリコシド系薬 40, 42, 55, 58
アミノ酸製剤 42
アミノフィリン水和物 **115**
アミノレバン EN **151**
アミノレブリン酸塩酸塩 **115**
アムノレイク **189**
アムホテリシン B 40, 42, 55, 58, **116**
アムロジピンベシル酸塩 **116**
　　——・アトルバスタチンカルシウム
　　水和物 **116**
アメパロモ **219**
アモキサピン **116**
アモキサン **116**
アモキシシリン水和物 **117**
　　——・クラブラン酸カリウム **117**
アモスラロール塩酸塩 **117**
アモバルビタール **117**
アモバン **185**
アモリン **117**
アラグリオ **115**
アラセプリル **117**
アラニジピン **117**
アラバ **275**
アランタ SF **118**
アリスキレンフマル酸塩 99, **118**
アリセプト **202**
アリピプラゾール **118**
アリミデックス **112**
アリメジン **118**
アリメマジン酒石酸塩 **118**
アリルエストレノール **118**
アルキル化薬 **101**
アルケラン **262**
アルサルミン **175**
アルジオキサ **118**
アルダクトン A **177**
アルタット **277**
アルドステロン受容体拮抗薬 97, 99
アルドメット **259**
アルピニー **109**
アルファカルシドール **118**
アルプラゾラム **118**
アルプレノロール塩酸塩 **119**
アルベンダゾール **119**

薬剤索引

アルボ 143
アルミゲル 150
アルミニウム製剤 46
アルミノニッパスカルシウム 119
アルミノパラアミノサリチル酸カルシウム水和物 119
アレクチニブ塩酸塩 119
アレグラ 228
アレジオン 137
アレステン 258
アレセンサ 119
アレビアチン 229
アレリックス 226
アレロック 146
アレンドロン酸ナトリウム水和物 119
アログリプチン安息香酸塩 120
　——・ピオグリタゾン塩酸塩 120
アロチノロール塩酸塩 120
アロプリノール 16, 80, 120
アロマシン 131
アンカロン 115
アンコチル 236
アンピシリン水和物 11, 120
　——・クロキサシリンナトリウム水和物 121
アンピロキシカム 121
アンフェナクナトリウム水和物 121
アンプラーグ 165
アンブリセンタン 121
アンプリット 279
アンブロキソール塩酸塩 121
アンペック 264

ES ポリタミン 184
イグザレルト 270
イクスタンジ 141
イクセロン 270
イグラチモド 122
イーケプラ 275
イコサペント酸エチル 36, 122
イスコチン 122
イストラデフィリン 122
イソソルビド 122, 173
イソニアジド 5, 52, 61, 122
イソニアジドメタンスルホン酸ナトリウム水和物 123
イソバイド 122
イソプリノシン 124
dl-イソプレナリン塩酸塩 123
イソプロピルアンチピリン 123
イソミタール 117
イソロイシン・ロイシン・バリン 123
一硝酸イソソルビド 123
胃腸機能調整薬 101
イトプリド塩酸塩 123
イトラコナゾール 124
イトリゾール 124
イナビル 264
イノシンプラノベクス 124
イノベロン 273
イノリン 206
イフェクサー SR 249
イブジラスト 124
イブプロフェン 124
イプラグリフロジン L-プロリン 124
イベルメクチン 124
イホスファミド 30
イマチニブメシル酸塩 125
イミグラン 177
イミダフェナシン 125
イミダプリル塩酸塩 125
イミプラミン塩酸塩 92, 125
イムセラ 228
イムラン 106
イメンド 114
イルトラ 126
イルベサルタン 126
　——・アムロジピンベシル酸塩 126
　——・トリクロルメチアジド 126
イルベタン 126
イレッサ 161
インヴェガ 216
インジセトロン塩酸塩 126
インジナビル硫酸塩エタノール付加物 127
インスリン 23, 32, 36, 42, 48

283

薬剤索引

インスリンアスパルト 127
インスリングラルギン 127
インスリングルリジン 127
インスリンデグルデク 127
インスリンデテミル 128
インスリンヒト 128
インスリンリスプロ 128
インダカテロールマレイン酸塩 129
　——・グリコピロニウム臭化物 130
インダパミド 130
インターフェロン 18, 23, 28, 92, 94, 95
インターフェロンアルファ 128
インターフェロンアルファ-2b 129
インターフェロンベータ-1a 129
インターフェロンベータ-1b 129
インターロイキン-2 58, 92, 94, 95
インテグラーゼ阻害薬 101
インテバン SP 130
インデラル 242
インテレンス 136
インドメタシン 130
インドメタシンファルネシル 130
イントロン A 129
インヒベース 173
インビラーゼ 163
インフリー 130
インプロメン 243
インライタ 105

ヴァイデックス EC 169
ヴィキラックス 144
ウインタミン 160
ウイントマイロン 210
ウェールナラ 132
ヴォトリエント 215
ヴォリブリス 121
ウテメリン 269
ウブレチド 168
ウラピジル 130
ウラリット-U 152
ウリトス 125
ウルソ 130
ウルソデオキシコール酸 130
ウルティブロ 130

ARB 23, 42, 78, 97, 99, 101
エイゾプト 235
H_2受容体拮抗薬 5, 13, 78, 101
HIV プロテアーゼ阻害薬 101
HMG 221
HMG-CoA 還元酵素阻害薬 34, 36, 78
HCG モチダ 221
エカード 151
エカベトナトリウム水和物 131
エキセナチド 131
エキセメスタン 131
エクア 225
エクジェイド 197
エクセグラン 184
エクメット 226
エサンブトール 133
エジュラント 271
エスカゾール 119
エスクレ 249
エースコール 198
SG 224
SGLT-2 阻害薬 28
エスシタロプラムシュウ酸塩 131
ACE 阻害薬 23, 42, 78, 80, 97, 99
エスゾピクロン 131
エスタゾラム 131
ST 合剤 5, 18, 42, 78, 80
エストラサイト 132
エストラジオール 131
　——・酢酸ノルエチステロン 132
　——・レボノルゲストレル 132
エストラーナ 131
エストラムスチンリン酸エステルナトリウム水和物 132
エストリオール 132
エストロゲン 36, 38
エストロゲン製剤 92
エスフルルビプロフェン・ハッカ油 132
SU 薬 23

薬剤索引

エゼチミブ　34, 133
エソメプラゾールマグネシウム水和物　133
エタネルセプト　133
エタンブトール塩酸塩　80, 133
エチオナミド　133
エチゾラム　134
エチドロン酸二ナトリウム　134
エチニルエストラジオール　134
L-エチルシステイン塩酸塩　134
エチルモルヒネ塩酸塩水和物　134
エックスフォージ　217
エディロール　139
エデト酸カルシウム二ナトリウム水和物　134
エテンザミド　135
エドキサバントシル酸塩水和物　21, 135
エトスクシミド　135
エトトイン　135
エトドラク　135
エトポシド　61, 136
エトラビリン　136
エトレチナート　136
エナラプリルマレイン酸塩　80, 136
エナルモン　258
NSAIDs　23, 42, 78, 86, 97, 99
エバスチン　136
エバステル　136
エパデール　122
エパルレスタット　137
エピサネートG　223
エビスタ　267
エピナスチン塩酸塩　137
エピネフリン　13, 42
エビビル　266
エビリファイ　118
エピレオプチマル　135
エファビレンツ　137
エフィエント　233
エフェドリン塩酸塩　137
エブジコム　266
エプタコグアルファ　21, 137
エフピー　183
エブランチル　130

エプレレノン　42, 78, 97, 137
エペリゾン塩酸塩　137
エベロリムス　138
エボザック　180
エポセリン　181
エホニジピン塩酸塩エタノール付加物　138
エミレース　213
MARTA　101
MDSコーワ　196
エムトリシタビン　138
　──・テノホビルジソプロキシルフマル酸塩　138
エムトリバ　138
エメダスチンフマル酸塩　138
エモルファジン　139
エリキュース　113
エリグルスタット酒石酸塩　139
エリザス　195
エリスパン　236
エリスロシン　139
エリスロマイシン　65, 69, 139
エリミン　212
L-アスパラキナーゼ　21
L-アスパラギン酸カリウム　107
L-アスパラギン酸カリウム水和物　107
エルカルチンFF　275
エルゴタミン酒石酸塩・無水カフェイン配合剤　139
エルデカルシトール　139
エルトロンボパグオラミン　139
エルビテグラビル・コビシスタット・エムトリシタビン・テノホビルジソプロキシルフマル酸塩　140
l-メントール　262
エルロチニブ塩酸塩　140
エレトリプタン臭化水素酸塩　140
塩化カリウム　140
塩化カルシウム水和物　140
塩化ナトリウム　140
塩化マンガン四水和物　140
エンザルタミド　141
塩酸キニーネ　152
塩酸シプロフロキサシン　95, 141

285

薬剤索引

塩酸セルトラリン　141
塩酸トリエンチン　141
塩酸バンコマイシン　219
塩酸プロカルバジン　239
塩酸ペンタゾシン　141
塩酸モザバプタン　141
塩酸リドカイン　141
塩酸ロペラミド　142
塩酸ロメフロキサシン　142
塩酸ロメリジン　142
エンシュア・リキッド　160
エンタカポン　142
エンテカビル水和物　142
エンドキサン　167
エンパグリフロジン　142
エンブレル　133
エンペシド　156

オイグルコン　155
桜皮エキス・コデインリン酸塩水和物　142
オキサゾラム　143
オキサトミド　143
オキサプロジン　143
オキサロール　252
オキシコドン塩酸塩水和物　143
オーキシス　252
オキシブチニン塩酸塩　143
オキシベルチン　143
オキシメタバノール　143
オキノーム　143
オクソラレン　259
オクトレオチド酢酸塩　23, 90
オーグメンチン　117
オークル　105
オスポロット　178
オゼックス　201
オセルタミビルリン酸塩　144
オダイン　236
オドリック　204
オノン　234
オパイリン　237
オパルモン　271
オピスタン　245

オピセゾールA　193
オーファディン　211
オフェブ　213
オプスミット　252
オプソ　264
オフロキサシン　144
オペプリム　255
オマリグリプチン　144
オムビタスビル水和物・パリタプレビル水和物・リトナビル　144
オメガ-3脂肪酸エチル　144
オメプラゾール　5, 95, 145
オメプラール　145
オラスポア　182
オラセフ　182
オーラップ　224
オーラノフィン　13, 145
オラペネム　197
オランザピン　23, 28, 145
オルメサルタンメドキソミル　145
　　──・アゼルニジピン　146
オルメテック　145
オレンシア　113
オロパタジン塩酸塩　146
オングリザ　163
オンダンセトロン塩酸塩水和物　146
オンブレス　129

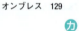

カイトリル　153
過酸化ベンゾイル　146
ガスター　227
ガストロゼピン　226
ガストローム　131
ガスモチン　263
カソデックス　221
カタプレス　157
葛根湯　146
葛根湯エキス　146
活性化プロトロンビン複合体　18, 21
カディアン　264
カデュエット　116
カナグリフロジン水和物　147
カナグル　147
ガナトン　123

薬剤索引

カナマイシン 147
カナマイシン―硫酸塩 147
カバサール 148
ガバペン 147
ガバペンチン 147
ガバペンチンエナカルビル 147
カピステン 161
カフェイン 42
カフコデN 171
カプトプリル 80, 147
カプトリル 147
カプレルサ 219
カペシタビン 148
カベルゴリン 148
カモスタットメシル酸塩 148
ガランタミン臭化水素酸塩 148
カリジノゲナーゼ 148
カルグート 196
カルシウム拮抗薬 101
カルシウム受容体作動薬 46
カルシウム製剤 55, 58, 65
カルシトニン製剤 46, 48, 55, 58
カルシトリオール 148
カルシニューリン阻害薬 101
カルシポトリオール 149
　――・ベタメタゾンジプロピオン酸エステル 149
カルスロット 252
カルチコール 155
カルテオロール塩酸塩 149
カルデナリン 201
カルバマゼピン 13, 16, 18, 95, 149
カルバン 246
カルビスケン 227
カルフェニール 279
カルブロック 110
カルベジロール 149
カルボシステイン 150
カレトラ 279
ガレノキサシン水和物 257
カロナール 109
ガンシクロビル 5
甘草 42
乾燥水酸化アルミニウムゲル 150
カンゾウ末配合剤 150

肝代謝性薬剤 65, 67, 69, 72
カンデサルタンシレキセチル 150
　――・アムロジピンベシル酸塩 150
　――・ヒドロクロロチアジド 151
カンテック 253
肝不全用成分栄養剤 151
漢方薬 97, 99
ガンマオリザノール 151

気管支拡張薬 42
気管支喘息治療薬 101
キサンチン誘導体 101
キシリトール製剤 80
キシロカイン 141
キックリン 221
キナプリル塩酸塩 151
キニジン硫酸塩 151
キニジン硫酸塩水和物 151
キニーネ塩酸塩水和物 18, 152
キネダック 137
キャベジンU 257
球形吸着炭 152
強力ネオミノファーゲンシー 154
キョーリンAP2 172
金製剤 13, 18
金チオリンゴ酸ナトリウム 13

クアゼパム 152
グアナベンズ酢酸塩 152
クエストラン 162
クエチアピンフマル酸塩 23, 28, 152
クエン酸カリウム・クエン酸ナトリウム水和物 152
クエン酸第一鉄ナトリウム 153
クエン酸第二鉄水和物 153
クエン酸マグネシウム 153
グラニセトロン塩酸塩 153
クラビット 276
グラマリール 191
クラリス 153
クラリスロマイシン 153
クラリチン 280

薬剤索引

グランダキシン　203
クランポール　109
クリアナール　232
クリアミン　139
クリキシバン　127
グリクラジド　153
グリクロピラミド　154
グリコピロニウム臭化物　154
クリゾチニブ　154
グリチルリチン・グリシン・システイ
　ン配合剤　154
グリチルリチン・DL-メチオニン配合
　剤　154
グリチルリチン製剤　97,99
グリチロン　154
グリニド薬　23
クリノフィブラート　154
クリノリル　177
グリベック　125
グリベンクラミド　155
グリミクロン　153
グリメピリド　155
クリンダマイシン塩酸塩　155
グルカゴン　155
グルカゴンＧノボ　155
グルコバイ　105
グルコンサンＫ　155
グルコン酸カリウム　155
グルコン酸カルシウム水和物　155
グルファスト　254
グルベス　255
クレストール　278
グレースビット　169
クレマスチンフマル酸塩　156
クレミン　263
クレメジン　152
クレンブテロール塩酸塩　156
クロカプラミン塩酸塩水和物　156
クロキサゾラム　156
クロザピン　13,156
クロザリル　156
クロチアゼパム　156
クロトリマゾール　156
クロナゼパム　157
クロニジン塩酸塩　157

クロバザム　157
クロピドグレル硫酸塩　157
　——・アスピリン　157
クロフィブラート　158
クロフェクトン　156
クロミッド　158
クロミフェンクエン酸塩　158
クロミプラミン塩酸塩　158
クロラゼプ酸二カリウム　158
クロラムフェニコール　13,158
クロルジアゼポキシド　158
クロルゾキサゾン　159
d-クロルフェニラミンマレイン酸塩
　159
クロルフェネシンカルバミン酸エステ
　ル　159
クロルプロパミド　159
クロルプロマジン塩酸塩　13,159
クロルプロマジンフェノールフタリン
　酸塩　160
クロルマジノン酢酸エステル　160
　——・メストラノール　160
クロロキン　55,58
クロロマイセチン　158

ケ

ケアラム　122
KM　165
ケイキサレート　251
経口避妊薬　32,38,74,160
経腸成分栄養剤　160
下剤　42
ケタス　124
結合型エストロゲン　160
ケトチフェンフマル酸塩　161
ケトプロフェン　161
ケノデオキシコール酸　161
ゲフィチニブ　161
ケフラール　180
ケフレックス　180
ゲーベン　179
ケルロング　244
健胃散　190
ゲンタシン　161
ゲンタマイシン硫酸塩　161

降圧薬　92, 101
抗ウイルス薬　74
抗うつ薬　40, 44, 101
抗HIV薬　30, 78, 94, 101
抗エストロゲン薬　72
抗Xa阻害薬　21
抗潰瘍薬　92
高カロリー輸液　23, 40, 44
抗がん薬　5, 11, 18, 80, 101
抗凝固薬　5
抗菌薬　13, 23, 30, 74, 101
抗けいれん薬　13, 55, 58
抗結核薬　80
抗血小板薬　5
抗甲状腺薬　13, 74, 95
抗コリン薬　101
抗C型肝炎ウイルス薬　101
鉱質コルチコイド　97, 99
甲状腺ホルモン製剤　94
抗真菌薬　74
合成ケイ酸アルミニウム　161
抗精神病薬　13, 78, 92, 101
向精神薬　69
抗てんかん薬　16, 40, 44, 69, 101
抗トロンビン阻害薬　21
抗パーキンソン病薬　78
抗ヒスタミン薬　42
抗不整脈薬　13, 23, 72, 101
高リン血症治療薬　101
コソプト　206
コディオ　217
コデインリン酸塩　161
コデインリン酸塩水和物　161
コートリル　222
コートン　162
コナン　151
コニール　245
コハク酸ソリフェナシン　162
コバシル　247
コビシスタット　78
コムタン　142
コムプレラ　272
コメリアン　173

コランチル　168
コルチゾン酢酸エステル　162
コルヒチン　162
コレアジン　196
コレキサミン　210
コレスチミド　162
コレスチラミン　38
コレバイン　162
コレミナール　236
コロネル　251
コンスタン　118
コントミン　159
コントール　158
コンビビル　170
コンプラビン　157

サイアザイド系利尿薬　23, 36, 38, 44, 46, 55, 58, 97, 99
ザイアジェン　112
サイクロセリン　162
ザイザル　275
ザイティガ　113
サイトテック　254
ザイボックス　270
柴苓湯　163
柴苓湯エキス　163
サイレース　237
ザイロリック　120
サインバルタ　198
サキサグリプチン水和物　163
サキナビルメシル酸塩　163
酢酸亜鉛水和物　163
酢酸カリウム　163
酢酸ナファレリン　163
ザクラス　107
サークレチンS　148
ザーコリ　154
ザジテン　161
サデルガ　139
サニルブジン　164
サノレックス　252
ザファテック　208
サプレスタ　117
サプロプテリン塩酸塩　164

289

薬剤索引

サムスカ 207
サムチレール 111
ザラカム 264
サラゾスルファピリジン 5, 13, **164**
サリチル酸 80
サリドマイド **164**
サリパラ・コデイン 142
サルタノール 165
ザルトプロフェン **164**
サルブタモール硫酸塩 165
サルポグレラート塩酸塩 165
サルメテロールキシナホ酸塩 165
──・フルチカゾンプロピオン酸エステル 165
サレド **164**
酸化マグネシウム 50, 165
三環系抗うつ薬 101
ザンタック 264
サントニン 165
サンリズム 225

ジアスターゼ・生薬配合剤 165
ジアゼパム 165
ジアゾキシド 166
シアナマイド 166
シアナミド 166
ジアフェニルスルホン 166
ジェイゾロフト 141
ジェニナック 257
GnRH 誘導体 94
ジェノゲスト 166
ジェノトロピン 185
シーエルセントリ 253
ジオトリフ 113
ジクアス 166
ジクアホソルナトリウム 166
シグマート 210
シクロスポリン 42, 48, 55, 58, 65, 69, 78, 80, **167**
ジクロフェナクナトリウム **167**
シクロフェニル **167**
シクロホスファミド水和物 11, **167**
ジゴキシン 42, **168**

ジサイクロミン・水酸化アルミニウム配合剤 168
脂質異常症治療薬 101
ジスチグミン臭化物 168
システアミン酒石酸塩 168
シスプラチン 30, 42, 48, 55, 58
ジスルフィラム 168
ジスロマック 106
ジソピラミド **168**, 272
ジソペイン 263
シタグリプチンリン酸塩水和物 169
ジダノシン 169
シタフロキサシン水和物 169
シタラビンオクホスファート水和物 169
ジドブジン 170
──・ラミブジン 170
ジドロゲステロン 170
シナカルセト塩酸塩 46, **170**
ジヒデルゴット 170
ジヒドロエルゴタミンメシル酸塩 170
ジヒドロエルゴトキシンメシル酸塩 170
ジヒドロコデイン・エフェドリン配合剤 171
ジヒドロコデインリン酸塩 171
ジピリダモール 171
ジフェニドール塩酸塩 171
シーブリ 154
ジフルカン 235
ジプレキサ 145
シプロキサン 141
ジプロフィリン・ジヒドロコデイン配合剤 171
ジプロフィリン・メトキシフェナミン配合剤 171
シプロフロキサシン 95, 141
シプロヘプタジン塩酸塩水和物 172
ジベトス 232
シベノール 172
シベンゾリンコハク酸塩 172
シムジア 183
シムビコート 232
シメチジン 13, 23, 78, **172**

シメトリド・無水カフェイン 172
シメプレビルナトリウム 172
ジメリン 109
ジャカビ 273
ジャディアンス 142
ジャヌビア 169
シュアポスト 274
臭化カリウム 172
臭化ナトリウム 173
重散 190
酒石酸トルテロジン 173
ジュリナ 131
消化性潰瘍治療薬 101
小柴胡湯 173
小柴胡湯エキス 173
硝酸イソソルビド 173
ジョサマイシン 173
シラザプリル水和物 173
ジラゼプ塩酸塩水和物 173
ジルチアゼム塩酸塩 174
ジルテック 179
シルデナフィルクエン酸塩 174
シルニジピン 174
シロスタゾール 174
シロドシン 174
シロリムス 175
シングレア 264
シンセロン 126
シンバスタチン 175
シンメトレル 114
シンレスタール 242

水酸化アルミニウムゲル 150
　――・水酸化マグネシウム 175
水酸化マグネシウム 175
スイニー 112
スオード 238
スカジロール 119
スーグラ 124
スクラルファート水和物 175
スクロオキシ水酸化鉄 176
スタチン 101
スタラシド 169
スタリビルド 140

スタレボ 276
スチバーガ 273
スチリペントール 176
ステロイド 11, 13, 16, 23, 32, 34, 36, 38, 42, 48, 55, 58, 69, 72, 88
ステロネマ 245
スーテント 176
ストックリン 137
ストラテラ 111
ストロメクトール 124
スニチニブリンゴ酸塩 92, 94, 95, 176
スピオルト 192
スピペロン 176
スピラマイシン酢酸エステル 177
スピリーバ 192
スピロノラクトン 40, 42, 44, 78, 177
スピロピタン 176
スピロペント 156
スプラタストトシル酸塩 177
スプリセル 187
スプレキュア 231
スボレキサント 177
スマトリプタンコハク酸塩 177
スミスリン 229
スミフェロン 128
スリンダク 177
スルカイン 223
スルガム 192
スルタミシリントシル酸塩水和物 178
スルチアム 178
スルトプリド塩酸塩 178
スルピリド 92, 178
スルピリン 178
スルピリン水和物 178
スルファジアジン銀 179
スルファジメトキシン 179
スルファメトキサゾール 5
　――・トリメトプリム 179
スルモンチール 205
スンベプラ 107

制酸剤 48, 95
セイブル 253

薬剤索引

セキコデ　171
セキソビット　167
ゼスタック　231
ゼスラン　256
セタプリル　117
ゼチーア　133
セチブチリンマレイン酸塩　179
セチリジン塩酸塩　179
セチロ　186
セツキシマブ　58
セディール　191
セトラキサート塩酸塩　180
セパゾン　156
セビメリン塩酸塩水和物　180
セファクロル　180
セファドール　171
セファレキシン　180
セファロスポリン系薬　74
セフィキシム　180
セフォチアムヘキセチル塩酸塩　61,
　180
セフカペンピボキシル塩酸塩水和物
　30, 181
セフジトレンピボキシル　30, 181
セフジニル　181
セフスパン　180
セフゾン　181
セフチゾキシムナトリウム　181
セフチブテン水和物　181
セフテム　181
セフテラムピボキシル　30, 182
セフトリアキソンナトリウム水和物
　74
セフポドキシムプロキセチル　182
セフロキサジン水和物　182
セフロキシムアキセチル　182
セベラマー塩酸塩　95, 182
セラトロダスト　182
セララ　137
ゼリット　164
セリプロロール塩酸塩　183
セルシン　165
セルセプト　254
セルテクト　143
セルトラリン　141

セルトリズマブペゴル　183
セルベックス　197
ゼルボラフ　246
ゼルヤンツ　202
セレキノン　206
セレギリン塩酸塩　183
セレクトール　183
セレコキシブ　183
セレコックス　183
セレジスト　189
セレスタミン　245
セレナール　143
セレネース　219
セレベント　165
セロクエル　152
セロシオン　241
ゼローダ　148
選択的SGLT-2阻害薬　5
選択的セロトニン再取込み阻害薬
　（SSRI）　92, 101
センナ　183
センノシド　183
センブリ・重曹　184

ソ

総合アミノ酸製剤　184
ソセゴン　141
ソタコール　184
ソタロール塩酸塩　184
ゾテピン　184
ソニアス　220
ゾニサミド　184
ソバルディ　185
ゾピクロン　185
ゾビラックス　106
ソファルコン　185
ソフィアA　214
ソブゾキサン　185
ソフラチュール　233
ゾフラン　146
ソブリアード　172
ソホスブビル　185
ソマゾン　256
ソマトロピン　185
ゾーミッグ　186

ソメリン　218
ソラフェニブトシル酸塩　94, 186
ソランタール　192
ソリタ-T 配合顆粒2号/3号　209
ソリフェナシン　162
ゾリンザ　251
ゾルピデム酒石酸塩　186
ゾルミトリプタン　186
ソレトン　164
ソロン　185

ダイアート　110
ダイアモックス　108
ダイオウ・センナ配合剤　186
タイケルブ　265
代謝拮抗薬　101
ダイドロネル　134
タガメット　172
タカルシトール水和物　186
ダクチル　224
ダクラタスビル塩酸塩　186
ダクルインザ　186
タクロリムス水和物　42, 58, 78, 80, 187
タケキャブ　250
タケプロン　267
タケルダ　108
ダサチニブ水和物　187
タシグナ　212
タダラフィル　187
ダナゾール　187
タナドーパ　201
タナトリル　125
ダパグリフロジンプロピレングリコール水和物　188
ダビガトランエテキシラートメタンスルホン酸塩　21, 188
タファミジスメグルミン　188
タプコム　188
タフルプロスト・チモロールマレイン酸塩　188
タベジール　156
タペンタ　188
タペンタドール塩酸塩　188

タミバロテン　189
タミフル　144
タムスロシン塩酸塩　189
タモキシフェンクエン酸塩　72, 189
ダラシン　155
タリオン　246
タリビッド　144
タリペキソール塩酸塩　189
タルセバ　140
タルチレリン水和物　189
ダルナビルエタノール付加物　190
ダルメート　238
炭酸カルシウム　95
炭酸水素ナトリウム　44, 190
　　──・ゲンチアナ末配合　190
　　──・ニガキ　190
炭酸水素ナトリウム　190
炭酸マグネシウム　190
炭酸ランタン水和物　95, 190
炭酸リチウム　191
タンドスピロンクエン酸塩　191
ダントリウム　191
ダントロレンナトリウム水和物　191
タンナルビン　191
タンニン酸アルブミン　191
タンボコール　239

チアトン　193
チアプリド塩酸塩　191
チアプロフェン酸　192
チアマゾール　13, 61, 92, 95, 192
チアラミド塩酸塩　192
チウラジール　242
チオデロン　261
チオトロピウム臭化物水和物　192
　　──・オロダテロール塩酸塩　192
チオプロニン　192
チオラ　192
チガソン　136
チキジウム臭化物　193
チクロピジン塩酸塩　13, 65, 69, 193
チザニジン塩酸塩　193
チスタニン　134
チノ　161

薬剤索引

チバセン 245
チミペロン 193
チモプトール 193
チモロールマレイン酸塩 193
チャンピックス 218
チラーヂンS 275
チロシンキナーゼ阻害薬 92, 94, 95
チロナミン 268
鎮咳去たん配合剤 193
鎮咳配合剤 194
沈降炭酸カルシウム 194
　　──・コレカルシフェロール・炭酸マグネシウム 194
沈降炭酸カルシウム 194

つくしA・M 150
ツベルミン 133
ツルバダ 138
ツロブテロール塩酸塩 194

デアメリンS 154
ディアコミット 176
ティーエスワン 195
dl-イソプレナリン塩酸塩 123
dl-メチルエフェドリン塩酸塩 258
ディオバン 216
d-クロルフェナミンマレイン酸塩 159
テイコプラニン 5
ディナゲスト 166
DPP-4阻害薬 101
D-マンニトール 40, 44
ディレグラ 228
テオフィリン 42, 46, 50, 58, 80, 194
テガフール 194
　　──・ウラシル 195
　　──・ギメラシル・オテラシルカリウム配合剤 195
デキサメタゾン 195
デキサメタゾンペシル酸エステル 195
デキストラン硫酸エステルナトリウム 196

テグレトール 149
テシプール 179
デスモプレシン 196
デスモプレシン酢酸塩水和物 196
デソパン 206
デタントール 232
鉄剤 48, 52, 95
テトラサイクリン塩酸塩 196
テトラサイクリン系薬 23, 72
テトラベナジン 196
テトラミド 253
デトルシトール 173
テネリア 196
テネリグリプチン臭化水素酸塩水和物 196
デノタス 194
デノパミン 196
テノホビルジソプロキシルフマル酸塩 197
テノーミン 111
デパケン 218
デパス 134
テビケイ 207
テビペネムピボキシル 30, 197
デフェラシロクス 197
テプレノン 197
デベルザ 203
デメチルクロルテトラサイクリン塩酸塩 40, 197
テモカプリル塩酸塩 198
テモゾロミド 198
テモダール 198
デュオトラバ 204
デュタステリド 198
デュファストン 170
デュロキセチン塩酸塩 198
テラゾシン塩酸塩水和物 198
テラビック 199
デラプリル塩酸塩 199
テラプレビル 199
デラマニド 199
テリパラチド 199
テルグリド 199
デルティバ 199
テルネリン 193

294

薬剤索引

テルビナフィン塩酸塩　200
テルミサルタン　200
　　——・アムロジピンベシル酸塩
　　200
　　——・ヒドロクロロチアジド　200
テルロン　199
天然ケイ酸アルミニウム　201

🚻

糖質コルチコイド　90, 95
糖尿病治療薬　101
ドカルパミン　201
ドキサゾシンメシル酸塩　201
ドキシサイクリン塩酸塩水和物　201
ドキシフルリジン　201
ドキソルビシン塩酸塩　30
ドグマチール　178
トスフロキサシントシル酸塩水和物
　201
ドスレピン塩酸塩　202
ドネペジル塩酸塩　202
ドパストン　276
ドパミン　90, 95
ドパミン作動薬　92
ドパミン受容体拮抗薬　101
ドパミン受容体刺激薬　101
トビエース　229
トピナ　202
トピラマート　202
トピロキソスタット　80, 202
トピロリック　202
トファシチニブクエン酸塩　202
トフィソパム　203
ドプス　208
ドブタミン塩酸塩　90
トフラニール　125
ドーフル　114
トホグリフロジン水和物　203
ドボネックス　149
ドボベット　149
トミロン　182
ドミン　189
トラクリア　250
トラセミド　203
トラゼンタ　270

トラゾドン塩酸塩　203
トラニラスト　203
トラネキサム酸　203
トラピジル　203
トラボプロスト・チモロールマレイン
　酸塩　204
トラマドール塩酸塩　204
　　——・アセトアミノフェン　204
トラマール　204
トラムセット　204
ドラール　152
トランコロンP　262
トランサミン　203
トランデート　265
トランドラプリル　204
トリアゾラム　204
トリアムシノロン　204
トリアムテレン　44, 205
トリエンチン　141
トリキュラー　160
トリクロホスナトリウム　205
トリクロリール　205
トリテレン　205
トリパミド　205
トリプタノール　115
トリプタン系薬　101
トリフルリジン・チピラシル塩酸塩
　205
トリヘキシフェニジル塩酸塩　205
トリミプラミンマレイン酸塩　205
トリーメク　207
トリメタジオン　206
トリメタジジン塩酸塩　206
トリメトキノール塩酸塩水和物　206
トリメトプリム　44
トリメブチンマレイン酸塩　206
トリモール　227
トリラホン　247
トリロスタン　206
ドルコール　223
トルソプト　206
ドルゾラミド塩酸塩　206
　　——・チモロールマレイン酸塩
　206
ドルテグラビルナトリウム　207

薬剤索引

――・アバカビル硫酸塩・ラミブジン 207
トルテロジン 173
ドルナー 247
トルバプタン 207
トレシーバ 127
トレチノイン 207
トレドミン 256
トレミフェンクエン酸塩 207
トレラグリプチンコハク酸塩 208
ドロキシドパ 208
トロキシピド 208
ドロスピレノン・エチニルエストラジオール 208
トロペロン 193
トロンビン 208
トロンボポエチン受容体作動薬 18
ドンペリドン 92, 208

ナイキサン 209
ナイクリン 210
ナウゼリン 208
ナサニール 163
ナディック 209
ナテグリニド 209
ナトリウム・カリウム・マグネシウム配合剤 209
ナトリックス 130
ナドロール 209
ナファレリン 163
ナフトピジル 209
ナブメトン 209
ナプロキセン 209
ナラトリプタン塩酸塩 209
ナリジクス酸 210
ナルトグラスチム 210
ナルフラフィン塩酸塩 210

ニカルジピン塩酸塩 210
ニコチネルTTS 210
ニコチン 210
ニコチン酸 36, 80, 210
ニコチン酸アミド 80
ニコモール 210
ニコランジル 210
ニザチジン 211
ニシスタゴン 168
ニセリトロール 211
ニソルジピン 211
ニチシノン 211
ニッパスカルシウム 215
ニトラゼパム 211
ニトレンジピン 211
ニトログリセリン 211
ニトログリセリン 211
ニトロール 173
ニバジール 212
ニフェジピン 212
ニプラジロール 212
ニフラン 233
ニメタゼパム 212
乳酸カルシウム水和物 212
ニューキノロン系薬 23, 78, 101
ニュープロ 279
ニューレプチル 243
ニューロタン 278
尿酸生成抑制薬 80
尿酸排泄促進薬 80
ニルバジピン 212
ニロチニブ塩酸塩水和物 212
ニンテダニブエタンスルホン酸塩 213

ヌクレオシド系逆転写酵素阻害薬 101

ネオイスコチン 123
ネオキシ 143
ネオドパストン 276
ネオフィリン 115
ネオーラル 167
ネキシウム 133
ネクサバール 186
ネシーナ 120
ネビラピン 213
ネモナプリド 213

ネルフィナビルメシル酸塩 213

ノアルテン 213
ノイアップ 210
ノイエル 180
ノイロトロピン 280
ノウリアスト 122
ノックビン 168
ノバミン 240
ノービア 269
ノベルジン 163
ノボセブン HI 137
ノボラピッド 127
ノルエチステロン 213
　――・エチニルエストラジオール 213
　――・メストラノール 214
ノルゲストレル・エチニルエストラジオール 214
ノルバスク 116
ノルバデックス 189
ノルフロキサシン 214
ノルモナール 205

バイアグラ 174
バイエッタ 131
バイカロン 261
バイシリン G 248
ハイゼット 151
ハイトラシン 198
ハイドレア 222
バイナス 266
ハイパジール 212
ハイペン 135
バイミカード 211
バイロテンシン 211
バカンピシリン塩酸塩 214
パキシル 218
パキソ 227
パーキン 242
パーキンソン病治療薬 101
バクシダール 214
バクタ 179

バクロフェン 214
バシトラシン・フラジオマイシン硫酸塩 214
バスタレル F 206
バゼドキシフェン酢酸塩 215
パーセリン 118
パゾパニブ塩酸塩 215
パタノール 146
バップフォー 241
パナルジン 193
バナン 182
バニプレビル 215
バニヘップ 215
パノビノスタット乳酸塩 215
バファリン 108
ハーフジゴキシン KY 168
ハーボニー 274
パラアミノサリチル酸カルシウム水和物 215
バラクルード 142
バラシクロビル塩酸塩水和物 216
パラマイシン 214
パラミヂン 231
パリエット 265
バリキサ 216
パリペリドン 216
バルガンシクロビル塩酸塩 216
バルサルタン 216
　――・アムロジピンベシル酸塩 217
　――・シルニジピン 217
　――・ヒドロクロロチアジド 217
ハルシオン 204
バルデナフィル塩酸塩水和物 217
バルトレックス 216
ハルナール 189
バルニジピン塩酸塩 218
バルネチール 178
バルビタール 218
バルプロ酸ナトリウム 5, 13, 16, 18, 29, 30, 86, 218
パルミコート 232
バレオン 142
バレニクリン酒石酸塩 218
ハロキサゾラム 218

薬剤索引

パロキセチン塩酸塩水和物　218
パーロデル　244
ハロペリドール　92, 219
パロモマイシン硫酸塩　219
パンオピン　114
パンクレリパーゼ　219
バンコマイシン塩酸塩　219
パンスポリンT　180
バンデタニブ　219

ピオグリタゾン塩酸塩　220
　　・グリメピリド　220
　　・メトホルミン塩酸塩　220
ビオヂアスターゼ・生薬配合剤　220
ビオプテン　164
ビカルタミド　221
ビキサロマー　221
ビクシリン　120
ビクシリンS　121
ビクトーザ　271
ビ・シフロール　234
BG薬　101
ビスホスホネート製剤　46, 48, 55, 58
ヒスロンH　261
ピーゼットシー　248
ビソノ　221
ビソプロロールフマル酸塩　221
ピタバスタチンカルシウム　221
ビタミンA製剤　58
ビタミンD製剤　46, 48, 50, 55, 58, 65
ヒダントイン系薬　101
ヒデルギン　170
ヒト下垂体性性腺刺激ホルモン　221
ピドキサール　225
ヒト絨毛性性腺刺激ホルモン　221
ヒドララジン塩酸塩　221
ピートル　176
ヒドロキシカルバミド　222
ヒドロキシクロロキン硫酸塩　222
ヒドロキシジン塩酸塩　222
ヒドロクロロチアジド　222
ヒドロコルチゾン　222
非ヌクレオシド系逆転写酵素阻害薬　101

ピノグラック　158
ピパンペロン塩酸塩　223
ビビアント　215
PPSB-HT　21
非ピリン系感冒剤　223
ビブラマイシン　201
ピペタナート塩酸塩含有配合剤　223
ピペミド酸水和物　223
ピペラシリンナトリウム　61
ピペリジノアセチルアミノ安息香酸エチル配合剤　223
ピペリデン塩酸塩　223
ピペリドレート塩酸塩　224
ヒポカ　218
ピメノール　226
ピモジド　224
ピモベンダン　224
ヒューマリンR　128
ヒューマログ　128
ヒュミラ　110
ピラジナミド　80, 224
ピラセタム　224
ピラセプト　213
ピラゾロン系解熱鎮痛消炎配合剤　224
ピラマイド　224
ピラミューン　213
ピランテロールトリフェニル酢酸塩・フルチカゾンフランカルボン酸エステル　225
ビリアード　197
ピリドキサールリン酸エステル水和物　225
ピリドキシン塩酸塩　225
ピリドスチグミン臭化物　225
ピルシカイニド塩酸塩水和物　225
ビルダグリプチン　225
　　・メトホルミン塩酸塩　226
ヒルドイド　246
ビルトリシド　233
ヒルナミン　277
ピルフェニドン　226
ピルメノール塩酸塩水和物　226
ピレスパ　226
ピレタニド　226

298

ピレチア 243
ピレンゼピン塩酸塩水和物 226
ピロキシカム 227
ピロヘプチン塩酸塩 227
ビンダケル 188
ピンドロール 227

ファイバ 21
5-FU 235
ファスティック 209
ファムシクロビル 227
ファムビル 227
ファモチジン 13, 61, 227
ファリーダック 215
ファレカルシトリオール 228
ファロペネムナトリウム水和物 228
ファロム 228
ファンギゾン 116
フィズリン 141
フィナステリド 228
ブイフェンド 251
フィブラート系薬 36, 78, 101
フィンゴリモド塩酸塩 228
フェアストン 207
フェキソフェナジン塩酸塩 228
　　——・塩酸プソイドエフェドリン 228
フェソテロジンフマル酸塩 229
フェナゾックス 121
フェニトイン 5, 16, 23, 46, 52, 55, 58, 95, 229
　　——・フェノバルビタール 229
フェニル酪酸ナトリウム 229
フェノチアジン系薬 92, 101
フェノテロール臭化水素酸塩 229
フェノトリン 229
フェノバール 230
フェノバルビタール 46, 55, 58, 95, 230
フェノバルビタールナトリウム 230
フェノフィブラート 80, 230
フェブキソスタット 80, 230
フェブリク 230
フェマーラ 274

フェルデン 227
フェロジピン 230
フェロミア 153
フェンタニルクエン酸塩 231
フェントス 231
フオイバン 148
フォサマック 119
フォシーガ 188
フォルテオ 199
複合アレビアチン 229
副甲状腺ホルモン製剤 46
副腎エキス・ヘパリン類似物質配合剤 231
ブコローム 80, 231
ブシラミン 231
フスコデ 194
ブスルファン 231
ブセレリン酢酸塩 231
ブチロフェノン系薬 101
ブデソニド 232
　　——・ホルモテロールフマル酸塩水和物 232
フドステイン 232
フトラフール 194
ブナゾシン塩酸塩 232
ブフェトロール塩酸塩 232
ブフェニール 229
ブプレノルフィン塩酸塩 232
ブホルミン塩酸塩 232
ブメタニド 233
ブライアン 134
ブラケニル 222
ブラザキサ 188
フラジオマイシン硫酸塩 233
　　——・トリプシン 233
プラジカンテル 233
フラジール 261
プラスグレル塩酸塩 233
プラゾシン塩酸塩 233
プラダロン 234
プラノバール 214
プラノプロフェン 233
プラバスタチンナトリウム 234
プラビックス 157
フラボキサート塩酸塩 234

薬剤索引

プラミペキソール塩酸塩水和物　234
フランセチン・T　233
フランドル　173
プランルカスト水和物　234
プリジスタ　190
フリバス　209
プリミドン　234
ブリモニジン酒石酸塩　235
プリモボラン　259
プリンゾラミド　235
　　——・チモロールマレイン酸塩
　　235
プリンペラン　260
フルオロウラシル　235
フルカム　121
フルクトース製剤　80
フルコナゾール　235
フルジアゼパム　236
フルシトシン　236
ブルゼニド　183
フルタゾラム　236
フルタミド　236
フルダラ　236
フルダラビンリン酸エステル　5, 236
フルチカゾンプロピオン酸エステル・
　ホルモテロールフマル酸塩水和物
　236
フルツロン　201
フルティフォーム　236
フルトプラゼパム　236
フルドロコルチゾン酢酸エステル
　237
フルニトラゼパム　237
フルバスタチンナトリウム　237
フルフェナジンマレイン酸塩　237
フルフェナム酸アルミニウム　237
ブルフェン　124
フルボキサミンマレイン酸塩　238
フルメジン　237
フルラゼパム塩酸塩　238
フルリフロキサシン　238
フルルビプロフェン　238
ブレオ　238
ブレオマイシン硫酸塩　238
フレカイニド酢酸塩　239

プレガバリン　239
ブレーザベス　253
プレタール　174
ブレディニン　254
プレドニゾロン　239
プレドニゾロンリン酸エステルナトリ
　ウム　239
プレドネマ　239
プレマリン　160
プレミネント　278
プロカインアミド塩酸塩　13, 239
プロカテロール塩酸塩水和物　239
プロカルバジン塩酸塩　239
プロキシフィリン　240
　　——・エフェドリン　240
プログラフ　187
プログルメタシンマレイン酸塩　240
プロクロルペラジンマレイン酸塩
　240
プロゲステロン　36
プロスタール　160
プロセキソール　134
フロセミド　240
プロチアデン　202
ブロチゾラム　241
プロテカジン　265
プロトピック　167
プロトロンビン複合体　21
プロトンポンプ阻害薬　5, 55, 58, 101
ブロナック　243
ブロナンセリン　241
ブロニカ　182
ブロノン　241
プロパゲルマニウム　241
プロパフェノン塩酸塩　241
ブロバリン　244
プロパンテリン臭化物・クロロフィル
　配合剤　241
プロピタン　223
プロピベリン塩酸塩　241
プロピルチオウラシル　13, 61, 65, 69,
　92, 95, 242
プロフェナミン塩酸塩　242
プロブコール　36, 242
プロプラノロール塩酸塩　13, 95, 242

薬剤索引

ブロプレス　150
プロペシア　228
プロベネシド　80, 242
プロペリシアジン　243
フロベン　238
ブロマゼパム　243
ブロマック　251
ブロムフェナクナトリウム水和物
　243
ブロムペリドール　243
プロメタジン塩酸塩　243
ブロメライン・トコフェロール酢酸エ
　ステル　243
ブロモクリプチンメシル酸塩　244
フロモックス　181
ブロモバレリル尿素　244
フロリネフ　237
分子標的薬　101

ベイスン　249
ヘキサシアノ鉄（Ⅱ）酸鉄（Ⅲ）酸鉄
　水和物　244
ベキサロテン　90
ベザトール SR　244
ベサノイド　207
ベザフィブラート　244
ベシケア　162
ベタキソロール塩酸塩　244
β遮断薬　23, 34, 36, 38, 42, 97, 99
β₂作動薬　42
ベタナミン　247
ベタニス　255
ベタフェロン　129
ベタメタゾン　244
　──── d-クロルフェニラミンマレイ
　ン酸塩　245
ベタメタゾンリン酸エステルナトリウ
　ム　245
βラクタム系抗菌薬　5
ペチジン塩酸塩　245
ベトプティック　244
ベナゼプリル塩酸塩　245
ベニジピン塩酸塩　245
ペニシラミン　245

ペニシリン　5, 13, 16, 74
ペニシリン G カリウム　42
ベネシッド　242
ベネット　269
ベネトリン　165
ベハイド　248
ベハイド RA　249
ヘパリン　19, 21, 38
ヘパリンカルシウム　246
ヘパリン Ca　246
ヘパリン Z　246
ヘパリンナトリウム　246
ヘパリン類似物質　246
ベバントロール塩酸塩　246
ベピオ　146
ヘプセラ　111
ベプリコール　246
ベプリジル塩酸塩水和物　246
ベポタスチンベシル酸塩　246
ベムラフェニブ　246
ヘモナーゼ　243
ペモリン　247
ペラゾリン　185
ベラパミル塩酸塩　247
ベラプロストナトリウム　247
ペリアクチン　172
ペリシット　211
ペリンドプリルエルブミン　247
ペルゴリドメシル酸塩　247
ペルサンチン　171
ベルジピン　210
ベルソムラ　177
ペルフェナジン　247
ペルフェナジンフェンジゾ酸塩　248
ヘルベッサー　174
ペルマックス　247
ペレックス　223
ペロスピロン塩酸塩水和物　248
ベロテック　229
ベングッド　214
ベンザミド系薬　101
ベンザリン　211
ベンジルペニシリンベンザチン水和物
　248
片頭痛・慢性頭痛治療薬　101

301

薬剤索引

ベンズブロマロン　80, 248
ベンゾイル　146
ベンゾジアゼピン系薬　23
ペンタサ　257
ペンタゾシン　141
ペンタミジンイセチオン酸塩　44, 58
ベンチルヒドロクロロチアジド　248
────・レセルピン配合剤　249
ペントイル　139
ペントナ　252
ペントバルビタールカルシウム　249
ベンラファキシン塩酸塩　249

抱水クロラール　249
ホクナリン　194
ボグリボース　249
ボシュリフ　250
ホスアンプレナビルカルシウム水和物　250
ホスカルネットナトリウム水和物　58
ボスチニブ水和物　250
ボースデル　140
ホスホマイシンカルシウム水和物　250
ホスミシン　250
ボスミン　112
ホスレノール　190
ボセンタン水和物　250
ホーネル　228
ボノプラザンフマル酸塩　250
ポマリスト　250
ポマリドミド　250
ポラキス　143
ポラプレジンク　251
ポララミン　159
ポリカルボフィルカルシウム　251
ボリコナゾール　251
ポリスチレンスルホン酸ナトリウム　251
ホーリット　143
ホリナートカルシウム　251
ポリノスタット　251
ポリミキシンB硫酸塩　252
ホーリン　132

ボルタレン　167
ホルモテロールフマル酸塩水和物　252
ボンアルファ　186
ボンゾール　187
ポンタール　261

マイスタン　157
マイスリー　186
マキサカルシトール　252
マグコロール　153
マクサルト　268
マクロライド系薬　101
マザチコール塩酸塩水和物　252
マシテンタン　252
マジンドール　252
マーズレン　108
マドパー　276
マニジピン塩酸塩　252
マブリン　231
マプロチリン塩酸塩　253
マラビロク　253
マラロン　111
マリゼブ　144
マロチラート　253
マーロックス　175
D-マンニトール　40, 44

ミアンセリン塩酸塩　253
ミオカーム　224
ミオナール　137
ミカムロ　200
ミカルディス　200
ミグシス　142
ミグリトール　253
ミグルスタット　253
ミグレニン　254
ミケラン　149
ミコフェノール酸モフェチル　254
ミコブティン　271
ミコンビ　200
ミソプロストール　254
ミゾリビン　80, 254

薬剤索引

ミチグリニドカルシウム水和物　254
　　──・ボグリボース　255
ミトタン　255
ミドドリン塩酸塩　255
ミニプレス　233
ミニリン　196
ミノアレ　206
ミノサイクリン塩酸塩　255
ミノドロン酸水和物　255
ミノマイシン　255
ミラベグロン　255
ミリステープ　211
ミリダシン　240
ミルタザピン　256
ミルナシプラン塩酸塩　256
ミルマグ　175
ミンクリア　262

ムコスタ　274
ムコソルバン　121
ムコダイン　150
ムノバール　230
ムルプレタ　273

メイアクトMS　181
メイラックス　279
メインテート　221
メカセルミン　256
メキサゾラム　256
メキシチール　256
メキシレチン塩酸塩　256
メキタジン　256
メサドン塩酸塩　257
メサフィリン　241
メサペイン　257
メサラジン　86, 257
メシル酸ガレノキサシン水和物　257
メスチノン　225
メソトレキセート　260
メタクト　220
メダゼパム　257
メタライト　141
メタルカプターゼ　245

メチエフ　258
メチオニン・メタケイ酸アルミン酸マグネシウム配合剤　257
メチクラン　258
メチラポン　258
dl-メチルエフェドリン塩酸塩　258
メチルエルゴメトリン　258
メチルエルゴメトリンマレイン酸塩　258
メチルジゴキシン　258
メチルテストステロン　65, 69, 258
メチルドパ水和物　5, 74, 92, 97, 99, 259
メチルフェニデート塩酸塩　259
メチルプレドニゾロン　259
メテノロン酢酸エステル　259
メテバニール　143
メトカルバモール　259
メトキサレン　259
メトキシフェナミン塩酸塩　259
メトグルコ　260
メトクロプラミド　92, 260
メトトレキサート　5, 52, 61, 72, 260
メトピロン　258
メトプロロール酒石酸塩　260
メトホルミン塩酸塩　260
メトリジン　255
メトレレプチン　260
メドロキシプロゲステロン酢酸エステル　261
メトロニダゾール　86, 261
メドロール　259
メノエイド　132
メバロチン　234
メピチオスタン　261
メファキン　261
メフェナム酸　261
メプチン　239
メフルジド　261
メフロキン塩酸塩　261
メペンゾラート臭化物・フェノバルビタール　262
メマリー　262
メマンチン塩酸塩　262
メルカゾール　192

303

薬剤索引

メルカプトプリン水和物　86, 262
メルファラン　262
メレックス　256
メロキシカム　262
免疫グロブリン　11
免疫抑制薬　23, 80, 88, 101
l-メントール　262
メンドン　158

モキシフロキサシン塩酸塩　263
モザバプタン　141
モサプラミン塩酸塩　263
モサプリドクエン酸塩水和物　263
モダフィニル　263
モディオダール　263
モノフィリン　240
モービック　262
モフェゾラク　263
モルヒネ塩酸塩水和物　264
モルヒネ硫酸塩水和物　264
モンテルカストナトリウム　264

ヤーズ　208

ユーエフティ　195
ユナシン　178
ユニシア　150
ユリノーム　248
ユリーフ　174
ユーロジン　131

ヨウ化カリウム　264
ヨシピリン　123
ヨード　92, 94, 95
ヨード含有製剤　92, 95
ヨード造影剤　94
四環系抗うつ薬　101

ラシックス　240
ラジレス　118
ラステット　136
ラタノプロスト・チモロールマレイン酸塩　264
ラディオガルダーゼ　244
ラニチジン塩酸塩　23, 264
ラニナミビルオクタン酸エステル水和物　264
ラニラピッド　258
ラパチニブトシル酸塩水和物　265
ラパリムス　175
ラフチジン　265
ラベキュア　265
ラベタロール塩酸塩　265
ラベファイン　266
ラベプラゾールナトリウム　265
　——・アモキシシリン水和物・クラリスロマイシン　265
　——・アモキシシリン水和物・メトロニダゾール　266
ラボナ　249
ラマトロバン　266
ラミクタール　267
ラミシール　200
ラミブジン　266
　——・アバカビル硫酸塩　266
ラメルテオン　267
ラモトリギン　267
ラルテグラビルカリウム　267
ラロキシフェン塩酸塩　95, 267
ランサップ　268
ランソプラゾール　95, 267
　——・アモキシシリン・クラリスロマイシン　268
　——・アモキシシリン・メトロニダゾール　268
ランタス　127
ランツジール　109
ランデル　138
ランピオン　268

304

薬剤索引

リウマトレックス 260
リオシグアト 268
リオチロニンナトリウム 268
リオナ 153
リオベル 120
リオレサール 214
リカルボン 255
リキシセナチド 268
リキスミア 268
リクシアナ 135
リコンビナントⅦa 21
リザトリプタン安息香酸塩 268
リザベン 203
リシノプリル水和物 269
リスパダール 269
リスペリドン 269
リスミー 272
リスモダン 168
リスモダンR 272
リーゼ 156
リセドロン酸ナトリウム水和物 269
リタリン 259
リチウム製剤 13, 40, 46, 50, 58, 92, 95
リドカイン 141
リトドリン塩酸塩 23, 269
リトナビル 269
リナグリプチン 270
利尿薬 5, 23, 36, 38, 40, 42, 44, 46, 55, 58, 97, 99
リネゾリド 5, 270
リーバクト 123
リパクレオン 219
リバスチグミン 270
リバビリン 5, 74, 270
リバロ 221
リバーロキサバン 270
リピディル 230
リピトール 112
リファジン 271
リファブチン 271
リファンピシン 46, 55, 58, 61, 95, 271
リフレックス 256
リポクリン 154

リボトリール 157
リポバス 175
リーマス 191
リマチル 231
リマプロストアルファデクス 271
硫酸ポリミキシンB 252
リラグルチド 271
リリカ 239
リルゾール 271
リルテック 271
リルピビリン塩酸塩 271
────・エムトリシタビン・テノホビルジソプロキシルフマル酸塩 272
リルマザホン塩酸塩水和物 272
リンコシン 272
リンコマイシン塩酸塩水和物 272
リン酸ジソピラミド 272
リン酸水素カルシウム 272
リン酸水素カルシウム水和物 272
リンデロン 244
リンラキサー 159

ルキソリチニブリン酸塩 273
ルジオミール 253
ルストロンボパグ 273
ルセオグリフロジン水和物 273
ルセフィ 273
ルテジオン 160
ルナベル 213
ルネスタ 131
ルネトロン 233
ルピアール 230
ルビプロストン 273
ルフィナミド 273
ルプラック 203
ループ利尿薬 23, 40, 44, 46, 55, 58, 97, 99
ルボックス 238
ルーラン 248
ルリッド 277

レイアタッツ 110

薬剤索引

レキソタン 243
レキップ 279
レクサプロ 131
レクシヴァ 250
レクチゾール 166
レグテクト 105
レグナイト 147
レグパラ 170
レゴラフェニブ水和物 273
レザルタス 146
レジパスビルアセトン付加物・ソホスブビル 274
レスタス 236
レスミット 257
レスリン 203
レセルピン 92, 274
レダコート 204
レダマイシン 197
レトロゾール 274
レトロビル 170
レナジェル 182
レナデックス 195
レナリドミド水和物 274
レニベース 136
レパグリニド 274
レバチオ 174
レバミピド 274
レビトラ 217
レブラミド 274
レフルノミド 275
レペタン 232
レベチラセタム 16, 275
レベトール 270
レベミル 128
レボカルニチン 275
レボセチリジン塩酸塩 275
レボチロキシンナトリウム水和物 275
レボドパ 276
　——・カルビドパ水和物 276
　——・カルビドパ水和物・エンタカポン 276
　——・ベンセラジド塩酸塩 276
レボフロキサシン水和物 276
レボメプロマジンマレイン酸塩 277

レボレード 139
レミカット 138
レミッチ 210
レミニール 148
レリフェン 209
レルパックス 140
レルベア 225
レンドルミン 241
レンバチニブメシル酸塩 277
レンビマ 277

ロイケリン 262
ロイコボリン 251
ロイコン 111
ロカルトロール 148
ローガン 117
ロキサチジン酢酸エステル塩酸塩 277
ロキシスロマイシン 277
ロキソニン 278
ロキソプロフェンナトリウム水和物 278
ロコア 132
ローコール 237
ロコルナール 203
ロサルタンカリウム 80, 278
　——・ヒドロクロロチアジド 278
ロスバスタチンカルシウム 278
ロゼレム 267
ロチゴチン 279
ロドピン 184
ロトリガ 144
ロナセン 241
ロバキシン 259
ロピナビル・リトナビル 279
ロピニロール塩酸塩 279
ロフェプラミン塩酸塩 279
ロフラゼプ酸エチル 279
ロプレソール 260
ロペミン 142
ロペラミド 142
ロベンザリット二ナトリウム 279
ロメフロキサシン 142
ロメリジン 142

ロラゼパム 280
ロラタジン 280
ロラメット 280
ロルカム 280
ロルノキシカム 280
ロルメタゼパム 280
ロンゲス 269
ロンサーフ 205

YM 220
ワイテンス 152
ワイパックス 280
ワクシニアウイルス接種家兎炎症皮膚
　抽出液 280
ワソラン 247
ワーファリン 280
ワルファリンカリウム 19, 21, 23, 280
ワンアルファ 118

事項索引

和文

###

- アイソザイム 62
- 亜急性甲状腺炎 94
- アキレス腱反射低下 49
- 悪液質 32, 71
- 悪性高血圧 23, 97, 99
- 悪性疾患 34
- 悪性腫瘍 38, 46, 55, 58, 71, 80, 88
- 悪性腫瘍骨転移 46
- 悪性症候群 101
- アジソン病 16, 32, 34, 38, 50, 55, 58, 97, 99
- アシドーシス 28
- アセト酢酸 27
- アセトン 27
- アトピー性疾患 16
- アポA-I異常症 36
- アポA-I欠損症 36
- アポC-Ⅲ蛋白異常 36
- アミロイドーシス 95
- アルコール症 50
- アルコール常飲 28
- アルコール性肝炎 61
- アルコール性肝障害 69
- アルコール多飲 23, 40, 48, 50
- アルドステロン産生副腎腺腫 97, 99

###

- 異化亢進 22, 28
- 易感染性 22
- 医原性甲状腺機能低下症 95
- 医原性甲状腺中毒症 94
- 意識障害 30, 39, 40, 43, 44, 49, 54, 58
- 異常ヘモグロビン症 5, 24
- 異所性副甲状腺ホルモン産生腫瘍 58
- 異所性プロラクチン産生腫瘍 92
- 溢水 84
- 遺伝性キサンチン脱水素酵素欠損 80
- 遺伝性球状赤血球症 5

- 遺伝性代謝疾患 80
- 飲酒 80
- インスリノーマ 23
- インスリン過剰 42
- インスリン拮抗ホルモン過剰 28
- インスリン作用 48
- インスリン自己免疫症候群 23
- インスリン抵抗性 38
- インスリン不足 42
- 咽頭潰瘍 10
- 咽頭痛 13

###

- ウイルス性肝炎 69
- うっ血性心不全 44
- 運動 28, 36, 78, 80
- 運動後急性腎炎 79
- 運動後急性腎不全 79

###

- 栄養障害 38
- エリスロポエチン産生腫瘍 5
- 遠位性尿細管性アシドーシス 50
- 炎症 92
- 炎症性腸疾患 13, 36
- 塩分制限 97, 99
- 塩分負荷 97, 99

###

- 黄色腫 32, 34
- 黄疸 73
- 嘔吐 5, 28, 39, 40, 42, 43, 44, 85
- 横紋筋融解症 42, 48, 78, 80, 101
- 悪心 39

###

- 外因系凝固因子活性 20
- 外傷 5, 18, 23, 28, 55, 80, 88, 92
- 咳嗽 15
- カイロミクロン停滞病 34
- 化学性肺炎 55

角膜輪　32, 34
下肢浮腫　71
過食　32, 34
下垂体炎症　92
下垂体機能低下症　32
下垂体腫瘍　92
下垂体性甲状腺機能低下症　90, 95
下垂体前葉機能低下症　23
家族性Ⅲ型高脂血症　38
家族性アポリポ蛋白CⅡ欠損症　38
家族性 LPL 欠損症　32, 38
家族性高コレステロール血症　32, 34
家族性 CETP 欠損症　32
家族性低カルシウム尿性高カルシウム血症　46, 58
家族性低βリポ蛋白血症　34, 38
家族性低ホスファターゼ血症　65
家族性複合型高脂血症　32, 34, 38
褐色細胞腫　23, 28, 55, 58
カテコールアミン過剰　48
カルシウム摂取過剰　55, 58
カルチノイド　55
カルニチントランスポーター欠損症　30
カルニチンパルミトイルトランスフェラーゼⅠ欠損症　30
川崎病　18
がん　84
肝外胆汁うっ滞　69
感覚障害　54, 58
肝がん　5, 23, 67
肝硬変　21, 24, 30, 32, 34, 36, 38, 40, 61, 69, 72, 74, 84
肝細胞がん　32, 34, 61, 65, 69
肝疾患　23
肝腫瘍　65
肝障害　52, 71, 78
顔色不良　4
肝性胸水　71
肝性脳症　41, 71
肝性腹水　71
肝性浮腫　71
肝性リパーゼ欠損症　36
関節内血腫　20
間接ビリルビン　73

関節リウマチ　13
感染症　10, 13, 28, 40, 44, 71, 88
冠動脈疾患　89
肝内胆汁うっ滞　69
肝脾腫　15
肝不全　23, 72, 80
顔面紅潮　4
顔面のほてり　4
間葉系腫瘍　23
寒冷凝集素症　5

飢餓　28, 84
期外収縮　89
気管支喘息　16
キサンチン尿症　80
基準値　1
偽性アルドステロン症　97, 99
寄生虫感染　16
偽性副甲状腺機能低下症　46, 55, 58
喫煙　36
ギッテルマン症候群　42, 44, 50, 97, 99
機能的反応性低血糖　23
吸収不良症候群　38, 55, 58
急性ウイルス感染症　11
急性ウイルス性肝炎　61
急性肝炎　21, 32, 65, 67, 72, 74, 82
急性呼吸窮迫症候群（ARDS）　55
急性骨髄性白血病　16
急性腎障害　41, 81
急性膵炎　50, 86
急性胆嚢炎　67
急性熱帯熱マラリア　55
急性白血病　52
急性リンパ性白血病　11
強アルカリ尿　82
胸水　71, 83
共通因子系凝固因子活性　20
虚血性心疾患　23
拒食症　42
巨人症　48
筋炎　101
筋けいれん　39, 43
筋脱力　41, 96
筋肉痛　15, 30, 54, 58, 77

筋肉内血腫 20
筋肉量低下 78
筋力低下 30, 49, 77, 93

クスマウル呼吸 27
クッシング症候群 16, 23, 29, 32, 34, 38, 42, 97, 99
クッシング病 23
クボステック徴候 54
グリクロン酸抱合 73
グリコアルブミン 25
グルカゴーマ 28
クル病 46, 47, 48
クレアチニンクリアランス（Ccr） 75

頸部手術 58
頸部リンパ節腫脹 10
けいれん 39
劇症肝炎 21, 61, 74, 84
血圧上昇 69, 68, 93
血圧低下 13, 78
血液疾患 32, 34
結核性肉芽腫 55, 58
血管炎 16
血管破裂 5
血管閉塞症状 18
月経異常 91
月経過多 5
月経不順 93
血漿希釈症候群 21
血栓症 18, 20
血栓性血小板減少性紫斑病 18
血糖コントロール目標 24
ケトアシドーシス 48
ケトーシス 27
下痢 5, 15, 28, 32, 34, 40, 42, 44, 50
原発性アルドステロン症 42, 96, 97, 98, 99
原発性硬化性胆管炎 74
原発性甲状腺機能亢進症 90
原発性甲状腺機能低下症 90
原発性骨髄線維症 16

原発性胆汁性胆管炎 32, 34, 36, 69, 74
原発性副甲状腺機能亢進症 44, 46, 48, 50

高エネルギー食 38
高カリウム血症 41
高カルシウム血症 40, 50, 54
交感神経症状 22
高γ-グロブリン血症 48
抗凝固療法 20
高血圧 4, 82
高血糖 40, 42, 82
膠原病 16, 71, 88, 102
好酸球数増加 14
好酸球数低下 14
好酸球性胃腸炎 16
好酸球性肺炎 16
高脂肪食 28, 38
抗循環凝結素 19
甲状腺機能亢進症 23, 28, 32, 34, 36, 38, 46, 55, 58, 71, 72, 78, 93, 94, 102
甲状腺機能低下症 23, 32, 34, 38, 40, 50, 78, 80, 93
甲状腺結節 54
甲状腺髄様がん 53, 55
甲状腺ホルモン産生腫瘍 90, 94
甲状腺ホルモン不応症 90, 94
高浸透圧血症 42
後天性血友病 21
高乳酸血症 80
高尿酸血症 79
高比重リポ蛋白 35
高ビリルビン血症 48
抗利尿ホルモン不適切分泌症候群（SIADH） 40, 44, 80
抗リン脂質抗体症候群（APS） 20
高リン食 48
高齢者 24, 97, 99
呼吸促迫 4
呼吸不良症候群 34
呼吸抑制 39
固形がん 16
骨髄異形成症候群 5, 13, 16, 18
骨髄系腫瘍 16

骨髄線維症　18
骨髄増殖性腫瘍（MPN）　13, 16, 17, 18
骨髄転移　5
骨折　23, 64, 65
骨粗鬆症　89
骨転移　46, 55, 58, 64
骨軟化症　47, 65
骨肉腫　65
昏睡　43

細菌感染　12, 55
再生不良性貧血　5, 18, 52
サイトカインストーム状態　55
サイトメガロウイルス　11
錯乱　49
左室拡張不全　89
嗄声　93
殺虫剤中毒　71, 72
サルコイドーシス　55, 58, 95

シェーグレン症候群　102
耳下腺腫瘍唾石　86
子宮がん　67
糸球体障害　82
止血困難　20
自己免疫性溶血性貧血　5
脂質異常症　48
四肢麻痺　49
視床下部腫瘍　92
視床下部性甲状腺機能低下症　90, 95
紫斑　20
シーハン症候群　92
脂肪肝　69, 72
脂肪肝炎　72
脂肪便　32, 34
視野障害　91
周期性嘔吐症　28
重症複合型免疫不全症　11
手指振戦　93
手術　18, 23, 28, 55, 88
出血　18, 92
出血傾向　18

出産　5
腫瘍崩壊　48
循環血漿量低下　97, 98, 99
消化管出血　5
消化管穿孔　86
消化器がん　23
消化不良症候群　32
症候性貧血　52
常習的大量喫煙　5
小腸切除後　50
情緒的ストレス　23
静脈血栓症　21
消耗性疾患　71
食事性低血糖　23
食欲不振　39, 45, 58
女性化乳房　91
徐脈　45
ジルベール症候群　74
腎移植後　82
心因性多飲　40, 44, 80
腎盂腎炎　13
心窩部痛　66
腎がん　5
腎機能障害　71
心筋炎　15
心筋梗塞　23, 88
神経因性膀胱　78
神経筋過敏　43
神経筋症状　45
腎血管性高血圧症　97, 99
人工心臓弁置換術後　5
心収縮力低下　45
浸潤性病変　95
真性赤血球増多症　18
真性多血症　5, 13, 16
腎性低尿酸血症　80
腎性尿崩症　40, 44
腎性貧血　5, 24
心臓伝導障害　41
心停止　49
浸透圧利尿　18, 22, 40, 44
腎動脈狭窄症　42, 97, 99
心不全　23, 30, 89, 93
腎不全　23
心房細動　89, 93

311

事項索引

膵炎 38, 55, 58
膵外性腫瘍 23
膵がん 67, 74, 86
推算 GFR 75
膵疾患 23
膵切除後 23
膵頭部がん 65
睡眠時無呼吸症候群 5
髄様がん 54
頭痛 4, 91
ストレス 5, 23

セ

性格変化 39
生活習慣病 79
成人型スティル病 55
成長ホルモン単独欠損症 23
性ホルモン 74
赤芽球癆 5, 52
摂取不足 30
絶食 28
全身けいれん 30, 58
全身倦怠感 15, 68
全身性エリテマトーデス 102
全身性真菌感染 55
全身瘙痒感 4, 15
喘息様症状 15
先端巨大症 23, 28
先天性FⅡ欠乏症 21
先天性FⅤ欠乏症 21
先天性FⅦ欠乏症 21
先天性FⅩ欠乏症 21
先天性クロール喪失下痢 44
先天性甲状腺機能低下症 95
先天性フィブリノゲン欠乏症 21
前立腺炎 82

造血器腫瘍 18
造血不全 18
総コレステロール上昇 89
早産 89
総胆管結石 74

組織低酸素症 47

体液量増加 80
ダイエット 28
体質性黄疸 74
代謝性アシドーシス 42
代謝性アルカローシス 42
代謝性疾患 23
体重減少 15, 32, 34, 93
体重増加 93
大動脈縮窄症 97
大量失血 24
大量輸血 24
唾液腺腫脹 85
多血症 4, 6
脱水 5, 22, 28, 48, 54, 58, 78, 80
脱力感 4
多嚢胞性卵巣症候群 38
多発性骨髄腫 5
胆管がん 65, 74
胆管結石 65
胆管細胞がん 65, 69
タンジアー病 36
胆汁うっ滞 61, 64, 68
炭水化物摂取過多 36
胆石症 32
胆道がん 67
胆道閉塞 67
胆囊結石 67
蛋白異化亢進 71
蛋白漏出性胃腸症 84

チアノーゼ性先天性心疾患 5
中枢神経疾患 23
中枢神経症状 22
中枢性尿崩症 40, 44
長期臥床 55, 58, 78
長期経静脈栄養 30
腸閉塞 86
直接ビリルビン 73

痛風 79

312

事項索引

痛風関節炎　79

低 HCO₃⁻血症　44
低栄養　34, 48, 50
低カリウム血症　40
低カルシウム血症　47, 54
低血圧　49, 96
低血糖　23
低酸素血症　10, 13
低尿酸血症　79
低フィブリノゲン血症　21
低βリポ蛋白血症　32
低マグネシウム血症　55, 58
摘脾術後　18
テタニー　49, 54, 58
鉄芽球性貧血　52
鉄欠乏性貧血　5, 18, 24, 30, 52, 65, 69
転移性肝がん　65
転移性骨腫瘍　65
点状出血　18, 20
伝染性単核球症　11

動悸　4, 23, 28, 80
糖原病　23
統合失調症　40, 44
糖質コルチコイド反応性アルドステロン症　97, 99
糖質制限　28
透析　24, 30, 49
糖尿病　23, 24, 28, 30, 32, 34, 36, 38, 40, 50, 97, 98
糖尿病ケトアシドーシス（DKA）　27, 28
糖尿病性腎症　77, 78
頭部外傷　92
特発性高コレステロール血症　34
特発性好酸球増多症候群　16
特発性副甲状腺機能低下症　58
トランスフェリン　51
トルソー徴候　54
ドレナージ　42

内因系凝固因子活性　20
内分泌性疾患　23

肉芽腫疾患　58
肉食　78
二次性副甲状腺機能亢進症　47
乳汁分泌　91
乳頭部がん　74
尿細管間質性腎炎　78
尿細管障害　81, 82
尿細管性アシドーシス　44
尿毒症　77
尿濃縮障害　96
尿崩症　78
尿路結石　47, 78, 79
妊娠　18, 23, 34, 36, 65, 67, 74, 78, 80
妊娠悪阻　28
妊娠高血圧症候群　80
妊娠初期一過性甲状腺機能亢進症　94
妊娠糖尿　23

熱傷　23, 44, 55, 80
熱中症　5, 55
ネフローゼ症候群　32, 34, 38, 71, 72, 82, 84
粘膜充血　4
粘膜出血　18

濃縮力障害高血圧　45
脳腫瘍くも膜下出血　23
膿尿　10, 13
農薬中毒　71, 72
のぼせ感　4

肺炎　13
肺がん　55
肺気腫　5
敗血症　48, 74
破壊性甲状腺炎　95

313

事項索引

橋本病　95
播種性血管内凝固（DIC）　18, 21
バーター症候群　42, 44, 50, 97, 99
発汗増加　93
白血病　5, 82
白血病化悪性リンパ腫　11
発達異常　32
発達遅滞　30
発熱　10, 13, 15, 28, 54, 87
斑状出血　18

非圧痕性浮腫　93
非アルコール性脂肪性肝炎（NASH）
　69
皮下出血　20
脾機能亢進　18
非経口栄養摂取　74
脾腫　5, 13
皮疹　15
ビタミンA中毒　46
ビタミンB_{12}欠乏性貧血　5, 24
ビタミンD　45, 56
ビタミンD過剰　46, 48, 58
ビタミンD欠乏　46, 48
ビタミンD中毒　58
ビタミンK依存性凝固因子異常症
　21
ビタミンK欠乏　21
皮膚乾燥　93
ピボキシル基　29
肥満　23, 32, 34, 36, 38, 78, 80,
肥満細胞症　16
百日咳　11
病的骨折　64
疲労感　4
貧血　4, 6
頻呼吸　54
頻脈　54, 93

ファンコーニ症候群　30, 48, 80
風疹　11
フェリチン　51
副甲状腺機能亢進症　46, 48, 55, 58, 65

副甲状腺機能低下症　46
副甲状腺ホルモン　45
副腎皮質機能亢進症　44
副腎皮質機能低下症　23
腹水　71
腹痛　85
浮腫　83
不消化便　85
婦人科系疾患　64
不整脈　30, 41, 43, 49
不動　46
不妊　91
プランマー病　94
プリン体摂取過剰　80
プロラクチノーマ　92

閉経　55
閉塞性黄疸　32, 34, 38, 64, 65, 67, 68,
　69, 86
ヘパリン惹起性血小板減少　18
ヘモクロマトーシス　52, 58, 95
便秘　45, 93

放射線照射　11, 13, 58
放射線療法後　55
補正カルシウム　45
発作性夜間ヘモグロビン尿症　5
ホルモン産生腫瘍　55
本態性血小板増多症　18
本態性高血圧症　97, 99

マクロプロラクチン血症　92
末端肥大症　48
慢性移植片対宿主病（cGVHD）　16
慢性炎症　5, 18, 71, 84
慢性活動性肝炎　61
慢性肝炎　34, 65, 67, 69, 72, 74
慢性関節リウマチ　102
慢性下痢　48
慢性好酸球性白血病　16
慢性甲状腺炎　95
慢性呼吸性アシドーシス　44

314

事項索引

慢性骨髄性白血病　13, 16, 18
慢性腎臓病（CKD）　49
慢性心不全　40
慢性腎不全　30, 36, 50, 55, 58, 82
慢性膵炎　86
慢性肉芽腫性疾患　46
慢性非活動性肝炎　61
慢性閉塞性肺疾患（COPD）　5, 36
慢性リンパ性白血病　11

右季肋部痛　66
耳鳴り　4
ミルクアルカリ症候群　58

無関心　43
無自覚低血糖　23
無痛性甲状腺炎　94
無βリポ蛋白血症　32, 34, 38
ムンプス　86

めまい　4
免疫性血小板減少　18
免疫性好中球減少症　13

毛細血管拡張性運動失調症　11
網状血小板　17

薬剤性肝炎　65, 67, 69
薬剤性肝障害　60
薬剤性筋障害　101
薬剤性甲状腺機能低下症　95
やせ　77

有機酸尿症　30
輸送蛋白　83

溶血　18, 42, 48, 62, 74
溶血性貧血　24

葉酸欠乏性貧血　5
抑うつ　54, 58

ランゲルハンス細胞組織球症　16
卵巣がん　65, 67
卵巣機能低下　55

リドル症候群　97, 99
流産　20, 89
両側副腎過形成　97, 99
臨床判断値　1
リンパ球　10
リンパ球性下垂体炎　92
リンパ球性好酸球増多症候群　16
リンパ系腫瘍　16
リンパ腫　16
リンパ性白血病　16
リンパ節腫大　15

るいそう　32, 34

レッシュ・ナイハン症候群　80
レニン産生腫瘍　99

欧文

1,5-AG　25
17α-hydroxylase 欠損症　97, 99
17β-hydroxylase 欠損症　97, 99
Ⅰ型尿細管性アシドーシス　42
21-hydroxylase 欠損症　97, 99
Ⅱ型尿細管性アシドーシス　42
3-ヒドロキシ酪酸　27
Ⅳ型尿細管性アシドーシス　42
β₂交感神経刺激　42
β酸化障害酵素欠損症　30
ABCA-1 欠損症　36
ACTH 単独欠損症　23
AIDS　11
ALP アイソザイム　64
CETP 欠損症　36
Cockcroft-Gault 式　77

315

事項索引

DOC 産生腫瘍　97, 99
factitious thyrotoxicosis　94
G-CSF 産生悪性腫瘍　13
glucose-6-phosphate dehydrogenase
　（G6PD）欠損症　5
Hungry bone syndrome　46, 48, 50
JDS 値　24
LCAT 欠損症　32, 36

LDL コレステロール上昇　89
NGSP 値　24
non-thyroidal illness　95
PTHrP 産生腫瘍　55, 58
Refeeding 症候群　50
TIBC（total iron binding capacity）
　51

即引き！ 薬の必須検査値チェックブック

2017 年 3 月 30 日　発行

監修者　伊藤正明
編集者　奥田真弘，村木優一
発行者　小立鉦彦
発行所　株式会社 南 江 堂
〒113-8410 東京都文京区本郷三丁目 42 番 6 号
☎ （出版）03-3811-7236（営業）03-3811-7239
ホームページ http://www.nankodo.co.jp/

印刷・製本 横山印刷
装丁 渡邊真介

Essential Laboratory Test Check for Appropriate
Use of Medicine
© Nankodo Co., Ltd, 2017

Printed and Bound in Japan
ISBN978-4-524-25961-8

定価はカバーに表示してあります.
落丁・乱丁の場合はお取り替えいたします.
ご意見・お問い合わせはホームページまでお寄せください.

本書の無断複写を禁じます.
JCOPY〈(社)出版者著作権管理機構 委託出版物〉

本書の無断複写は，著作権法上での例外を除き禁じられて
います．複写される場合は，そのつど事前に，(社) 出版者
著作権管理機構 (TEL 03-3513-6969, FAX 03-3513-
6979, e-mail: info@jcopy.or.jp) の許諾を得てください.

本書をスキャン，デジタルデータ化するなどの複製を無許
諾で行う行為は，著作権法上での限られた例外（『私的使用
のための複製』など）を除き禁じられています．大学，病院，
企業などにおいて，内部的に業務上使用する目的で上記の行
為を行うことは私的使用には該当せず違法です．また私的使
用のためであっても，代行業者等の第三者に依頼して上記の
行為を行うことは違法です.

〈関連図書のご案内〉

＊詳細は弊社ホームページをご覧下さい《www.nankodo.co.jp》

失敗しない処方のしかた 84ケースから学ぶ有害反応と適正使用

藤村昭夫　著

A5判・224頁　定価(本体3,200円＋税)　2017.2.

患者に説明できる調剤報酬

福島紀子・上村直樹・岸本桂子・澁谷弘治　著

B5判・196頁　定価(本体2,400円＋税)　2016.10.

あるある症例から学ぶ! 薬学的思考トレーニング

菅野 彊・野口克美　著

B5判・136頁　定価(本体2,800円＋税)　2016.10.

がん治療の疑問をメーリングリストで解決した件。

日本臨床腫瘍薬学会　編

新書判・230頁　定価(本体3,000円＋税)　2016.9.

マンガではじめる薬局マネジメント 薬局長サポートブック

水 八寿裕・遠藤さちこ　著

A5判・234頁　定価(本体2,800円＋税)　2016.5.

ホップ・ステップ・ジャンプで進めるがん治療の薬薬連携(CD-ROM付き)

日本臨床腫瘍薬学会　編

B5判・190頁　定価(本体3,200円＋税)　2016.3.

続々 違いがわかる! 同種・同効薬

黒山政一・大谷道輝　編

B5判・164頁　定価(本体2,500円＋税)　2016.9.

今日の治療薬2017 解説と便覧(年刊)

浦部晶夫・島田和幸・川合眞一　編

B6判・1,392頁　定価(本体4,600円＋税)　2017.1.

定価は消費税率の変更によって変動いたします. 消費税は別途加算されます.